五运六气简编

柳少逸◎编著

中国中医药出版社
·北京·

图书在版编目（CIP）数据

五运六气简编 / 柳少逸编著 . —北京：中国中医药出版社，2019.7

ISBN 978-7-5132-5585-1

Ⅰ . 五… Ⅱ .①柳… Ⅲ .①运气（中医）– 基本知识

Ⅳ .① R226

中国版本图书馆 CIP 数据核字（2019）第 094405 号

中国中医药出版社出版

北京经济技术开发区科创十三街 31 号院二区 8 号楼

邮政编码　100176

传真　010 64405750

河北仁润印刷有限公司印刷

各地新华书店经销

开本 880×1230　1/32　印张 12.25　字数 303 千字

2019 年 7 月第 1 版　2019 年 7 月第 1 次印刷

书号　ISBN 978 - 7 - 5132 - 5585 - 1

定价　49.00 元

网址　www.cptcm.com

社 长 热 线　010-64405720

购 书 热 线　010-89535836

维 权 打 假　010-64405753

微信服务号　zgzyycbs

微商城网址　https：//kdt.im/LIdUGr

官方微博　http：//e.weibo.com/cptcm

天猫旗舰店网址　https：//zgzyycbs.tmall.com

如有印装质量问题请与本社出版部联系（010-64405510）

自　序

　　《素问·气交变大论》云："善言天者，必应于人；善言古者，必验于今；善言气者，必彰于物；善言应者，同天地之化；善言化言变者，通神明之理。"《灵枢·顺气一日分为四时》云："顺天之时，而病可与期，顺者为工，逆者为粗。"明·张介宾《类经图翼》亦云："气者，天地之气候，数者，天地之定数。天地之道，一阴一阳而尽之。升降有期而气候行，阴阳有数而次第立。"此即中医学中的五运六气学说，它是我国古代医家在观测气象、物候的基础上，演变而应用到医学上来的一门学科。它将自然界气候现象和生物现象统一起来，把自然界物候和人体的发病统一起来，从客观上认识时间、气候变化与人体健康和疾病的关系，故它是中医基础理论的重要组成部分。清·徐文弼《寿世传真》云："盖医之一道，须上知天文，下知地理，中知人事。三者俱明，然后可以语人之疾病。"可见历代医家对运气学说的重视。

　　唐·王冰序《黄帝内经素问》云："且将升岱岳，非径奚为？欲诣扶桑，无舟莫适。"此约言《灵》《素》乃医理之总汇，临证之极则，此不废江河万古流也。对此，元·罗天益云："凡学医道，不看《内经》，不求病源，妄意病证，又执其方，此皆背本趋末之务。"而家父吉忱公在余习医之初，即以"理必《内经》，法必仲景，药必《本经》"之训劝学，此训遂成为余一生学以致用之圭臬。20世纪60年代，余在家父吉忱公的指导下，宗《黄帝内经》"善言天者，必应于人"的观点，开始了对运气学的研究。1980年，完成了《五运六气学说浅谈》一文，在简要介绍了运气学说的基本内容之后，从物候节律、气候变化、发病情况和临床治疗等四个方面探讨了运气学说的科学价值，认为：运气学说因受历史条件的限制，尽管有它一定的局限性，但就其科学价值而言，仍堪称中医学的一份宝贵遗产。无论从理论上，或是方法上，都自成体系，它有着中医学自己的特点，它闪烁着我们民族文化的灿烂光辉。其后进而钩沉其渊源，于1982年撰有《运气学说渊源及其在＜内经＞中的地位》一文，认为：五运六气学说，是古代医学家对天人合一宏观世界的观察后总结出来的，它源于阴阳五行学说，集大成于《黄帝内经》一书中。

随着时间的推移，余对运气学说的研究亦日趋深刻和条理化，而宗"善言天者，必有验于人"的治疗观点，故在20世纪90年代的临床与教学中，有《五运六气三十二讲》讲稿，又冠名《五运六气导论》。论者，讲述也；导者，引导也。本书大要推原五运六气，上下临御，主客胜复，政化淫正，及三元九宫，太乙司政之类，并力求详明。

清·吴瑭《医医病书》云："五运六气之理，天地运自然道。"表述了运气学说的核心理论是讲自然规律的，不能机械地运用。诚如清·徐文弼在《寿世传真》中所云："五运六气之理，不可不知也。""执而泥之，刻舟而求剑也；废而弃之，亡筌而求鱼也。"他如"善言运气者，随机观变，方得古人未发之旨。"清·尤在泾《读书论》，及清·冯兆张《冯氏锦囊秘录》均有此论，表述了演绎五运六气学说的要点是"观变"。因地域有东、西、南、北、中的不同，此亦说明了不可机械地运用这一学说。故余赞同清·吴东旸的观点："特因病以测岁气，非执岁气以求病也。"

《五运六气三十二讲》于2015年由中国中医药出版社出版发行，据说受到广大读者的欢迎，这又深深地引发了我对家父吉忱公的无限怀念。余习医之初，家父吉忱公即以元·王好古"盖医之为道，所以续斯人之命，而与天地生生之德不可一朝泯也"之语训勉，从而造就了余"至重惟人命，最难却是医"之立品，"学所以为道，文所以为理"之学风。故而守得"布衣暖，菜根香，读书滋味长"之人生三昧，而躬身杏林，勤于笔耕。

近接中国中医药出版社肖培新主任之约，让余在《五运六气三十二讲》的基础上，搞一个简编本，意在面对初学者，作为五运六气学说入门之书。要说由简到繁为难，而由繁返简则又难而尤难了！然而为了中医学术的传承，也只有迎难而上。于是删繁就简，日夜兼程地开始了《五运六气简编》的撰写工作了。

近期斯书完稿，同《五运六气三十二讲》一样，乃蠡测之识，浅薄之见，故请医学贤达教正为幸。若对初学者有开津启钥之用，也就不负余与中国中医药出版社传承中医药学术之苦心也！

柳少逸
戊戌仲秋于三余书屋

目 录

第一节　运气学说的渊源

五运六气学说是中医学理论重要的组成部分，它是在阴阳五行学说的基础上发展而来的，例如五运是借用五行的五个名词来代表的，六气是借用三阴三阳的六个名词来代表的。但是它的理论内容和使用方法，则与阴阳五行学说是完全不同的。其一，阴阳五行学说是古代医家采用阴阳家、道家的学说加以发展而成的，而运气学说是医家在"天人相应整体观"的思想指导下，自己创建出来的，专供医学使用。其二，阴阳五行学说是医家用来解释医学上各种问题的，而运气学说则是医家试图在疾病的外在因素上，以探求疾病的发生规律。鉴于运气学说的产生和发展，像整部《黄帝内经》一样，是由阴阳五行这一理论体系连贯起来的，成了一门有系统的专门学问，所以谈及运气的渊源，将涉及以下两个问题。

一、运气学说形成的年代

1.阴阳五行学说产生的由来

阴阳学说和五行学说，最初是两种独立的学说，是关于对宇宙的一般认识，然后，到了邹衍手中，这两种学说才结合成为一个系统的理论体系。这个时期，正是"诸子百家"学派林立、群星灿烂的春秋战国时期。著名的学派，有孔丘、孟轲、荀况的儒家，墨翟的墨家，老子、庄周的道家，韩非的法家，惠施、公孙龙的名家和阴阳家，加上农、纵横、杂家，称为九流，再加上小说家，即为十家。当时学说纷呈，思想活跃，即便是班固《汉书·艺文志》收录名家著作189种，也未能囊括这个时期的全部著作。战国时期是古代思想家百家争鸣的时代。这一理论体系和道家的一些思想曾帮助了医学，使当时的医学向前迈进了一大步。

邹衍，战国时齐国临淄人，当时齐国"稷下学宫"七十六名流之一。《史记·孟子荀卿列传》云："邹衍……深观阴阳消息……称引天地剖判以来，五德转移，治各有宜，而符应若兹。"这就是阴阳五行学说的起源。这一理论体系，首先是春秋末期采用了阴阳的理论，到了战国时期，随着阴阳、五行学说发展而成为一体，亦被医学全部采用，这就形成了医学上的基础理论体系。

2.五运六气学说形成的年代

运气学说既然是古代医学家引申阴阳五行学说，自己创造出来的，那么，它是形成于何时？这个问题还需从《黄帝内经》的著作年代来分析。

"黄帝内经"这一名称，最早见于《汉书·艺文志》，该志乃东汉班固以西汉末年刘歆所撰的《七略》为蓝本编成的。这说明了在公元前1世纪，已有"黄帝内经"这一名称了。《黄帝内经》命名时代较迟，但不是说《黄帝内经》著作也很晚。据《史记·扁鹊仓公列传》记载，仓公在高后八年（公元前180年）拜见其老师阳庆，阳庆传给仓公一批医书，计10种：《脉书》《上经》《下经》《五色诊》《奇咳术》《揆度》《阴阳外变》《药论》《石神》《接阴阳禁书》。这些医籍中的许多内容则包括在现在的《黄帝内经》中，只不过在仓公时代不用《黄帝内经》这一名称罢了。

《黄帝内经》一书，包括《素问》《灵枢》两部分。宋代邵雍、司马光、程颢，明代方孝孺、胡应麟，清代的魏荔彤、崔述等人认为《素问》是战国时代的作品。现在看来他们讲的只能说是《素问》的前期作品。《素问》中运气七篇大论，篇幅特长，文体也与其他各篇不同，且内容也不同，宋·林亿怀疑这七篇不是《素问》的原文，而是《阴阳大论》里的文章。但从与《内经》有密切关系的古代医著《难经》《针灸甲乙经》《黄帝内经太素》中看，均没有用"七篇"中的一句话，可证明这部分内容不是《素问》的原文，而是后来编进去的。由此可见，《内经》不是成于一人之手，也不是成于一个时代。

据龙伯坚考证，《素问》按照著作年代应当分为三部分。

第一部分，《素问》的前期作品。这一部分除了《六节藏象论》第一段、《天元纪大论》以下七篇和个别的后代作品外，全部包括在内。《史记·扁鹊仓公列传》记载的治疗病案，其有关病理、诊断及治疗，与《素问》内容类似，但比《素问》要简朴得多。而且只谈阴阳，不谈五行，所以推测这一部分《素问》作品，当是扁鹊时代以后的作品。《史记·扁鹊仓公列传》所载仓公治疗的26例病案中，有12例使用汤液，而且他的老师传给他的十部医书中也有《药论》一书，可见药物治疗法在仓公时代已占有相当位置，而《素问》全书中占主导地位的治疗方法是针刺疗法。由此可以断定，这一时期的《素问》作品，当是仓公以前的作品，扁鹊以后、仓公以前，当是战国时代。

这一部分《素问》内容，有讲阴阳五行的，有不讲阴阳五行的，由于阴阳五行学说是由邹衍发展完备的，所以这部分《素问》中，不讲阴阳五行的部分大概是公元前4世纪的作品，讲阴阳五行的当是邹衍晚年或邹衍以后的公元前3世纪中期或后期的作品。

而且《素问》的前期作品中，还有某些西汉时期的作品。如第四十九篇《脉解》，有"正月太阳寅，寅，太阳也"的条文。在秦代和汉代初，用的是颛顼历。颛顼历是以亥月为正月的。到了汉武帝太初元年（公元前104年），颁布太初历以后，才以寅月为正月。本篇所讲的"正月太阳寅"，足以证明是汉武帝太初元年以后的作品。

第二部分，《素问》的后期作品。这部分只包括《六节藏象论》的第一段和《天元纪大论》以下七篇大论。其著作可从几个方面来考证：其一，《易纬通卦验》为易纬之一，《宋史·艺文志》作二卷，上卷言稽应之理，下卷言卦气之征验。下卷里所讲的二十四气的天时民病，正和这一部分《素问》的理论体系相类似，但没有《素问》那样详尽。所以这一部分《素问》内容，是受《易纬通卦验》的影响而发展起来的。东汉中兴之帝光武，好谶纬，故盛于东汉，所以这一部分《素问》当是东汉时期的作品。其二，第七十四《至真要大论》篇讲到药物的上、中、下三品，皆是西汉末年《神农本草经》产生以后的话，又讲到药物的君、臣、佐、使，则比《神农本草经》更晚了一步，也证明是东汉时期的作品。其三，古代虽说从周幽王元年（公元前774年）十月辛卯日起到现在用"甲子纪日法"，且从未间断或错乱过，但纪年还是采用"岁星纪年法"。"干支纪年法"，即"甲子纪年法"，是从东汉章帝元和二年（公元85年）颁布"四分历"以后才正式使用的。而运气七篇大论则采用了干支纪年，足证《素问》这一部分内容当是东汉时期的作品。其四，七篇大论虽然不像战国时期的文体，但也不像隋以后的文体。

第三部分，《素问》的个别后代作品。如《灵兰秘典论》有"胆者，中正之官""膀胱者，州都之官"条文，因"中正""州都"是魏以后才有的官名，而且公元3世纪皇甫谧《针灸甲乙经》也没有采用《灵兰秘典论》一句话，可见这一篇是公元3世纪以后的作品。

《灵枢》和《素问》一样，不是成于一人之手，也不是成于一个时代，它的篇章也有早晚之分。早期的作品是战国时代的作品，晚期的作品是汉朝的作品。最早的著作年代约是公元前3世纪，最晚著作年代约是公元1世纪。

二、运气学说在《黄帝内经》中的地位

《黄帝内经》是中医学四大经典著作之一，是我们祖先长期与疾病做斗争的经验结晶。其成书经历了东汉以前七八个世纪的时间，是古代医家集体创作的。

运气学说源于阴阳五行学说，所以在《黄帝内经》的早期作品中，也已涉及运气的内容。就《素问》而言，《上古天真论》就有"法于阴阳，和于术数"及"法则天地，象似日月，辨列星辰，逆从阴阳，分别四时"的养生之论。《四气调神大论》，主要讲春、夏、秋、冬四时气序变化规律和人应如何顺时养生的，"春夏养阳，秋冬养阴"一论，就是在该篇中讲到的。第三到七篇，亦都是谈阴阳与运气的关系。《生气通天论》云"自古通天者，生之本，本于阴阳"，就是运气学说源于阴阳学说的见证。《阴阳应象大论》云："治不法天之纪，不用地之理，则灾害至矣。"则充分说明了"不知运气而为医，欲其无害则鲜矣"。

《黄帝内经》中论及运气的篇数约占三分之二，且《素问》的后期著作，主要论述运气。至东汉时期，五运六气学说已发展成为一个较完整的理论体系，这时的医家据"天地大化，运行之节，临御之纪，阴阳之政，寒暑之令"，推断、预见疾病的发生和发展，掌握了治疗的主动权，使中医学在理论上、治疗上有了一个飞跃。

《黄帝内经》还引用了不少古代医学著作，《黄帝内经》前期的作品引用古医书17种（《五色》《脉变》《揆度》《奇恒》《九针》《针经》《热论》《刺法》《下经》《本病》《阴阳》《阴阳十二官相使》《上经》《金匮》《脉经》《从容》《刑法》），后期作品引用古医书4种（《太始天元册》《脉法》《大要》《脉要》）。从引用古医书的条文看，《上经》《太始天元册》《大要》等书，多是谈及运气，这说明在《黄帝内经》的整个成书时代中，还有

一些著作是关于运气的。

运气学说在《黄帝内经》中占有很重要的位置，这说明这一学说源远流长，若避而不谈或贬低运气学说去谈《内经》的重要性，都是不恰当的。

三、运气学说的研究概况

运气学说是中医学宝库的重要组成部分，在历代医籍中皆有论述。但在如何对待它的问题上，历来存在着不同的认识和态度。有人认为"不达运气者不可以为医"。如李梴《医学入门》云："医之道，运气而已矣，学者可不由此入门而求其蕴奥耶？"有的认为这是虚构的概念，如张飞畴《运气不足凭说》有"四序有非时之化，百步之外，晴雨不同，千里之外，寒暄各异，岂可以一定之法而测非常之变耶"之言。

对运气学说的怀疑直至发难，究其因是宋以后，一些研究运气的医家，如马宗素等一派，把运气学说中的一些内容视为千古不易之理，按五运六气胪列方药，于是就引起了不了解运气者的误会。再如明代缪希雍就极力反对运气学说，缪氏认为："五运六气者，虚位也，岁有是气至则算，无是气至则不算，焉得有药乎？"此是缪氏在以岁气有时可能不应验而作为批评的理由，以反对运气学家机械式的用药遣方。但他也不是从根本上否定运气的内容，缪氏在他的《藏气法时并四时气所伤药随所感说》里，也曾引用了《内经》中"必先岁气，无伐天和"这条原则。又如徐灵胎，鉴于当时有人将运气学说置于不正确运用的位置，他在《医学源流论》中云："盖司运气之说，黄帝不过言天人相应之理如此。""当时圣人，不过言天地之气运行旋转如此耳。至于人之得病，则岂能一一与之尽合，一岁之中不许有一人生他病乎？"似乎徐氏亦在否定之列，其实他在临床运用上，仍是宗

《内经》之大法凭六气辨证施治的。

金元四家对运气的评价，皆认为有一定的医学应用价值，其见解亦各有千秋，而发挥之深、见解卓著者则首推刘河间。刘氏继承了《内经》的运气学说而加以发展，同时他又批判了世俗误解运气之谬，因而正确地应用于医疗实践中。他认为，五运六气是医学上的根本问题，医学的"法之与术，悉出《内经》之玄机"，人之"一身之气皆随四时五运六气兴衰而无相反"，"不知运气而求医无失者鲜矣"。他著《素问玄机原病式》，就是根据《素问·至真要大论》五运六气盛衰胜复之理，将病机十九条中的23种病证扩大至57种，运用了"比物立象"的方法来解释《素问》病机所列诸症，并创造性地运用运气学说作为疾病分类的纲领，不但有较强的系统性，且又便于临证掌握，使后学从病机的提示中，观微洞幽，不失细小，对诊断治疗具有很大的启示。

清代吴东旸《医学求是》一书的"运气应病说"指出："夫六十年甲子，原不能一一符合"，"唯就余弥年所历时症之多者，验之运气，往往相合。特因病以测岁气，非执岁气以求病也。"可谓经验之谈。沈括《梦溪笔谈》、汪机《运气易览》中立论恰切，师古不泥古，可以借鉴。尤其张景岳著《类经》，并特加图翼以说明，其学识渊博，且于医学之外，兼通象数、律吕等学，是继刘河间之后，对运气学说最有建树的医学家。

二十四节气是战国时期黄河中下游人们生产生活经验的产物，古书所载的物候实际也只限于黄河中下游的见闻。如果把战国时代中原的物候千篇一律地演绎于今天，施用于全国，那就不太适用了。所以运气学说难以概括全国的气候变化及疾病的发生，就其适应范围而言，是有一定局限性。故非中原地区当参考《内经》中关于地域的因素而应用之。

《素问·六微旨大论》云："气交之分，人气从之，万物由之，此之谓也。"此段经文说明了人类活动，万物的生化都必须遵循自然界的规律，倘若违背了自然规律，必将导致不良后果。所谓"至数之机，迫迮以微，其来可见，其往可追，敬之者昌，慢之者亡，无道行私，必得天殃"的立论，是值得注意的。事实上人类违背自然规律的某些活动招致大自然报复的事例也是层出不穷的。19世纪以来，特别是20世纪50年代以来，人类恣意地开发自然资源，造成了生态的失序，环境受到了破坏，空气、土壤、水体均受到了污染，同时，也造成了气候异常，这些因素运气学说是无法囊括的，因运气学说是在生态有序的环境条件下产生的，这些因素也是今天运用运气学说预报气候、观测物候、推断疾病影响效验性的不利因素。

运气学说虽然是古人长期对物候观测总结出来的，在一定程度上具有朴素的唯物主义和自发的辩证法思想，但毕竟受到了历史条件、科学发展水平的限制，还不能认识到自然变化的全貌，所以凭直观、表面的现象所做的归纳推理，自然就不会那么准确细致，就《内经》而言，虽然有运气七篇大论，但却一再谆谆告诫我们不能机械地运用，如《素问·六元正纪大论》有"四时之气，至有早晏高下左右"，其候"行有顺逆，至有迟速""至高之地，冬气常在，至下之地，春气常在，必谨察之"等记载。

第二节　运气学说的科学价值

一、从气候变化看五运六气学说

地球周围的大气不停地运动着，这种在一定范围内气流运动的情况，简称大气环流。关于大气运动的原因，《素问·六微旨大论》有"气之升降，天地之更用也""升已而降，降者谓天；降已而升，升者谓地。天气之降，气流于地；地气上升，气腾于天。故高下相召，升降相因，而变作矣"的记载，说明了空间因素与地面因素相互作用，上升运动与下降运动互为因果，六气的"寒湿相遘，燥热相临，风火相值"，酿成了云块生消、刮风下雨、降雪落雹、闪电雷鸣等不同的天气。《内经》中的这种见解，与现代气象学理论是吻合的，而且已被现代气象学中的"锋面学说"所印证。

六气分配到春、夏、秋、冬四时，简称"四季"。四时共得二十四节气，即大寒、立春、雨水、惊蛰四节风气主令，春分、清明、谷雨、立夏四节火气主令，小满、芒种、夏至、小暑四节热气主令，大暑、立秋、处暑、白露四节湿气主令，秋分、寒露、霜降、立冬四节燥气主令，小雪、大雪、冬至、小寒四节寒气主令。这就是《内经》将一回归年分为风、火、暑、湿、燥、寒六个气候性季节，简称"六气季"。六气季便是所谓"六气"，是我国古代劳动人民在漫长的生产和医疗实践中，根据黄河中下游常年气候运动的平均状态归纳出的规律。这六气季的划分，不仅是我国季节划分史或历法史中的一个特殊方案，而且在医学气象学上也是一个重要贡献，甚至在超长期天气预报方面也有重要的参考价值。

我国黄河流域，一向有"冷在三九，热在三伏"之说，实测表明，大寒前后气温最低，大暑前后气温最高。大寒时期正是黄河流域气温最低阶段的中心。《内经》中六气季取用大寒为起点，就气温变化过程而言，大寒具有"极"的含义，根据阴阳关系，这一时期正是阴的极点和阳的始点。

一年四季，春、夏、秋、冬，表面上看来年年如此，没有什么变化，但事实上每年的气候却不完全相同，故《素问·六节藏象论》云："五气更立，各有所胜，盛虚之变，此其常也。"古人就是根据这些客观存在的事实进行长时间的物候观测，发现日、月、星、辰的运行及方位的转移，与自然界气候的变化是一致的。如《素问·五运行大论》将"丹天之气，经于牛女戊分"立为火运，"黅天之气，经于心尾己分"立为土运，"仓天之气，经于危室柳鬼"立为木运，"素天之气，经于亢氐昴毕"立为金运，"玄天之气，经于张翼娄胃"立为水运。随着天体的转移，因天空中出现了丹、黅、仓、素、玄的五色，就称五天，见到了火、土、木、金、水的五气，就称为五运。运气学说就是从这个基础上发展起来的。由于它是从客观事物中总结出来的规律，故对气象的预测应该说具有一定的意义。

清同治年间，陆九芝著有《世补斋医书》，他根据五运六气的推算方法，以清同治三年（1864年）为第七十七甲子，上溯至第一甲子，计4620年，推测出每一个周期的气候特点，并列举了历代医家（后世所称的各学派）所处的时代及其用药特点，这与五运六气的周期基本是符合的。而且这与我国现代著名的气象学家竺可桢根据我国气候记录所做出的冰期后半期的近五千年气温变化大致是相似的。

由于运气学说是用朴素的辩证唯物观点，是从客观世界中总结出来的规律，故对气象的预测具有很大的现实意义。现代一些天文学家的研究证实，中国的六十年甲子对气象预报有很大的科学价值。

二、从发病情况看五运六气学说

四时气候的变化各不相同，人体的发病亦因之而异。人们通过长期的观察，发现一些疾病的发生是具有一定的规律的，或"似昼夜节律"，或"似周月节律"，或"似周年节律"。如多数疾病在早晨则轻，白天安静，太阳落时就渐渐加重，半夜以后就更加厉害，《内经》认为这是由于病邪的轻重与阳气的盛衰有关，人体的阳气不仅受四时不同气候的影响，而且一日之内，气温不同，阴阳气变化，疾病也有轻重的变化。故《灵枢》云："以一日分为四时，朝则为春，日中为夏，日入为秋，夜半为冬。朝则人气始生，病气衰，故旦慧；日中人气长，长则胜邪，故安；夕则人气始衰，邪气始生，故加；夜半人气入脏，邪气独具于身，故甚。"也就是说按照一天的阴阳消长升降来分为四个时段，以应四时之生、长、化、收、藏。一岁之中有温、热、凉、寒，一日也是如此。早晨是阳气升长之时，人身的阳气也应之而升长，阳气升则病气渐衰，故觉病轻爽；中午阳气大盛，人身的阳气也应之而旺，阳气旺则能胜邪而病觉安静；日落则阳气下降，人身的阳气亦随之而渐衰，阳气衰则邪气渐胜，故病觉加重；夜半则阳气深藏，邪气独盛于身，所以病较严重。但疾病之起，也有与四时之气不相应的，这是因为"不应四时之气，脏独主其病者，是必以脏气之所不胜者甚，以其所胜时者起也"，就是说，病若不与四时阴阳升降相应的，是属于五脏的病变，发病的脏气受到相胜时气的克制。如脾病不能胜旦之木气，肺病不能胜昼之火气，肝病不能胜夕之金气，心病不能胜夜之水气，故病必然加剧。若人之脏气能胜时之气，如肺气能胜旦之木气，肾气能胜昼之火气，心气能胜夕之金气，脾气能胜夜之水气，就可以好些。因此治疗疾病时，应"顺天之时，而病可与期"。

人气的虚实开阖，亦应天时之盛衰。"寒温和适，腠理不开，然有卒病者"，正以平居之际，其腠理开闭缓急亦有时之故，因"人与天地相参也，与日月相应也。故月满则海水西盛，人血气积，肌肉充，皮肤致，毛发坚，腠理郄，烟垢著，当是之时，虽遇贼风，其入浅不深；至月廓空，则海水东盛，人气血虚，其卫气去，形独居，肌肉减，皮肤纵，腠理开，毛发残，瞧理薄，烟垢落，当是之时，遇贼风则其入深，其病人也卒暴"。

风、寒、暑、湿、燥、火为天之六气，亦称"六元"。在正常情况下，六气是无害的。正如《素问·宝命全形论》所云："人以天地之气生，四时之法成。"若四时六气发生太过不及，或非其时而有其气的反常情况，就会直接或间接地影响人体正常的生理活动，引起疾病的发生，是谓六气淫盛，简称六淫。春时木气司天，则四方皆温；夏时火气司天，皆四方皆热，夏秋之交，土气司天，则四方皆湿；秋则皆凉；冬则皆寒。故六淫为病，每与季节有关，春多风病，夏多暑病，长夏多湿病，秋多燥病，冬多寒病，则早已为人们所共知。

"春生本于冬气之藏，夏长本于春气之生，长夏之化本于夏气之长，秋收本于长夏之化，冬藏本于秋气之收。若冬气不藏，无以奉春生；春气不生，无以奉夏长。不明天时，则不知养藏养生之道。"若逆四时生、长、化、收、藏之气，必有率意而失之处。故《素问·四气调神大论》进而告诫人们注意："逆春气，则少阳不生，肝气内变；逆夏气，则太阳不长，心气内洞；逆秋气，则太阴不收，肺气焦满；逆冬气，则少阴不藏，肾气独沉。"清·雷丰就是根据"冬伤于寒，春必温病；春伤于风，夏生飧泄；夏伤于暑，秋必痎疟；秋伤于湿，冬生咳嗽"八句经文，按四季发生的时病，著《时病论》四卷问世。

病疫之由，昔叔和尝云："凡时行者，春时应暖而反大寒，夏时应热而反大凉，秋时应凉而反大热，冬时应寒而反大温，非其时而有其气，是以一岁之中，长幼之病多相似者，此时行之气，皆以为疫。"以麻疹为例，此病多发生于冬春二季，且流行有一定的周期性，其发生与气候的异常变化存在密切的关系，历代中医文献的记载中，一般认为与内蕴胎毒、外感天时有关。如朱丹溪《幼科全书》认为："疹虽毒结，多带时行，暄热非冷，男女传染而成。"王肯堂《证治准绳》认为："痘疹之发，显是天行时气。"《景岳全书》认为："由二火燔灼太阴，而脾肺受之而发。"

综上所述，运气学说与疾病发生、发展及转归有极大关系。若深谙运气学说，必能进一步掌握其转归。麻疹多发在岁运太过之年，虽然目前已普遍接种麻疹疫苗，发生率已大大下降，削平了流行高峰，控制了流行，但在岁运太过之年，还是要注意其流行的，绝不可掉以轻心。

三、从临床治疗学看五运六气学说

运气学说应用于临床治疗，非常注意天时、地理及节令的变化，若治病不本四时之规，不审地宜之律，不明标本之理，则茫如望洋，无可问津。如《内经》非常注意因天时而施治，《素问·八正神明论》指出："凡刺之法，必候日月星辰，四时八正之气，气定乃刺之。是故天温日明，则人血淖液而卫气浮，故血易泻，气易行；天寒日阴，则人血凝泣而卫气沉。月始生，则血气始精，卫气始行；月廓满，则血气实，肌肉坚；月廓空，则肌肉减，经络虚，卫气去，形独居。是以因天时而调血气也。是以天寒无刺，天温无凝；月生无泻，月满无补，月廓空无治。是谓得时而调之。"若治反天时，就必然导致不良后果，故该篇接着指出："月生而泻，是谓脏虚；月满而补，血气扬溢，络有留血，命曰重实；月廓空而治，是谓经乱。阴阳相错，真邪不别，沉以留止，外虚内乱，淫邪乃起。"

《内经》中有"因天时而调血气"的治疗方法，春夏气候由温渐热，人体腠理开泄，温燥药物不宜多用，以免耗津伤阴；秋冬气候由凉渐寒，人体腠理致密，阳气潜藏，寒凉药物不宜多施，以免伤阳耗气。所谓"必先岁气，无伐天和"之理，就是在治疗上考虑值年岁气和四时秩序对人体的影响，而采用不同的用药方法。如李时珍在《本草纲目》中就载有"五运六气用药式"，提出常规用药当顺天时气候，并与药性的阴阳升降、四气五味相结合，其立论根据就是《素问·至真要大论》。《内经》认为，一日十二时辰中的子、午、卯、酉，一年二十四节气的二分、二至，是阴阳交替的枢机。子、午与二至是阴阳转折之时，卯、酉与二分是阴阳平衡之际，疾病的旦慧、昼安、夕加、夜甚的变化则是明证。再如阴阳变化之际，阳胜之病能冬不能夏，阴胜之病能夏不能冬，年老体弱、虚衰者，每当二至、二分时，常因不能适应而导致死亡。对于六淫胜复的治法，《素问·至真要大论》云："治诸胜复，寒者热之，热者寒之，温者清之，清者温之，散者收之，抑者散之，燥者润之，急者缓之，坚者软之，脆者坚之，衰者补之，强者泻之，各安其气，必清必静，则病气衰去，归其所宗，此治之大体也。"

四、从物候节律看五运六气的周期

当人们翻开日历，就会发现日历上除了写明某年某月某日外，还注有农历"己未年"或"庚申年"等。这己未、庚申就是一种"干支纪年法"，也叫"甲子纪年法"。"天以六为节，地以五为制。周天气者，六期为一备；终地纪者，五岁为一周……五六相合，而七百二十气为一纪，凡三十岁，千四百四十气，凡六十岁，而为一周。"这就是古人总结了长期的气象、物候节律知识，定六十年为一周，也就是六十年一甲子。"甲子纪年法"是我国古代历法中的一个重要创造，是将十天干与十二地支合起来，用以记载和推算时间的。若用干支纪日就叫"干支纪日法"，也叫"甲子纪日法"。据历史学家对甲骨文的研究，在春秋以后，至少在周幽王元年（公元前776年）十月辛卯日起到现在，从没有错乱或间断过，已有二千七百多年的历史了。这是世界最悠久的纪日法，也是我们研究运气周期规律的重要依据。古人六十年的周期变化是可信的。首先六十这个自然数是天体岁月中的一个常数，如一年三百六十天（阴历），为六个六十：一年十二个月为六十的五分之一；每季三个月（90天）为六十的1.5倍；每月三十天（朔望日）为六十的二分之一；每年二十四节气，每天二十四小时，为六的四倍；每小时六十分，每分钟六十秒；六十是十天干的六倍，十二地支的五倍；三阴三阳合为六经，十二经脉为六的二倍。

第三节　阴阳五行的基本概念

一、阴阳的基本概念

阴阳是从各种具体事物中抽象出来的两种属性。古人在长期的生活和生产实践中认识到，自然界的事物都具有阴阳对立统一的两个方面，这两个方面的内在联系、相互作用和不断运动，是事物生长、变化和消亡的根源。故《素问·阴阳应象大论》云："阴阳者，天地之道也，万物之纲纪，变化之父母，生杀之本始，神明之府也。治病必求于本。"《老子》云："道生一，一生二，二生三，三生万物。万物负阴而抱阳，冲气为和。"《易·系辞》云："一阴一阳之谓道。""阴阳不测之谓神。""是故，易有太极，是生两仪，两仪生四象，四象生八卦。"由此可知，太极的原理是从无到有，并从有到无的有无相生规律。两极阴阳分化的互极是最初始的，是事物发展变化的最基本原理。所以阴阳精微仍然存在于太极之中，只有从太极方可进入阴阳之门。正如《素问·阴阳离合论》所云："阴阳者，数之可十，推之可百，数之可千，推之可万，万之大，不可胜数，然其要一也。"讲的是阴阳的变化是很多的，它的基本原理还是太极。但阴阳还有它独特的规定，并不是几条定律或若干具体应用能够全部概括的。阴阳是从太极中产生出来的互体。阴阳两仪就是两种不同的仪式，于是"仪"就具有仪式、模式、图式、形式、事宜的涵义。两仪就是两种图式和符号。太极图中黑色为阴仪，其符号为--；白色为阳仪，其符号为—。于是阴仪代表了偶数、阴暗、反向、安静、黑色、柔和、内在、负数、仰上、空虚、右边、刑杀、关闭等；阳仪代表了奇数、光明、正向、运动、白色、刚强、外在、正数、俯下、实际、左边、德生、开放等。故《素问·阴阳应象大论》云："天地者，万物之上下也；阴阳者，血气之男女也；左右者，阴阳之道路也；水火者，阴阳之征兆也；阴阳者，万物之能始也。"由此可知，太极论的道论，说明了世界是物质性的整体，世界本身是阴阳二气对立统一的结果。阴阳学说是古代朴素唯物主义哲学的重要内容。

《素问·阴阳离合论》云："天覆地载，万物方生，未出地者，命曰阴处，名曰阴中之阴；则出地者，命曰阴中阳。阳予之正，阴为之主。故生因春，长因夏，收因秋，藏因冬。"王冰注云："春夏为阳，故生长；秋冬为阴，故收藏。"由此可知。阴阳两仪产生了四象，春为少阳，阴中之阳；夏为太阳，阳中之阳；秋为少阴，阳中之阴；冬为太阴，阴中之阴。这时，四象则与时节、时间相对应。四个象限中，太阴、太阳象限内是纯阴阳，而少阳少阴象限内是各含阴阳。于是，太阴为北方、冬季、冬至，又是合夜至鸡鸣，从酉时至子时，阴中之阴（☷）；少阳为东方、春季、春分，又是鸡鸣至平旦，从子时到卯时，阴中之阳（☳）；太阳为南方、夏季、夏至，又是平旦至日中，从卯时至午时，阳中之阳（☰）；少阴为西方、秋季、秋分，又是午时至酉时，阳中之阴（☵）。

太极即太虚为零，分阴阳为两爻。道生一，一爻变为阴阳，二爻变为四象；三生三，三爻变为八卦，即乾（☰）、坤（☷）、震（☳）、巽（☴）、坎（☵）、离（☲）、艮（☶）、兑（☱），分别象征天、地、雷、风、水、火、山、泽八种自然现象，并认为乾、坤两卦在八卦中占特别重要的地位，是自然界和人类社会一切现象的最初根源。传说周文王将八卦互相组合，又得六十四卦，用来说明自然现象和社会现象的发展变化规律。

综上所述，阴阳所代表着事物相互对立又相互联系的两个方面，并不局限于某一特定事物。具体事物的阴阳属性不是绝对的，不可变化的，而是相对的，在一定的条件下是可变的。它通过自己的对立面的相比较而确定，随着时间和地点的变更而改变。故《局方发挥》有"阴阳二字，固以对待言，所指无定在"的说法。《素问·生气通天论》云："自古通天者，生之本，本于阴阳。天地之间，六合之内，其气九州、九窍、五脏、十二节，皆通乎天气。其生五，其气三。数犯此者，则邪气伤人，此寿命之本也。""是以圣人陈阴阳，筋脉和同，骨髓坚固，气血皆从。如是则内外调和，邪不能害，耳目聪明，气立如故。"所以运用阴阳规律来认识客观世界的变化，是历代贤哲所追求的基本要则。

1.阴阳的互根属性

《老子》云："万物负阴而抱阳，冲气以为和。"《地理知本金锁秘》云："阴生则阳成，阳生则阴成，阴阳二气，相为终始，互为胚胎，而未尝相离也。""阳根于阴，阴根于阳。"程大昌《易原》云："阴阳之交，有互体相入者焉。凡曰相错、相杂、相易、相荡、相推、相摩、相资、相攻、相逮、相悖，是皆合二，以成其互者也。"；《素问·阴阳应象大论》有"阴在内，阳之守也；阳在外，阴之使也"的记载。以上论述均说明了阴阳两个方面，不仅相互对立，而且相互依存，相互为用。阴依存于阳，阳依存于阴，双方均以对方的存在为自己存在的前提，阴阳的这种相互关系，称之为阴阳互根。也就是说，阴阳相互纤缠，成为互相依赖生存的根源。故在诊治疾病过程中，该篇又有"善诊者，察色按脉，先别阴阳"，及"善用针者，从阴引阳，从阳引阴，以右治左，以左治右；以我知彼，以表知里，以观过与不及之理，见微得过，用之不殆"的表述。它如明·张景岳"善补阳者，必于阴中求阳，则阳得阴助而生化无穷；善补阴者，必于阳中求阴，则阴得阳升而泉源不竭"之论，当为临床辨证论治之纲领性大法。

《类证治裁》云："阴阳互根，相抱不脱。"说明阴阳互根是决定阴阳属性的相互依据。如果事物不具有这种属性，就不是统一体的对立双方，就无法分析其阴阳的属性，也就不能用阴阳来说明。阴阳互根是事物发展的重要条件，因事物的发展变化，阴阳二者缺一不可。就人体而言，无论阴阳相互对立的物质之间，或是阴阳相互对立的功能之间，都存在着这种阴阳互根、相互依存的关系，从而保证了生理活动正常运行。此外，阴阳互根还是阴阳转化的内在根据。因为阴阳代表着相关事物内部对立的两个方面，因此在一定的条件下各向着自己相反的方向转化。鉴于阴阳互根、相互依存的规律是阴阳学说的重要内容，故《质疑录》有"阴不可无阳，阳不可无阴"的重要论断。

2.阴降阳升规律

《素问·阴阳应象大论》云："故清阳为天，浊阴为地；地气上为云，天气下为雨；雨出地气，云出天气。故清阳出上窍，浊阴出下窍；清阳发腠理，浊阴走五脏；清阳实四肢，浊阴归六腑。"讲述了阴阳的升降出入是宇宙间的重要规律。对此，刘完素《素问玄机原病式》中有详尽的论述："冬，阳在内而阴在外，地上寒而地下暖，夏则反此者，乃真理也。假令冬至为地阴极，而生阳上升；夏至则阳在上，而阴在地中者。""如冬至子正一阳升而得其复（复卦），至于巳时则阴绝，而六阳备，是故得纯乾（乾卦）；夏至午正则一阴生而得姤（姤卦），至于亥时则阳复（复卦）也。然子后面南，午后面北，视卦之爻，则子后阳升，午后阴降，明矣。"此以地表和土壤中的温差来说明阴降阳升的阴阳消长规律。

冬至子时一阳生于足下，五阴一阳，这是复卦，代表了阴消阳长；夏至午时一阴生于手上（举手），五阳而一阴，这就是姤卦。此乃"十二壁卦"所揭示的时序阴阳变化规律。十二消息卦，又称十二壁卦，代表了阴阳消长的太极图式和模式。

3.阴争阳扰的原理

阴争阳扰即阴阳矛盾斗争。《素问·阴阳别论》云："阴争于内，阳扰于外。"《素问·疟论》云："阴阳上下交争，虚实更作，阴阳相移也。阳并于阴，则阳实而阴虚。""阴气逆极，则复出之阳，阳与阴复并于外，则阴虚而阳实……并于阳则阳胜，并于阴则阴胜。"说明阴阳对立是自然界的一切事物和现象存在着相互对立的阴阳两个方面。阴阳双方相互制约、相互斗争的形态，数术学称为"阴争阳扰"。阴争阳扰不过是干扰、消长而已，并非消灭。阴争阳扰的运动变化，使自然界四季变更有序，使人体脏腑功能保持着一种"形与神俱"的非平衡有序稳态。

4.阴厌阳移的原理

阴厌阳移即物极必反。《春秋感精符》云："阴厌阳移。""极阴反阳，极阳反阴。"《说文解字》云："厌，压伏。"阴为水柔伏，阳为火刚浮，阴为下，阳为上，阴为散，阳为聚。《素问·阴阳应象大论》云："阴静阳燥，阳生阴长，阳杀阴藏。""寒极生热，热极生寒。""故重阴必阳，重阳必阴……故曰：阴在内，阳之守也；阳在外，阴之使也。""从阴引阳，从阳引阴；以右治左，以左治右；以我知彼，以表知里；以观过与不及之理，见微得过，用之不殆。"这是阴阳矛盾转化中的物极必反原理。这里还有纯阳包阴、纯阴涵阳的含义，这是从表面到内在的一系列事物质量转化互变的道理。

5.阴和阳合原理

《淮南子》云："阳阴相接，乃能成合。"《地理知本金锁秘》云："阴阳合德而卦生。""纯阳不生，孤阴不化，此其阴阳未合其德。""若刚柔有体，则阴交于阳，阳交于阴矣。三男三女，灿然成列。"对此，《素问·生气通天论》云："凡阴阳之要，阳密乃固。两者不和，若春无秋，若冬无夏，因而和之，是谓圣度。故阳强不能密，阴气乃绝；阴平阳秘，精神乃治，阴阳离决，精气乃绝。"明·张景岳《类经图翼》云："阴阳尽而四时成，刚柔尽而四维成。""阴阳相合，万象乃生。""凡万物化生，总有二气。""气有不同，万物适值其气，随其受而成其性。"说明了阴阳的合德和平秘会产生出新生事物，从天象到地理以至于人事，一切事物发展的起点都充满了阴阳相合，但是它们又总是走向反面，阴阳离决，它们都会从新生而走向衰老死亡。所以阴和阳合就会变化成为另一种新生态的事物。

二、五行的基本概念

五行学说是古人在生活实践中，通过对自然界长期的观察与体验而概括出来的五种物质，以木、火、土、金、水代表，并以五者间相互资生、相互制约的关系，来阐述事物复杂的变化，于是形成了五行学说。

五者，《增韵》云："中数也。"《易·系辞》云："天数五，地数五，五位相得，而各有合。"意谓天地之数各五，五数相配，以合成金、木、水、火、土。对此，《类经图翼》有"人知夫生之为生，而不知生中有克，知克之为克，而不知克中有用，知五之为五，而不知五之中，五五二十五，而复有互藏之妙焉"的论述。《易原》有"图书之写造化，固皆天地五行之数矣……五行生克之原"的记载。行者，《广韵》云："适也，往也，去也。"《康熙字典》谓："道也。"《玉篇》谓："行，迹也。"故《白虎通·五行》言："五行者，谓金、木、水、火、土也。言行者，欲为天行气之义也。"由此而知，五行是由天地的五数配合产生的。它是元素模型，也是系统论的模式。

五行为什么分为金、木、水、火、土呢？水者，《说文》云："准也。北方之行，象众水丛流，中有微阳之气。"《释名》云："水，准也，准平物也。"《尚书·洪范》有"五行，一曰水……

水曰润下。"故《白虎通·五行》云："水位在北方，北方者，阴气在黄泉之下，在养万物。水之为言准也，养物平均，有准则也。"火者，《说文》云："火，毁也，南方之行，炎而上，象形。"《尚书·洪范》云："火曰炎上。"故《白虎通·五行》云："火在南方，南方者，阳在上，万物垂枝。火之为言委，随也。言万物布施，火之为言化也，阳气用事，万物变化也。"木者，《说文》云："冒也，冒地而生，东方之行。"《尚书·洪范》云："木曰曲直。"故《白虎通·五行》云："木在东方，东方者，阴阳气始动，万物始生，木之为言触也，阳气动跃，触地而出也。"金者，《说文》云："从革不违，西方之行。"《尚书·洪范》云："金曰从革。"故《白虎通·五行》云："金在西方，西方者，阴始起，万物禁止，金之为言，禁也。"土者，《说文》云："地之吐生物者也……象地之下，地之中物出形也。"《尚书·洪范》云："土爱稼穑。"故《白虎通·五行》云："土在中央，中央者吐，土主吐含万物，土之为言，吐也。"

由此可知，水、火、土、金、木为五行，它们属一定的时空系统，是气质和元素的集合群。诚如《类经图翼》所云："五行者，水、火、土、金、木也。五行即阴阳之质，阴阳即五行之气，气非质不立，质非气不行。行也者，所以行阴阳之气也。"由此可见，五行是根据取类比象的思维方法来归纳世界万物的。《内经》就是根据五行的取类比象的思维方法，建立了中医五行学说理论体系，即以五脏为主体，外应五方、五时、五气，内系五脏、五体、五官等五个功能活动系统，应用五行之间的生克、乘侮、承治、亢害、制化关系，来阐明人体生命活动的整体性及与周围环境的统一性。

1.五行的生克规律

五行中有特定的资生与克制的关系。《类经图翼》云："故其相生言者，则水以生木，木以生火，火以生土，土以生金，金以生水。自其相克言者，则水能克火，火能克金，金能克木，木能克土，土能克水。"它所反映的是在河图以顺生为序，在洛书以逆克为序的客观规律。

生，《玉篇》云："产也。"《谷梁传·庄公二年》云："独阴不生，独阳不生，独天不生，三合然后生。"这就是说，五行相生是产生、资生、助长的概念。它又分为两方面，生我者为母为恩，我生者为子为亲，它揭示的是以河图顺行方向为生的规律。克，《说文》云："能胜此物，谓之克也。"《诗·小雅》云："既克有定，靡人弗胜。"这就是说，五行相克是克定、克服、致胜的概念。它又分为两方面，克我者为贵为难，我克者为才为仇，它揭示的是在洛书以逆行方向克制的规律。

综上所述，相生就是相互滋生、相互促进的意思。五行学说认为，自然界各种事物在其运动、发展、变化的过程中，不是彼此孤立，而是相互影响、相互联系着的。相生，就是这种联系的表现之一，它的次第是：木生火，火生土，土生金，金生水，水生木。五行相生亦有取类比象之义，是泛指事物运动变化中的一种相互促进的关系。相克，就是相互克伐、相互制约的意思，相克是事物在其运动、发展、变化过程中相互联系的另一表现，它的次第是：木克土，土克水，水克火，火克金，金克木。故《素问·宝命全形论》云："木得金而伐，火得水而灭，土得木而达，金得火而缺，水得土而绝，万物尽然，不可胜竭。"

根据五行相克关系的次第，又演化为"所胜"与"所不胜"的关系。五行的每一行都有"克我"与"我克"两方面，我克者为我所胜，为贵为难，克我者为我所不胜，为才为仇。相生和相克，为事物发展不可分割的两个方面。没有生，就没有事物的发生和成长；没有克，就不能维持正常协调的变化和发展。因此，必须是生中有克，克中有生，才是事物发展的正常现象，正如张介宾所云："造化之机，不可无生，亦不可无制，无生则发育无由，无制则亢而有害。"

五脏之间的相克关系，保证了五脏功能活动的正常。《素问·五脏生成》篇谓，心"其主肾也"，肺"其主心也"。肾水上交心火，可防止心火的上炎；心火能制约肺金，故心为肺之主，心火的阳热，可抑制肺气清肃太过；肺金能制约肝木，故肺为肝之主，肺气清肃下降，可抑制肝阳上亢；肝木能制约脾土，故肝为脾之主，如肝气条达，可疏泄脾气的壅滞；脾能制约肾水，故脾为肾之主，脾气运化，能防止肾水泛滥。上述五脏之间的制约关系，就是用五行相克来说明的。

2.五行的乘侮规律

五行中因偏盛偏衰则产生了乘侮的关系。《命理探原》引徐大升语："金赖土生，土多金埋；土赖火生，火多土焦；火赖木生，木多火炽；木赖水生，水多木漂；水赖金生，金多水浊。金能生水，水多金沉；水能生木，木多水缩；木能生火，火多木焚；火能生土，土多火晦；土能生金，金多土弱。金能克木，木坚金缺；木能克土，土重木折；土能克水，水多土流；水能克火，火炎水灼；火能克金，金多火熄。金衰遇火，必见销镕；火弱逢水，必为熄灭；水弱逢土，必为淤塞；土衰逢木，必遭倾陷；木弱逢金，必为砍折。"

乘，《康熙字典》云："胜也。"《周语》云："乘人不义，凌也。"意谓五行相乘是乘胜、乘袭、消灭的意思。它又分为两方面，乘我者为夭，我乘者为折。例如火弱逢水，必为熄灭，以乘我者为夭。又如木能克土，土重木折，以我乘者为折。侮，《集韵》云："慢易也。"《扬子方言》云："侮，贱称也。"意谓五行相侮是轻侮、卑贱、浊晦的概念。它又分为两方面，侮我者为浊，我侮者为晦。例如水赖金生，金多水浊，为侮我者。又如火能生土，土多火晦，为我侮者。

由此可见，五行的生克制化，反映着事物发展的正常关系。

相乘，就是乘虚而袭之意；相侮，就是恃强凌弱之意。相乘和相侮，都由于五行中的某一行的太过或不及致使制约超过了正常限度，事物之间失去正常协调关系的反常现象。对此，《素问·五运行大论》云："气有余，则制己所胜而侮所不胜，其不及，则己所不胜侮而乘之，己所胜轻而侮之。侮反受邪，侮而受，寡于畏也。"意谓相乘就是五行相克过极的一种异常变化，即所谓金弱遇火即销镕，火弱逢水为熄灭，水弱逢土为淤塞，土衰逢木必倾陷，木弱逢金必砍折等关系。在中医学中的脏腑关系中，肝旺脾虚，便有倾陷之灾，出现纳差、腹胀、便溏诸症。肺虚心旺便有销镕之危，出现咯血等虚损疾病。在运气学说中则表达为木为发生，火为赫曦，土为敦阜，金为坚成，水为流衍。五行相侮，是指五行反克的一种异常变化，即所谓金能克木，木坚金缺；木能克土，土重木折；土能克水，水多土流；水能克火，火炎水灼；火能克金，金多火熄等关系。由此可知，五行乘侮的理论主要说明病理变化及其传变规律。

3.五行的承治规律

五行承治是五行相互承受、治用、中和。《难易寻源》云："抑强扶弱，损多益寡，泻有余，补不足，制太过，化不及，致中和之要诀耳。金旺得火，方成器皿；火旺得水，方成既济；水旺得土，方成池沼；土旺得水，疏通生物；木旺得金，方成栋梁。强金得水，方挫其锋；强水得木，方泄其势；强木得火，方化其顽；强火得土，方止其焰；强土得金，方制其壅。"故《类经图翼》云："阴阳相合，而生成之道存乎于中。""所谓克中之用者，如火之炎炽，得水克而成既济之功。金之顽钝，得火克而成锻炼之器。木之曲直，得金克而成芟削之材。土之旷壒，得木克而见发生之化。水之泛滥，得土克而成堤障之用。此其所以相克者，实又以相成也。"故承乃"由微而著，更相承袭之意"，治乃"少而理曰治之言"。五行承治是治用的意思。诚如《素问·六微旨大论》所云："承乃制，制则生化。"意谓相承制约制用以达到中和。

4.五行制化规律

五行制化是五行相生次第中，任何相邻三者生克关系的总结。对此，《类经图翼》云："母之败也，子必救之。如水之太过，火受伤矣，火之子土，出而制焉；火之太过，金受伤矣，金之子水，出而制焉；金之太过，木受伤矣，木之子火，出而制焉；木之太过，土受伤矣，土之子金，出而制焉；土之太过，水受伤矣，水之子木，出而制焉。盖造化之机，不可无生，亦不可无制。"《星平会海》云："得用以制其克者，其凶可免。得恩以化其克者，反凶为吉。虽定于生克而吉凶之变，实迁于制化矣。""又有制而不能制者，其制也有化而不能化者，反化其化也。"例如，"火命用土以制水，而有木以克土，则土不能以制水矣。用水以化火，又以金以悦水，是水岂能为木之所化乎。有生中不生，克中不克者，有不生却生，不克却克者。生中不生，如水能生木，或木被金伤之重者，木金无气，不受水生，或水被土伤之甚者，水即无气，不能生木，故水木虽若相生，而何相生之有，是谓生中不生，不可遽谓其生也。""克中不克，如土能克水，水得金生之力者，水生乘旺，土不能克，或土被木克之甚者，土即受伤无力克水，故水土虽若相克，而相克之有！是谓克中不克，不可遽谓其克也。不生却生，如金逢火制，本不能以生水者也，或土来入垣，反火生土，而土生金，则金却能生水矣。非生却生者乎！又土不能以生水，而土旺实能生金，却能生水矣，非不生却生者乎！又土不能以生水，而土旺实能生金，则土能生金，亦能生水，是亦不生却生者也。不克却克，如土逢木制，本不能以克水者也，或火来入垣，反为木生火，而火生土，则土却能克水矣，非不克却克者乎！又火不能以克水，而火旺实能克金，则金不能以生水，而水亦受火之克，是亦不克却克者也。""有生犹未生，克能胜生，而致于克者。自克原无克，生能当克，而亦致于克者。""生生者，不生生。而不生生者，能生生。克克者，不克克。不克者，能克克。"

第四节 干支甲子的基本概念

十天干与十二地支相交，形成干支组合，于是，干支甲子成为古人用以纪年、月、日、时的工具。故《素问·六微旨大论》云："天气始于甲，地气始于子，子甲相合，名曰岁立，谨候其时，气可与期。"

一、天干地支

干者，幹也；支者，枝也。《淮南子·主术》云："枝不得大于幹。"古人最早用"干"纪日，用"支"纪月。从阴阳属性上看，日为阳，月为阴，阳为天，阴为地，所以"干"又称为"天干"，"支"又称为"地支"。天干有十：甲、乙、丙、丁、戊、己、庚、辛、壬、癸。地支有十二：子、丑、寅、卯、辰、巳、午、未、申、酉、戌、亥。干支的次第先后，并不是随便排列的，亦非止于数字符号，根据《说文解字》《史记·律书》和《汉书·律历志》的解释，它内含生机，寓有生物的生、长、化、收、藏、再生长之义，绝非数字的胪列。而应用到医学上，就与季节、方位、脏腑功能、治疗方法等密切地结合起来了。

1.释干支

根据《史记·律书》《汉书·律历志》《说文解字》的解释干支意义如下：

（1）十天干：甲者，荚也。原指草木萌芽时所载的种皮，被释为"出甲于甲"，系指嫩芽破荚而出的初生之象，乃天干第一位。乙者，屈也，原指标记，释为"奋轧于乙"，系指幼苗逐渐抽轧而长之况，为天干第二位。丙者，光明也。被释为"明炳于丙"，炳者，显明之义，系指阳气充盈明显，为天干第三位。丁者，健壮也。王充《论衡》云："齿落复生，身气丁强。"被释为"万物丁生""大盛于丁"，系指幼苗不断成长壮大，属天干第四位。戊者，茂也。被释为"丰楙于戊"，楙同茂，系指草木茂盛，为天干第五位。己者，身也。被释义"理纪于己"，系指草木己成熟至极，为天干第六位。庚者，更也，偿也。被释为"敛更于庚"，指生命开始收敛，为天干第七位。辛者，万物之辛生也。被释为"悉新于辛"，系指又酝酿新的生机，为天干第八位。壬者，任也，阳气任养万物于下也。被释为"怀任于壬"，系指新的生命已开始孕育，为天干第九位。癸者，被释义"陈揆于癸"，系指新的生命又将开始，为天干第十位。

（2）十二地支：寅，被释为"万物始生螾然"，为地支第三位；卯者，茂也，被释为"万物茂也"，为地支第四位；辰者，被释为"万物之振也"，振，动也，为地支第五位；巳者，被释为"阳气已尽"，为地支第六位；午者，交错也，释为"阴阳交为午"，为地支第七位；未者，味也，被释为"万物皆成，有滋有味"，为地支第八位；申者，伸也，被释为"阴用事，申贼万物"，为地支第九位；酉者，就也，又谓万物成熟也，被释为"万物之老也"，为地支第十位；戌者，击而灭之，被释为"万物尽灭"，为地支第十一位；亥者，被释为"阳气藏于下也"，为地支之末位；子者，嗣也，被释为"万物滋于下"，"滋萌于子"，为地支第一位；丑者，被释义"纽芽于丑"，为地支第二位。

2.干支的应用

（1）干支配阴阳：天干地支各有其阴阳属性，顺着其次序，单数属阳，双数属阴，即奇数为阳，偶数为阴。天干中，甲、丙、戊、庚、壬为阳，乙、丁、己、辛、癸为阴。地支中，子、寅、辰、午、申、戌为阳，丑、卯、巳、未、酉、亥为阴。

（2）干支配五行：天干配五行有两种方法。一种是用以配属方位的，即甲乙配木，丙丁配火，戊己配土，庚辛配金，壬癸配水。另一种是用以配属运气的，即把十天干的阴阳重新组合，而具有另外的属性，这在五运的变化上，叫作"天干化五运"。对此《素问·天元纪大论》云："甲己之岁，土运统之；乙庚之岁，金运统之；丙辛之岁，水运统之；丁壬之岁，木运统之；戊癸之岁，火运统之。"《素问·五运行大论》有"土主甲己，金主乙庚，水主丙辛，木主丁壬，火主戊癸"的类似记载，即甲己化土，乙庚化金，丙辛化水，丁壬化木，戊癸化火。

地支配属五行亦有两种配属方法。一种是用以配属方位的，即寅卯属木，巳午属火，申酉属金，亥子属水，辰、未、戌、丑属土。另一种是用于配属运气的。《素问·天元纪大论》云："子午之岁，上见少阴；丑未之岁，上见太阴；寅申之岁，上见少阳；卯酉之岁，上见阳明；辰戌之岁，上见太阳；巳亥之岁，上见厥阴。"《素问·五运行大论》云："子午之上，少阴主之；丑未之上，太阴主之；寅申之上，少阳主之；卯酉之上，阳明主之；辰戌之上，太阳主之；巳亥之上，厥阴主之。"即丑未为土，卯酉为金，辰戌为水，巳亥为木，子、午、寅、申为火。地支配属三阴三阳，则子午少阴君火，寅申少阳相火，丑未太阴湿土，卯酉阳明燥金，辰戌太阳寒水，巳亥厥阴风木。

二、甲子

1.六十年甲子

十天干与十二地支相配合，就叫甲子，是以天干一干甲、地支一支子命名的，故《素问·六微旨大论》云："天气始于甲，地气始于子，子甲相合，命曰岁立，谨候其时，气可与期。"天干往复轮周六次，地支往复轮周五次而构成六十年一个周期。前三十年包括七百二十节气，是为一纪，后三十年亦有七百二十节气，凡一千四百四十节气，共计六十年。甲子中的天干主五运的盛衰，甲子中的地支司六气的变化。故讲五运六气，就不能离开天干地支所组成的六十年甲子。

2.六气大司天纪元

清·陆九芝根据薛方山《甲子会纪》、陈榕门《甲子纪元》，更本于王朴庄之法，"引《内经》七百二十气凡三十岁为一纪，千四百四十气凡六十岁而为一周，扩而大之，以三百六十年为一大运，六十年为一大气，五运六气迭乘，满三千六百年为一大周"，上溯自黄帝命大挠作甲子，贞下起元，从下元厥阴风木运始，则少阴为上元，太阴为中元，复以少阳为下元，则阳明为上元，太阳为中元，合前后三元，而配以厥阴、少阴、太阴、少阳、阳明、太阳之六气，以黄帝八年起数，前三十年为厥阴风木司天，后三十年为少阳相火在泉，"遂以知古人之用寒用温，即各随其所值之大司天以为治"，从而认为"欲明前人治法之非偏，必先明六气司天之为病"，于是建立了陆氏"六气大司天"学说。其著《世补斋医书》中有"六气大司天"及"大司天三元甲子考"等文。陆氏以公元1864年即清同治三年为第76甲子上元，上溯至黄帝八年起第一甲子下元，即公元前2697年始纪，为厥阴风木、少阳相火之风火用事，推演出每一个"六气大司天"周期的气候特点，并列举了历代医家所处时代的气候及其用药特点。此乃陆氏对《内经》"运气学说"的发展，以及对天人相应的整体观的中医学术思想的深化。故而，从"六气大司天论"，来探讨中国医学史上各个医学流派形成的学术渊源，具有重要的现实意义。诚如陆九芝所云："而治病之法不出《内经》，《内经》之治不外六气，自《天元正纪》以下七篇，百病之治皆在其间，岂可因其所论皆运气，而忘其为治法之所从出者。"

公元1984~2043年，时乃第79甲子，为厥阴风木、少阳相火下元之纪。张仲景时之第49甲子，刘完素时之第64甲子，吴有性时之第73甲子，吴瑭时之第76甲子，均为风火或火风用事之纪，即疫病好发之纪。2003年的"非典"肆虐，近几年的禽流感、手足口病、流行性腮腺炎，均为"疫气"致病。故其治当结合风火用事之纪及值年之运气，参以历代医家经验，按温热病辨证施治大法，以形成新的防治温热病的学术体系。

第五节　五运六气的基本内容

《素问·天元纪大论》云："寒暑燥湿风火，天之阴阳也，三阴三阳上奉之；木火土金水，地之阴阳也，生长化收藏下应之。天以阳生阴长，地以阳杀阴藏。天有阴阳，地亦有阴阳。""故阳中有阴，阴中有阳。所以欲知天地之阴阳者，应天之气，动而不息，故五岁而右迁；应地之气，静而守位，故六期而环会。动静相召，上下相临，阴阳相错，而变由生也。"此段经文表述了天地运气是宇宙万物生化的基本规律。对此，《素问·天元纪大论》云："天以六为节，地以五为制。周天气者，六期为一备；终地纪者，五岁为一周。君火以明，相火以位。五六相合，而七百二十气为一纪，凡三十岁；千四百四十气，凡六十岁而为一周。不及太过，斯皆见矣。"综上所述，甲子中的天干主五运，甲子中的地支司六气，故讲述五运六气，是离不开干支组成的六十甲子。《素问·六元正纪大论》云："先立其年，以明其气，金木水火土运行之数，寒暑燥湿风火临御之纪，则天道可见。"故确立纪年干支，可知五运六气之变化规律。对此，唐·王冰在《重广补注黄帝内经素问》中有详注。同时，王冰在对《素问》运气"七篇大论"进行诠释时，对六十年五运六气的变化规律，五运的太过、不及与平气规律，六气司天、在泉、四间气的变化规律，客主加临规律、运气合治规律、气运胜复机制，以及气运变化规律所反映的天象、星象、气象、物象、人体病理之象，处方用药规律等知识，均进行了广泛而深入的探讨。

一、五运

木、火、土、金、水所代表的五气运行的变化，是谓五运。

故《素问·五运行大论》云："土主甲己，金主乙庚，水主丙辛，木主丁壬，火主戊癸。"明·张景岳言简意赅地说："五行之天干，是为五运。"

运有大运（中运、岁运）、主运、客运之分。

1.大运

大运是主管每年的岁运，用以说明这一年的气候变化的情况，每两干统一运，年干则代表本年的大运。凡逢甲己为土运，乙庚为金运，丙辛为水运，丁壬为木运，戊癸为火运。这种经过变化的天干组合，叫作"天干化五运"，凡此十天干所流之运又称"中运"，即以候中气的变化。故《素问·六元正纪大论》云："天气不足，地气随之，地气不足，天气从之，运居其中而常先也。"

2.主运

主运是主每年气候的一般常规变化，历年不变，主一年五季的常令，与五季的意义相似，从木开始，而火、而土、而金、而水，循五行相生的规律，起于木，终于水，以五步分司五运季，此即主运的推算方法。每运约各主七十三日五刻，每年约以大寒节开始为初运木，春分后十三日起为二运火，芒种后十日起为三运土，处暑后七日起为四运金，立冬后四日起为终运水。鉴于五运又分木运、火运、土运、金运和水运，故在运气学说中又称"五运季"。

每年交运的日时：申子辰年，大寒日寅初交；亥卯未年，大寒日亥初交；寅午戌年，大寒日申初交；巳酉丑年，大寒日巳初交。古代无钟表，用铜壶贮水，壶上钻一小孔，使水自然经小孔滴漏，以为计时器，名曰漏下。壶中所贮之水，恰巧一昼夜漏尽。壶面刻有101条横线，线之间称为刻，合计100刻。每刻又分成10分。

此外演绎五运，还须应用五音建运、太少相生、五步推运等法，兹分述如下：

（1）五音建运：《灵枢》有"五音五味"专篇，内论人身合五音、五谷、五果、五畜等内容，并以之为篇名。今就《素问·阴阳应象大论》所云，介绍一下五行配五音的内容。其在地为木，在音为角；在地为火，在音为徵；在地为土，在音为宫；在地为金，在音为商；在地为水，在音为羽。所以在《内经》中，五行往往以角、徵、宫、商、羽五音为代表。五音是古代的音阶，配以五行，就叫作五音建运，故五运又可分为角运、徵运、宫运、商运和羽运。

（2）太少相生：五运的十天干各具有阴阳的属性，阳干为太，阴干为少，太为有余，少为不足。例如：

甲己土宫音，阳土甲为太宫，阴土己为少宫。

乙庚金商音，阳金庚为太商；阴金乙为少商。

丙辛水羽音，阳水丙为太羽；阴水辛为少羽。

丁壬木角音，阳木丁为太角；阴木壬为少角。

戊癸火徵音，阳火戊为太徵；阴火癸为少徵。

十干分阴阳，太少别太少，太少相生，亦即阴阳相生的道理。以甲己年为例：甲为阳土，阳土生阴金乙，即太宫生少商；阴金生阳水丙，即少商生太羽；阴水生阴木丁，即太羽生少角；阴木生阳火戊，即少角生太徵；阳火生阴土己，即太徵生少宫。己为阴土，阴土生阳金庚，即少宫生太商；阳金生阴水辛，即太商生少羽；阴水生阳木壬，即少羽生太角；阳木生阴火癸，即太角生少徵；阴火生阳土甲，即少徵生太宫。如此，太少反复相生，则阴生于阳，阳生于阴，而不断地变化发展。

（3）五步推运：年干只能代表本年的中运而不能代表本年的主运。主运虽然始于木角音，终于水羽音，有一定的程序可循，但还不知道是太是少，这就须用"五步推运法"。

这种方法就是以年干的阴阳来认识属太属少，再以本年的属太属少，逐步上推至角，为什么要上推至角呢？因主运每年不变，初运木，必起于角，至于是太角还是少角，要根据大运来决定。例如：大运甲年为太宫，即以太宫上推，生太宫的是少徵，生少徵的是太角，这样甲年的主运便属太角，太少相生而终于太羽。余者类推，唯丁壬年为角运，便从本身起运，不必上推了。天干之中，五阴五阳确立了五运，从而产生了以五音纪运。于是产生以五音论太、少、正，即太角岁曰发生太过，少角岁曰委和不及，正角岁曰敷和平气；太徵岁曰赫曦太过，少徵岁曰伏明不及，正徵岁曰升明平气；太宫岁曰敦阜太过，少宫岁曰卑监不及，正宫岁曰备化平气；太商岁曰坚成太过，少商岁曰从革不及，正商岁曰审平平气；太羽岁曰流衍太过，少羽岁曰涸流不及，正羽岁曰静顺平气。

3.客运

客运是指一年之内五个运季的气候的特殊变化，与主运的正常气候情况不同，它虽是每年轮转，但也有一定的规律可循，由于十年之内，年年不同，如客之来去，故称客运。

推算方法，大运统管一年，而客运则以每年的大运为初运，循着五行太少相生的次序，分五步运行，每步亦约为七十三日五刻，逐步变迁，十年一周。

甲己年大运土，则客运为土、金、水、木、火五步。

乙庚年大运金，则客运为金、水、木、火、土五步。

丙辛年大运水，则客运为水、木、火、土、金五步。

丁壬年大运木，则客运为木、火、土、金、水五步。

戊癸年大运火，则客运为火、土、金、水、木五步。

4.大运、主运、客运之间的异同

大运是用以说明一年之中的气候变化；主运是用以推算一年

中五个季节正常的气候变化；客运是用以推算一年中五个季节异常的气候变化。

大运从土算起；主运从木算起，年年始于角，终于羽，居恒不变；客运以本年的大运为初运，十年周遍十干，终而复始。

大运、客运的太过、不及之分常用，主运则不甚用。

三者之间，以大运为主，因大运包括全年，提示的是一年中气候的大致情况。其次是客运，客运是分析每年各个季节中特殊的气候变化。主运则年年如此，通过主运气候的常规变化，用以分析客运的异常变化。

5. 五运郁发

五运除太过、不及、平气的不同，尚有"郁发"，计有"土郁之发""金郁之发""水郁之发""木郁之发"及"火郁之发"。盖因受自我调节机制的影响，五运被郁到极度时，就会发生反克的现象。如"火郁之发"，乃水胜制火，而火郁待时而发。从岁运来说，水运太过之年，由于水可克火，水气太甚，火气被郁到极度，本身就可穿破水的约束而成火势燎原之况。此即《素问·六元正纪大论》所讲的"郁极乃发，待时而作"的问题。

二、六气

风、热（暑）、湿、火、燥、寒为六气，分主于三阴三阳。风化厥阴，热化少阴，湿化太阴，火化少阳，燥化阳明，寒化太阳。故《素问·天元纪大论》云："厥阴之上，风气主之；少阴之上，热气主之；太阴之上，湿气主之；少阳之上，相火主之；阳明之上，燥气主之；太阳之上，寒气主之。所谓本也，是谓六元。"这六种气化，时至而气至，便为天地间六元正气，若气化而非其时，则为邪气。

这六种气候上的变化，基本上是在一年四季阴阳消长进退变化中产生的。因此六气一般又以三阴三阳为主，结合十二地支，用以说明和推算每年气候的一般变化和特殊变化，在运气学说中称为"六气季"。每年六气分主气、客气两方面。主气用以测常，客气用以测变，若客气加在主气之上，则称客主加临。

1.十二支与六气

十二支分主六气，则子午为热，丑未为湿，寅申为火，卯酉为燥，辰戌为寒，巳亥为风，故《素问·五运行大论》云："子午之上，少阴主之；丑未之上，太阴主之，寅申之上，少阳主之；卯酉之上，阳明主之；辰戌之上，太阳主之，巳亥之上，厥阴主之。"

干支运用到运气学说上，即所谓"天干取运，地支取气"，所以，五运主要是以天干配五行来运用，六气主要是以地支配合三阴三阳来运用。

2.主气

主气，即地气，或称主时之气。主气分司一岁的二十四节气，按五行相生之序，分为六步，每步约主六十日十七刻半，包括四个节气，这六步分属每年各个季节中固定不变，所以称为主气。

主气的推算方法，是以周天三百六十五度，分六步计属的，每年从大寒之日开始计算，每步六十日有奇（60.875日）。次序是：

厥阴风木为初气，主春分前六十日有奇（大寒至春分），斗建从丑中到卯中，为春木方生，风气化行之候。

木生火，故少阴君火为二气，主春分后六十日有奇（春分至小满），斗建从卯中至巳中，为春分至夏初，火热益升之候。

君火相火，同气相随，故少阳相火为三气，主夏至前后各三十日有奇（小满至大暑），斗建从巳中到未中，为火热盛极，炎暑日蒸之候。

火生土，故太阴湿土为四气，主秋分前六十日有奇（大暑至秋分），斗建从未中至酉中，为炎暑渐消、湿土郁蒸之候。

土生金，故阳明燥金为五气，主秋分后六十日有奇（秋分至小雪），斗建从酉中至亥中，为湿土潜消、燥金肃降之候。

金生水，故太阳寒水为终气，主冬至前后各三十日有奇（小雪至大寒），斗建从亥中至丑中，为水气日盛，冬寒凛冽之候。

天气至此，周遍一岁。

3.客气

客气，即天气，为天之三阴三阳之气，表示各年气候上的异常变化，它与主气固定不变不同，其年年如客之来，故称客气。

客气亦分六步，即司天之气、在泉之气、左右四间气。这六步的次序是根据阴阳的先后次序来排定的，即先三阴后三阳。三阴中厥阴为一阴，少阴为二阴，太阴为三阴；三阳中少阳为一阳，阳明为二阳，太阳为三阳。客气的次序便是一厥阴、二少阴、三太阴、四少阳、五阳明、六太阳。三阴三阳按这个顺序分布于上下左右，互为司天，互为在泉，互为间气，便构成了司天、在泉、四间六步变化。《素问·五运行大论》对司天、在泉及其左右间气有如下的记述："所谓上下者，岁上下见阴阳之所在也。左右者，诸上见厥阴，左少阴，右太阳；见少阴，左太阴，右厥阴；见太阴，左少阳，右少阴；见少阳，左阳明，右太阴；见阳明，左太阳，右少阳；见太阳，左厥阴，右阳明。""厥阴在上，则少阳在下，左阳明，右太阴；少阴在上，则阳明在下，左太阳，右少阳；太阴在上，则太阳在下，左厥阴，右阳明；少阳在上，则厥阴在下，左少阴，右太阳；阳明在上，则少阴在下，左太阳，右厥阴；太阳在上，则太阴在下，左少阳，右少阴。"前段经文表述了三阴三阳司天及其左右间气的位置，后段经文表述了三阴三阳在泉及其左右间气的位置。

司天、在泉、四间气为客气六步运动方式。凡主岁之气为司天，位当三之气。司天下方相对的是在泉，位当终之气。而司天、在泉的左右方则是左右间气。因河图坐标是上南下北，故云司天"面北而命其位"，在泉"面南而命其位"。

每岁的客气，始于司天前二位，乃地之左间，是为初气，依次为二气、三气、四气、五气而终于在泉六气。每一步亦约为六十日又八十七刻半，故《素问·六微旨大论》云："所谓步者，六十度而有奇也。"司天通主上半年，在泉通主下半年。这就是《素问·至真要大论》所说的"主岁者纪岁，间气者纪步也"。

推算方法是根据每年的地支配五行而定。

子午岁：少阴君火司天，阳明燥金在泉。

丑未岁：太阴湿土司天，太阳寒水在泉。

寅申岁：少阳相火司天，厥阴风木在泉。

卯酉岁：阳明燥金司天，少阴君火在泉。

辰戌岁：太阳寒水司天，太阴湿土在泉。

巳亥岁：厥阴风木司天，少阳相火在泉。

从上述可以归纳出一个规律，即在司天在泉的阴阳属性上，数目相同，若一阴司天，则一阳在泉，若一阳司天，必一阴在泉。

4.客主加临

每年轮转的客气加在固定的主气上，称为"客主加临"。主气与客气综合起来，主要是便于观察在天的客气和在地的主气之间的相互关系。故《素问·五运行大论》有"上下相遘，寒暑相临"之语。客主相加就是司天的客气加在主气三气之上，其余五气，自然依次相加。实际是值年司天的客气固定加在少阳相火之上，相加之后，主气六步不动，客气六步则按一阴、二阴、三阴、一阳、二阳、三阳的次序，依次推移，六年一周期，运行不息。现以卯酉年阳明燥金司天少阴君火在泉为例说明：

初气的主气为厥阴风木，客气为太阴湿土。

二气的主气为少阴君火，客气为少阳相火。

三气的主气为少阳相火，客气为阳明燥金。

四气的主气为太阴湿土，客气为太阳寒水。

五气的主气为阳明燥金，客气为厥阴风木。

终气的主气为太阳寒水，客气为少阴君火。

其他辰戌、巳亥、子午、丑未、寅申诸年，亦可按此相加，其客主之气则秩然可见。

客主相加有相得不相得之分，有为顺为逆之别。客主相加后，客主之气相生，或客主同气，或客气克主气为相得，主气克客气为不相得。"气相得则和，不相得则病。"故《素问·至真要大论》云："主胜逆，客胜从。"若客气生或克主气为顺，反之为逆。若客气是少阴君火，主气是少阳相火，为同气，亦为顺。逆则其病近，其害速；顺则其病远，其害微。顺者，表示本年气候异常变化不大，对人体的影响则少，发病则轻而微；逆者，表示本年气候异常变化比较大，对人体的影响则大，发病则重而急。

三、五运与六气

五运与六气在运用时是相互结合的，它的配合方式是以天干为基础，与地支结合起来。因此天干地支的配合，实际是代表了运与气的结合。干支与五运六气结合起来，根据运气相临的顺逆情况，用以推测运与气的盛衰及相互制约的关系。

1.太过、不及与平气

《素问·天元纪大论》云："阴阳之气，各有多少，故曰三阴三阳也。形有盛衰，谓五行之治，各有太过不及也。故其始也，有余而往，不足随之；不足而往，有余从之。"故太过、不及与平气，此三者，称之为五运之三气。

太过，即运气盛而有余。甲、丙、戊、庚、壬五阳干即是。不及，即运气衰而不足，乙、丁、己、辛、癸五阴干即是。

《素问·气交变大论》云："岁木太过，风气流行"；"岁木不及，燥乃大行"。"岁火太过，炎暑流行"；"岁火不及，寒乃大行"。"岁土太过，雨湿流行"；"岁土不及，风乃大行"。"岁金太过，燥气流行"；"岁金不及，炎火乃行"。"岁水太过，寒气流行"；"岁水不及，湿乃大行"。太过为本运气胜，则本运气流行；不及为本运气衰，则克气大行。凡属太过之运，约从大寒节前十三日交接。不及之运，则约从大寒节后十三日交接。此即《素问·六元正纪大论》所说的"运有余，其先至；运不及，其后至"之义。

平气，即五运之气既无太过，亦无不及。凡太过被抑，不及得助就成了平气。例如：戊辰年为火运太过，以戊属阳火，但逢辰年，辰是太阳寒水司天，火虽太过，但被司天的太阳寒水之气抑制，则由太过变成了平气，故戊辰年则为平气之年。同时，交运的时日不同，也有产生平气的可能，如丁亥年，丁为阴木，为木运不及，假如遇着交运第一天日干为壬，或交运的时刻为壬，因壬属木，是运与日干、时干相合，亦可为平气。逢到平气的年份，则在这一年之内，气候则表现为平和，疫病较少发生。

2.运与气相临的顺逆

运与气相临，就是将运与气干支结合起来，以五行生克规律来推测运与气的盛衰及相互制约的关系。有以下几种情况：①顺化：气生运。②天刑：气克运。③小逆：运生气。④不和：运克气。

3.运气同化

主运、客运、主气、客气，在六十年变化中，除互为生克、互为消长外，还有二十多个年份的同化关系。运气同化就是运与气属同类而化合的含义，如木同风化、火同暑化、土同湿化、金同燥化、水同寒化。但运有太过不及之分，气有司天在泉之别，因而便有天符、岁会、同天符、同岁会、太乙天符的分别。对此，《素问·天元纪大论》有"知迎知随，气可与期，应天为天符，承岁为岁直，三合为治"之论。

（1）天符：中运之气与司天之气在五行上相同的就叫作天符。对此《素问·六微旨大论》云："土运之岁，上见太阴；火运在岁，上见少阳、少阴；金运之岁，上见阳明；木运之岁，上见厥阴；水运之岁，上见太阳。"所谓"上见"，系指司天之气而言。此即"天之与会也，故《天元册》曰天符"。故《素问·六元正纪大论》复云："太过不及皆曰天符。"在甲子一周六十年中，逢天符者，计有乙卯、乙酉、丙辰、丙戌、丁巳、丁亥、戊子、戊午、戊寅、戊申、己丑、己未十二年。故《素问·六元正纪大论》又云："五运行同天化者，命曰天符。"

（2）岁会：中运与年支之气相同，便是岁会。《素问·六微旨大论》云："木运临卯，火运临午，土运临四季，金运临酉，水运临子，所谓岁会，气之平也。"所谓临是指中运与年支五行属性相同而本运临本气。卯为东方木的正位，午为南方火的正位，酉为西方金的正位，子为北方水的正位。辰、戌、丑、未都是土运寄旺之位。凡此丁卯、戊午、甲辰、甲戌、己丑、己未、乙酉、丙子八年，都是岁会之年。

（3）太乙天符：既为天符，又为岁会，便叫太乙天符。如戊午、乙酉、己丑、己未四年，天符中有之，岁会中亦有之，因而这四年便叫作太乙天符。也就是天气、中运、岁支三者之气都会合了，所以《素问·天元纪大论》谓"三合为治"。

（4）同天符：凡逢阳年，太过的中运之气，与在泉之客气相合，即年干与年支在阴阳属性上都属阳的，叫同天符。此即《素问·六元正纪大论》所云："太过而同地化者三。""甲辰甲戌太宫下加太阴，壬寅壬申太角下加厥阴，庚子庚午太商下加阳明，如是者三。"加者何谓？曰："太过而加，同天符。"在泉虽为客气，因行于中运之下，所以皆曰"下加"，以司天在上，中运居中，在泉居下。甲辰、甲戌、壬寅、壬申、庚子、庚午六年，阳运与在泉之气同化，故曰同天符。

（5）同岁会：凡逢阴年，不及之中运与在泉之客气相合，即年干与年支在阴阳属性上都属于阴，叫同岁会。此即《素问·六元正纪大论》所云："不及而同地化者亦三。""癸巳癸亥少徵下加少阳，辛丑辛未少羽下加太阳，癸卯癸酉少徵下加少阴，如是者三。""不及而加同岁会也。"癸巳、癸亥、癸卯、癸酉、辛丑、辛未六年，阴运与在泉本气同化，称同岁会。

4. 标本中气

标本中气以阴阳六气的理论说明了人与天地形气相感的又一规律。什么是标本中气？《素问·六微旨大论》云："少阳之上，火气治之，中见厥阴；阳明之上，燥气治之，中见太阴；太阳之上，寒水治之，中见少阴；厥阴之上，风气治之，中见少阳；少阴之上，热气治之，中见太阳；太阴之上，湿气治之，中见阳明。所谓本也，本之下，中之见也，见之下，气之标也，本标不同，气应异象。"此段经文表述了风、热、湿、燥、寒、火，天之六气为本，少阳、阳明、太阳、厥阴、少阴、太阴三阳三阴为六气之标，与标气互为表里的是中气。标与本的识别比较容易，"与标气互为表里的是中气"，是指经脉所络属的脏腑互为表里。如手少阳三焦与手厥阴心包互为表里，足少阳胆与足厥阴肝互为表里，故云："少阳之上，火气治之，中见厥阴。"六气与三阴三阳，既有标本中气的区别，又有相互从化的关系，有从本者，有既从标又从本者，有既不从标又不从本而从乎中气者。

《素问·至真要大论》云："六气标本，所从不同。""气有从本者，有从标本者，有不从标本者。""少阳、太阴从本，少阴、太阳从本从标，阳明、厥阴不从标本，从乎中也。故从本者，化生于本；从标本者，有标本之化；从中者，以中气为化也。"意谓分析气候或病候时，重点在它的本气上，故云"气有从本者"。有时不但要重视本气，而且要重视其标，故云"气有从标本者"。有时在特殊情况下，本与标均居次要位置，故"有不从标本者也"，"从乎中也"。

"少阳、太阴从本"：少阳，即少阳相火。少阳本火标阳，其中气为厥阴风木。太阴本湿标阴，中气为阳明燥金。两者都属标本同气，故从本化。

"少阴、太阳从标从本"：因少阴本热标阴，中气为太阳寒水，太阳为本寒标阳，中气为少阴君火，两者都为标本异气，中气与标本之气有水火阴阳的不同，故标本中气都不能转化，所以两经病气的变化有从标从本的不同。

"阳明、厥阴不从标本，从乎中也"：阳明燥金，本燥标阳。"阳明之上，燥气治之，中见太阴。"故阳明之中气为太阴湿，燥从湿化。厥阴风木，本木标阴，"厥阴之上，风气治之，中见少阳。"故厥阴之中气为少阳火，木从火化，所以二者均不从标本，而从乎中气。

四、运气的演绎方法

《素问·六元正纪大论》云："先立其年，以明其气，金、木、水、火、土运行之数，寒、暑、燥、湿、风、火临御之化，则天道可见，民气可调，阴阳卷舒，近而无惑，数之可数。"此为演绎运气之法，可分三步：

1.用天干确定当年的中运之气

甲年、己年为土运。甲为阳土，为太过，主雨湿流行，土克水，易伤人肾气；己为阴土，为不及，不及木来乘之，主风气大行，木克土，易伤人脾气。

乙年、庚年为金运。庚为阳金，为太过，主清燥大行，金克木，易伤人肝气；乙为阴金，为不及，不及火来乘之，火克金，主暑热大行，易伤人肺气。

丙年、辛年为水运。丙为阳水，为太过，主寒气大行，水克火，易伤人心气；辛为阴水，为不及，不及土来乘之，土克水，主雨湿流行，易伤人肾气。

丁年、壬年为木运。壬为阳木，为太过，主风气大行，木克土，易伤人脾气；丁为阴木，为不及，不及金来乘之，金克木，主清燥大行，易伤人肝气。

戊年、癸年为火运。戊为阳火，为太过，主火气大行，火克金，易伤人肺气；癸为阴火，为不及，不及水来乘之，水克火，主寒气大行，易伤人心气。

2.用地支确定该年司天、在泉之气

子午岁，少阴君火司天，阳明燥金在泉。

丑未岁，太阴湿土司天，太阳寒水在泉。

寅申岁，少阳相火司天，厥阴风木在泉。

卯酉岁，阳明燥金司天，少阴君火在泉。

辰戌岁，太阳寒水司天，太阴湿土在泉。

巳亥岁，厥阴风木司天，少阳相火在泉。

3.找出干支间的制约关系

中运之气与司天之气属性相同的为天符；与岁支相同的为岁会；既属天符又属岁会的，称太乙天符。天符之年气候专一，宜防太过，岁会之年则属和平，所以岁会之年罹病后病情徐缓，天符之年罹病后病势速烈，太乙天符之年易暴死。

又如在五行关系上，天干所生中运之气，同司天之气，若气生运为顺化，运生气为小逆，气克运为天刑，运克气为不和。天刑与不和为抑制，顺化与小逆为加强，太过之年受到抑制可为平气之年，不及之年得以加强亦可为平气之年。

运气学说把十天干配阴阳五行，把年运分为金、木、水、火、土五种类型，每种年运又有太过不及之分。六气指风、寒、暑、湿、燥、火六种气候类型，分属一年六个阶段，以主气说明一年六个阶段中气候的"常规"，用客气来说明各年气候的"变律"，用客主加临来分析各年气候的变化，以运与气的相互关系来推演各年气候与病候的复杂关系，这是运气学的一般演绎方法。更具体的演绎法，则需结合《内经》中运气学说的基本内容而学习。

第六节　四季之应

四气，乃春温、夏热、秋凉、冬寒四种正常气候，故称"四气季"。汉·司马迁有云："春生、夏长、秋收、冬藏，此天地之大经也，弗顺则无以为纲纪。"而《素问》有"四气调神"专篇，告诫人们要学会适应四季气候的变化，以预防疾病的发生。论中云："夫四时阴阳者，万物之根本也。所以圣人春夏养阳，秋冬养阴，以从其根，故与万物沉浮于生长之门。逆其根，则伐其本，坏其真矣。故阴阳四时者，万物之终始也，死生之本也。逆之则灾害生，从之则苛疾不起，是谓得道。道者，圣人行之，愚者佩之。"

盖因自然界存有春生、夏长、长夏化、秋收、冬藏规律，故春季，天之阳气开始启动，地之阴气也开始发泄，冬天的冰冻此时逐渐融化消释，水道通行，所以人的气血也集中在经脉中流行。夏季，经脉中气血充满而流溢于孙络，孙络接受了气血，皮肤也变得充实了。长夏之季，经脉和络脉中的气血都很旺盛，所以能充分灌溉润泽肌肉。秋季，天气开始收敛，腠理随之而闭塞，皮肤也收缩紧密起来了。冬季主闭藏，人身的气血收藏在内，聚集于骨髓，并内通于五脏。所以邪气也往往随着四时气血的变化而侵入人体相应的部位，所以要顺应四时经气的变化及早进行调治，祛除侵入的邪气，那么气血就不致变化逆乱了。于是就有了四气之应的养生之道。若四时气候失常，就必然有相应的疾病发生，便有了相应的针刺方法。若针刺违反了四时之序，即逆四时而刺，必导致气血逆乱，故"必审九候"，才能"正气不乱"，因此《素问》有"四时刺逆从论"篇。

一、春季

1.春之应

《素问·四气调神大论》云："春三月，此谓发陈，天地俱生，万物以荣。夜卧早起，广步于庭，被发缓形，以使志生，生而勿杀，予而勿夺，赏而勿罚，此春气之应，养生之道也。逆之则伤肝，夏为寒变，奉长者少。"

"春三月"，指从立春至立夏。"发陈"，推陈致新之意。"春三月，此为发陈，天地俱生，万物以荣。"意谓春季为自然界万物推陈致新的季节，天地间万物复苏，一派生机盎然之象。

"夜卧早起，广步于庭，被发缓形，以使志生，生而勿杀，予而勿夺，赏而勿罚，此春气之应，养生之道也。"意谓春三月人们应该入夜即睡觉，早一些起床，到庭院中散步，披散开头发，舒缓形体，使情志活泼，充满生机，像对待初生的万物一样，只应让其生长，而不要加以伤害，只应给予生发，而不应剥夺，只应赏心悦目，而不要摧残身体，这就是适应春天的节令，而调养"生气"的道理。

"寒变"，张志聪注云："木伤而不能生火，故于夏月火令之时，多变为寒病。""奉者"，助也。"奉长"，指春日养生，可助夏气之长。"逆之则伤肝，夏为寒变，奉长者少。"意谓如果违反了这个原则，就要损伤肝气，到了夏天，会变生寒性的疾病，使得人体适应夏季盛长之气机的能力降低。

该篇又云："逆春气则少阳不生，肝气内变。"意谓违背了春生的物候规律，少阳就不能生发，枢机不利，肝气内郁，而发生病变。如《素问·生气通天论》云："春伤于风，邪气留连，乃为洞泄。"《素问·阴阳应象大论》云："春伤于风，多生泄泻。"意谓春天若伤了风，风邪逗留不去，必因风木克脾土，而致脾之运化失司，发为洞泄。又因春受风邪侵袭犯脾，至夏湿气重，故生泄泻。

2.春之刺

《灵枢·四时气》云："四时之气，各有所在，灸刺之道，得气穴为定，故春取经血脉分肉之间，甚者深刺之，间者浅刺之。"意谓四时之气，各有所在，春取分肉之间，如手太阴肺经经穴经渠，视病之轻重，而确定刺之深浅。

《灵枢·本输》又有与此篇相似的记载。它如《素问·水热穴论》云："春者木始治，肝气始生，肝气急，其风疾，经脉常深，其气少，不能深入，故取络脉分肉间。"根据《灵枢·终始》"春气在毛"之论，故用针须浅刺，刺及络脉分肉之间之荥穴即可。

3.春之逆刺

盖因"春气在经脉"，"故春取荥"。反此而刺谓之逆。关于春之逆刺，《素问·四时刺逆从论》云："帝曰：逆四时而生乱气奈何？岐伯曰：春刺络脉，血气外溢，令人少气；春刺肌肉，血气环逆，令人上气；春刺筋骨，血气内著，令人腹胀。"意谓春天刺络脉，会使血气向外散溢，使人产生少气无力；春天刺肌肉，会使血气循环逆乱，使人产生上气咳喘；春天刺筋骨，会使血气留着在内，使人产生腹胀。

二、夏季

1.夏之应

《素问·四时调神大论》云："夏三月，此谓蕃秀，天地气交，万物华实。夜卧早起，无厌于日，使志无怒，使华英成秀，使气得泄，若所爱在外，此夏气之应，养长之道也。逆之则伤心，秋为痎疟，奉收者少，冬至重病。"

"蕃秀"，王冰注云："蕃，茂也，盛也。秀，华也，美也。""夏三月，此为蕃秀，天气气交，万物华实。"意谓夏天三个月，是万物茂盛繁荣秀丽的季节，天气下降，地气上升，天气与地气上下交合，万物也就开花结果了。

"夜卧早起，无厌于日，使志无怒，使华英成秀，使气得泄，若所爱在外，此夏气之应，养长之道也。"意谓夏三月人们应该早些睡觉，早些起床，不要厌恶夏天日长天热，应该心意愉快，不要发怒，像有花苞的植物一样，使体内阳气能够向外宣，这就是适应夏天长气的调养。

"痎疟"，疟疾的总称。"重病"，即重复发病。"逆之则伤心，秋为痎疟，奉收者少，冬至重病。"意谓夏三月，如果违反了这个原则，就要损伤心气，到了秋天，会发生疟疾，因而使秋天适应收气的能力降低，冬天还可能重复发病。

该篇又云："逆夏气则太阳不长，心气内洞。"意谓违背了夏长的物候规律，太阳就无生长之机能，会使心气内虚。

《素问·生气通天论》云："夏伤于暑，秋必痎疟"。而《素问·阴阳应象大论》亦有此论。意谓夏天伤了暑气，到了秋天就会发生痎疟。"痎疟"，广义为疟病的总称，夜病为痎，昼夜为疟。狭义指三日疟而言。又云："因于暑，汗，烦则喘喝，静则多言，体若燔炭，汗出而散。""喘"，呼吸困难；"喝"，因喘促而发生的声音。全句意谓夏季感受了暑邪，就会汗出，烦躁时就会喘促气促，喝喝有声；暑热之邪内攻，影响神明，虽安静反会多言多语；身热得像炽火燔炭一样，必须出汗方可退热。

2.夏之刺

《灵枢·四时气》有"夏取盛经孙络，取分肉间皮肤"之论。意谓夏季取阳脉孙络处分肉间的腧穴部位。

《灵枢·本输》又有与《四时气》相似的记载："夏取诸俞孙络肌肉皮肤之上。"对"夏取盛经分肉何也"之问，《素问·水热穴论》记云："夏者火始治，心气始长，脉瘦气弱，阳气流溢，热熏分腠，内至于经，故取盛经分腠，绝肤而病去，邪居浅也。所谓盛经，阳脉也。"夏脉当洪大，"脉瘦气弱"乃心气为阳热所伤之象，故当取"盛经分腠"处之荥穴，以泄其热。

3.夏之逆刺

"夏气在孙络"，故"夏取盛经孙络，血脉分肉之间"的荥穴，反此谓之逆刺。对此，《素问·四时刺逆从论》云："夏刺经脉，血气乃竭，令人解㑊；夏刺肌肉，血气内却，令人善恐；夏刺筋骨，血气上逆，令人善怒。"意谓夏天刺经脉，会使血气衰竭，使人疲倦懈惰；夏天刺肌肉，会使血气弱于内，使人易于恐惧；夏天刺筋骨，会使血气上逆，使人易于发怒。

三、秋季

1.秋之应

《素问·四气调神大论》云："秋三月，此谓容平，天气以急，地气以明，早卧早起，与鸡俱兴，使志安宁，以缓秋刑，收敛神气，使秋气平，无外其志，使肺气清，此秋气之应，养收之道也。逆之则伤肺，冬为飧泄，奉藏者少。"

"容"，乃盛受之义。"平"，谓平定。"秋三月，此为容平，天气以急，地气以明。"意谓秋天三个月，是万物成熟收获的季节，天气已凉，风声劲急，地气清肃，万物变色，俗称"金秋"。

"秋刑"，指秋天肃杀之气。"早卧早起，与鸡俱兴，使志安宁，以缓秋刑，收敛神气，使秋气平，无外其志，使肺气清，此秋气之应，养收之道也。"意谓秋天三个月，人们应该早睡早起，像鸡活动一样，天黑就睡觉，天亮就起身，使意志安逸宁静，来缓和秋天肃杀气候对人体的影响，收敛神气，使秋天肃杀之气得以和平，不让意志外驰，使肺气保持清净，这就是适应秋天收气的调养。

"逆之则伤肺，冬为飧泄，奉藏者少。"意谓秋三月，人们如果违反了这个原则，就会损伤肺气，于是金水失滋，到了冬天，肾阳式微，脾虚失运，就会发生完谷不化的泄泻病，使人适应冬天潜藏之气的能力减弱。

该篇又云："逆秋气则太阴不收，肺气焦满。"意谓违背了秋收的气候规律，太阴就不能收敛，肺热叶焦，而生胀满。《素问·生气通天论》云："秋伤于湿，上逆而咳，发为痿厥。"意谓秋天伤了湿气，则湿气上逆于肺，可产生痿厥。"痿厥"即痿病与厥病杂合之证。王冰注云："痿，无力也；厥，足冷即之逆也。"

2.秋之刺法

《灵枢·四时气》有"秋取经俞，邪在腑，取之合"之论。意谓秋天当取其经穴、输穴。若在腑，当取六阳经之合穴。

《灵枢·本输》尚有与《四时气》篇相似的记载："秋取诸合如春法。"对"秋取经俞何也"之问，《素问·水热穴论》记云："秋者金始治，肺将收杀，金将胜火，阳气在合，阴气初胜。湿气及体，阴气未盛，未能深入，故取俞以泻阴邪，取合以虚阳邪。阳气始衰，故取于合。"简而论之，此即《灵枢·终始》之"秋气在分肉"也。

3.秋之逆刺

"秋气在皮肤"，故"秋取经俞"，此乃从刺。反之谓之逆刺。对此，《素问·四时刺逆从论》云："秋刺经脉，血气上逆，令人善忘；秋刺络脉，气不外行，令人卧不欲动；秋刺筋骨，血气内散，令人寒栗。"意谓秋天刺经脉，会使血气上逆，从而令人易于忘事；秋天刺络脉，因人体气血正值内敛而不能外行，所以使人阳气不足而嗜卧懒动；秋天刺筋骨，会使血气耗散于内，使人发生寒战。

四、冬季

1.冬之应

《素问·四气调神大论》云:"冬三月,此谓闭藏,水冰地坼,无扰乎阳,早卧晚起,必待日光,使志若伏若匿,若有私意,若已有得,去寒就温,无泄皮肤,使气亟夺,此冬气之应,养藏之道也。逆之则伤肾,春为痿厥,奉生者少。"

"冬三月,此谓闭藏,水冰地坼,无扰乎阳。"意谓冬天三个月,是万物生机潜伏封藏的季节,所以河水结冰,地面冻裂,这时人们要避免扰动阳气。

"早卧晚起,必待日光,使志若伏若匿,若有私意,若已有得,去寒就温,无泄皮肤,使气亟夺,此冬气之应,养藏之道也。"意谓应该早些睡觉,迟些起床,起床时间必须等待日出,使意志好似埋伏藏匿般的安静,好像有难以告人的私情,又好像已经获得了秘密一样地愉快,避免严寒,保持温暖,皮肤不要开泄出汗,不致闭藏的阳气受到影响,这就是适应冬天藏气的调养。

"痿厥":吴崑注云:"痿者,肝木主筋,筋失其养,而手足软弱也。厥,逆冷也。""逆之则伤肾,春为痿厥,奉生者少。"意谓冬三月,如果违反了这个原则,就会损伤肾气,到了来年春天,水不涵木,筋脉失濡,就会发生痿厥之病,使人适应春天生气的能力减弱。

该篇又云:"逆冬气则少阴不藏,肾气独沉。"意谓违背了冬藏的气候规律,少阴就不能潜藏,而致肾气衰败。《素问·生气通天论》云:"冬伤于寒,春必温病。""温病",即温热病。意谓冬天伤于寒气,到了春天必作温病。

2.冬之刺法

《灵枢·四时气》有"冬取井荥,必深以留之"之论。对

"冬取井荥何也"之问,《素问·水热穴论》记云:"冬者水始治,肾方闭,阳气衰少,阴气坚盛,巨阳伏沉,阳脉乃去,故取井以下阴逆,取荥以实阳气,故曰冬取井荥,春不鼽衄,此之谓也。"冬者肾之令,肾气封藏,故曰"冬气在筋骨",故取井穴"以下阴逆",取荥穴"以实阳气",法多针后加灸。

3.冬之逆刺

"冬取井荥",乃其从刺之法,反之则为逆刺。对此,《素问·四时逆刺从论》记云:"冬刺经脉,血气皆脱,令人目不明;冬刺络脉,内气外泄,留为大痹;冬刺肌肉,阳气竭绝,令人善忘。"意谓冬天刺经脉,会使血气虚脱,从而令人目视不明;冬天刺络脉,则收敛在内的真气外泄,体内血行不畅而患"大痹";冬天刺肌肉,会使阳气竭绝于外,令人易于忘事。

第七节　五运季之应

五运季之应，即五运之应，每运季七十三日二十五刻。春季起于大寒节，为初运木；夏季起于春分后十三日，为二运火；长夏起于芒种后十日，为三运土；秋季起于处暑后七日，为四运金；冬季起于立冬后四日，为终运水。五运之气，交替主时，有相合不相合之分，气与时令相合虽病亦轻，不相合其病必重，故《素问·五运行大论》有"五气更立，各有所先，非其位则邪，当其位则正。""气相得则微，不相得则甚。"

一、春之应

《素问·五运行大论》云："东方生风，风生木，木生酸，酸生肝，肝生筋，筋生心。其在天为玄，在人为道，在地为化。化生五味，道生智，玄生神，化生气。神在天为风，在地为木，在体为筋，在气为柔，在脏为肝。其性为暄，其德为和，其用为动，其色为苍，其化为荣，其虫毛，其政为散，其令宣发，其变摧拉，其眚为陨，其味为酸，其志为怒。怒伤肝，悲胜怒；风伤肝，燥胜风；酸伤筋，辛胜酸。"

此段文字表述了东方应春生风，风气能使在地木气生长，木气能生酸味，酸味能滋养肝脏，肝的阴血能濡养筋膜，肝与筋膜和调能使心气旺盛。六气的变化，在天能使天保持无穷的力量，在人能使人了解事物变化的规律，在地能使地生化万物。地有生化，就能化生五味，人能掌握事物的变化规律，就能生出智慧；天保持了无穷的力量，就能使它运动不息。所以六气变化，在天为风，在地为木，在人体为筋，在物体生化为柔软，在内脏为肝。凡是温暖的性质，敷布阳气的功能，运动的作用，青的颜色，象征万物荣茂的力量，繁育着有毛的动物，发散生气之机，宣布阳和的时令，气候变化异常而万物遭受摧残，植物的枝叶就会陨坠，五体变质而发生酸味，人发怒的情绪变化，都属于风木之气。怒甚会损伤肝，悲哀的情绪可以抑制愤怒；风气能损害肝，燥气能克制风气；酸味太过会伤害筋，辛味能克制酸味。

关于春之应，《内经》还有多篇论及。如《素问·阴阳应象大论》《气交变大论》有相类似的记载。

二、夏之应

《素问·五运行大论》云："南方生热，热生火，火生苦，苦生心，心生血，血生脾。其在天为热，在地为火，在体为脉，在气为息，在脏为心。其性为暑，其德为显，其用为燥，其色为赤，其化为茂，其虫羽，其政为明，其令郁蒸，其变炎烁，其眚燔焫，其味为苦，其志为喜。喜伤心，恐胜喜；热伤气，寒胜热；苦伤气，咸胜苦"。

本段经文表述了南方应夏生热，热气能使在地的火气生长，火气能生苦味，苦味能滋养心脏，心能生血脉。火旺土健，故心血和调则脾气旺盛。所以六气变化在天是热，在地为火，在人体为血脉，在功用能使物体生长，在五脏为心。凡是炎热的性质，显露光华的功能，燥急的作用，赤的颜色，促使万物茂盛的力量，繁殖着的有羽毛动物，日照当空、地气上蒸的时令，发生变化会使万物焦烁枯槁好像火烧一样的自然灾害，以及物质发生苦味，人喜乐的情绪变化，都属于火热之气。喜乐太过会损害心，恐惧的情绪能克制喜乐；过热也会损害心，寒气能克制热气；苦味太过能损害心气，咸味能克制苦味。

关于夏之应，《内经》还有多篇论及，如《素问·阴阳应象大论》《气交变大论》有相类似的记载。

三、长夏之应

《素问·五运行大论》云:"中央生湿,湿生土,土生甘,甘生脾,脾生肉,肉生肺。其在天为湿,在地为土。在体为肉,在气为充,在脏为脾。其性静兼,其德为濡,其用为化,其色为黄,其化为盈,其虫倮,其政为谧,其令云雨,其变动注,其眚淫溃,其味为甘,其志为思。思伤脾,怒胜思;湿伤肉,风胜湿;甘伤脾,酸胜甘。"

此段经文表述了中央或长夏主湿,湿气能使土气生长,土气能生甘味,甘味能滋养脾脏,脾能使肌肉丰满,脾与肌肉健壮则肺气旺盛。所以其六气变化在天为湿,在地为土,在人体为肌肉,在功用能使形体充实肥满,在内脏为脾。凡是安静,有容纳的性质,潮湿润泽的功能,化生万物的作用,黄的颜色,使形体充盛丰满的力量,繁殖着裸体动物,天气平静、地气上升、云雨及时的时令,及发生了骤雨急下或淫雨连绵、河水泛滥的自然灾害,甘味的物质,人思虑的情绪变化,都属于湿土之气。思虑太过会损伤脾,愤怒能克制思虑;湿气会伤害肌肉,风气能克制湿气;甘味太过会壅滞胃纳而伤脾,酸味能克制甘味。

关于长夏之应,《内经》还有多篇论及。如《素问·阴阳应象大论》《气交变大论》有类似的记载。

四、秋之应

《素问·五运行大论》云:"西方生燥,燥生金,金生辛,辛生肺,肺生皮毛,皮毛生肾。其在天为燥,在地为金,在体为皮毛,在气为成,在脏为肺。其性为凉,其德为清,其用为固,其色为白,其化为敛,其虫介,其政为劲,其令雾露,其变肃杀,其眚苍落,其味为辛,其志为忧。忧伤肺,喜胜忧;热伤皮毛,寒胜热,辛伤皮毛,苦胜辛。"

此段经文表述了西方是比较干燥的地方，所以称西方生燥，燥气能令在地的金气生长，金气能生辛味，辛味能滋养肺脏，肺能滋养皮毛，肺与皮毛强健则肾气旺盛。所以六气的变化在天为燥，在地为金，在人体为皮毛，在功能能使物体成就，在内脏为肺。凡是具有清凉的性质，清静的功能，保卫的作用，白的颜色，象征收敛的力量，繁殖的有介壳动物，锐利劲切、雾露下降的时令，能使万物生机减杀，发生枝叶枯萎凋谢的自然现象或灾害，以及辛味的物质，人忧愁的情绪变化，都属于燥金之气。忧愁太过会伤害肺。喜乐的情绪能克制忧愁；热气太过会伤害皮毛，寒气能克制热气；辛味太过能损伤皮毛，苦味能克制辛味。

关于秋之应，《内经》还有多篇论及，如《素问·阴阳应象大论》《气交变大论》有类似的记载。

五、冬之应

《素问·五运行大论》云："北方生寒，寒生水，水生咸，咸生肾，肾生骨髓，髓生肝。其在天为寒，在地为水，在体为骨，在气为坚，在脏为肾。其性为凛，其德为寒，其用为藏，其色为黑，其化为肃，其虫鳞，其政为静，其令霰雪，其变凝冽，其眚冰雹，其味为咸，其志为恐。恐伤肾，思胜恐；寒伤血，燥胜寒；咸伤血，甘胜咸。"

上段经文表述了北方或冬季易生寒气，寒气能使在地的水气生长，水气能生咸味，咸味能滋养肾脏，肾精能滋生骨髓，因肾水足则肝木柔，故肾精骨髓充盈则肝脏强盛。所以六气的变化在天为寒，在地为水，在人体为骨，在功能为使物体坚固，在内脏为肾。凡是具有严厉的性质，寒冷的功能，贮藏的作用，黑的颜色，象征物体静止的力量，繁殖的有鳞片动物，寒冷冰雪的时令，发生剧烈的寒冷和冰雹霜雪非时而至的自然灾害，以及咸味的物质，人恐惧的情绪变化，都属于寒水之气。恐惧太过会伤害肾，因五行土克水，思在五志属脾，恐在五志属肾，故思虑能克制恐惧；血气受寒则凝滞，故寒气太过会伤害血脉，燥气能克制寒气；五味咸属肾水，心属火，主血脉，水能克火，故咸味盛能伤害血脉；甘味属脾，咸味属肾，土克水，故甘味能克制咸味。

关于冬之应，《内经》还有多篇论及。如《素问·阴阳应象大论》《气交变大论》中有类似的记载。

第八节　六气季之应

以三阴三阳合四时，属于运气学说中的"主气"。厥阴风木之气，主春分前六十日又八十七刻半，是为初气。少阴君火之气，主春分后六十日又八十七刻半，是为二气。少阳相火之气，主夏至前后各三十日又四十三刻有奇，是为三气。太阴湿土之气，主秋分前六十日又八十七刻半，是为四气。阳明燥金之气，主秋分后六十日又八十七刻半，是为五气。太阳寒水之气，主冬至前后各三十日又四十三刻有奇，是为终气，此即"六气季"。根据五脏配合五行的规则，则厥阴风木主于肝，少阴君火主于心，少阳相火主于心包，太阴湿土主于脾，阳明燥金主于肺，太阳寒水主于肾，从春夏至秋冬，以次相生，惟少阳相火则随少阴君火之下。三阴三阳之气有太过不及的变化，则可影响到相应的脏腑发生病变。若六气季之主气出现了盛衰，形成太过或不及之气，即可发生疾病。

一、初气厥阴风木

1.气有余

《素问·四时刺逆从论》云："厥阴有余，病阴痹""滑则病狐疝风，涩则病少腹积气。"痹证，是由风寒湿邪侵袭留着，致气血运行不畅，经脉闭阻，筋脉挛急而致疼痛之症。"阴痹"指偏于寒性的痹证。大凡初春，阳气始生，阴气仍盛，风寒湿邪犯人，以寒性偏重而成阴痹。"滑""涩"系指血气运行的两种状态。滑者，流行太过，收摄不及，故易生"疝风"之病；涩者，运行迟缓，气血不畅，故易致"积气"。"狐疝风"，张介宾注云："疝者，前阴少腹之病，男女五脏皆有之。狐之昼伏夜出，阴兽也。疝在厥阴，其出入上下不常，与狐相类，故曰狐疝风。此非外入之风，乃以肝邪为言也。""风"当作"气"解。本段经文表述了六气主气之初气厥阴之气有余，可以导致阴痹。若气血运行过于滑利则成狐疝风，或称肝风疝。

2. 气不足

《素问·四时刺逆从论》云："（厥阴）不足则生热痹"，"涩则病少腹积气"。热痹，其以疼痛、有灼热感为临床表现。盖因厥阴风木肝阴不足，阳气偏盛所致。诚如《素问·痹论》云："其热者，阳气多，阴气少，病气胜，阳遭阴，故为痹热。"气血运行涩滞，则导致肝经行于少腹部位积气，故谓"病少腹积气"。

二、二气少阴君火

1. 气有余

《素问·四时刺逆从论》云："少阴有余，病皮痹隐轸"，"滑则病肺风疝"。"皮痹"，为外邪先客于皮而致皮痹。"隐轸"，即"瘾疹"，为皮肤出现皮疹。《素问·至真要大论》有"诸痛痒疮，皆属于心"之论，故少阴心火有余，加之皮痹郁久化热，而成瘾疹。"肺风疝"，多由外感风邪，心火不能胜火邪，积郁而阻于肺而成。风则肺动，疝则肺积。上述经文表达了六气主气之二气少阴之气有余，可以发生瘾疹。气血过于滑利，风动肺积而致疝，则患肺风疝。

2. 气不足

《素问·四时刺逆从论》云："（少阴）不足，病肺痹"，"涩则病积，溲血"。《素问·痹论》云："肺痹者，烦满喘而呕。"因五行制化，火克金。少阴不足，心火炽热，灼肺津为痰，肺失其清肃降气，故痹塞不通而发。"溲血"，即尿血。《金匮要略·五脏风寒积聚病脉证并治》云："热在下焦者则尿血，亦令淋闭不通。"上段经文表述了少阴之气不足，则发生肺痹。心肾属手足少阴经脉，心移热于下焦，则湿热蕴结而尿血。

三、三气少阳相火

1.气有余

《素问·四时刺逆从论》云："少阳有余，病筋痹胁满"，"滑则病肝风疝"。"筋痹"，盖因风寒湿邪乘虚入筋，游行不定，与血气相搏，聚于关节，筋脉弛纵，或赤或肿。对此，《素问·长刺节论》有"病在筋，筋挛节痛，名曰筋痹"之论。"肝风疝"，多由热邪淫气聚筋而致。上段经文表述了主气之三气少阳相火有余，可以发生筋痹；手足少阳经脉布胁，故相火有余，与血气搏于胁而有胁满之证。气血过于滑利，风热淫邪聚筋而致疝者为肝风疝。

2.气不足

《素问·四时刺逆从论》云："（少阳）不足，病肝痹"，"涩则病积，时筋急目痛"。"肝痹"，此证多由筋痹不已，又感外邪，因肝阴不足所致。上段经文表述了六气主气之三气少阳相火不足，命门火衰，肝阴不足而血不养筋，则时筋急而成肝痹。目为"枢之窍"，虚火上炎于目故痛。

四、四气太阴湿土

1.气有余

《素问·四时刺逆从论》云："太阴有余，病肉痹寒中"，"滑则病脾风疝"。"肉痹"，即肌痹，痹在肌肉也，乃风湿偏盛所致。《素问·痹论》有"以至阴遇此者为肌痹"的记载，《长刺节论》有"病在肌肤，肌肤尽痛，名曰肌痹"的论述。"寒中"，寒气在中也，对此《至真要大论》有"长夏善病洞泄中"的记载。"脾风疝"，谢观《中国医学大辞典》认为乃"脾疝之因外感于风邪者"，为长夏季节，风气合主气之四气太阴湿土之气而致。上段经文表述了太阴之气有余，可以发生肉痹和寒中，气血过于滑过则患脾风疝。

2.气不足

《素问·四时刺逆从论》云："（太阴）不足，病脾痹"，"涩则病积，心腹时满"。"脾痹"，谢观认为乃"脾之病于痹者"。此证盖因肌痹日久，脾虚湿困，复感于邪所致。上段经文表述了太阴之气不足，脾失运化，则发生脾痹，若脾虚气血生化之源不足，气血亏虚运行涩滞，则病积聚和心腹胀满。

五、五气阳明燥金

1.气有余

《素问·四时刺逆从论》云："阳明有余，病脉痹，身时热"，"滑则病心风疝"。"脉痹"，痹之在脉也。《素问·痹论》云："风寒湿三气杂至"，"以夏遇此者，为脉痹"。主气之五气为阳明燥金，夏末之热与秋之燥相杂，故燥热之气有余则"病脉痹"，"身时热"。"心风疝"，心疝是风燥合邪，伤肺伤血，心气结聚不得散而致。上段经文表述了主气之五气阳明燥金之气有余，可发生脉痹，身体有时发热之症，气血过于滑利则患心风疝。

2.气不足

《素问·四时刺逆从论》云："（阳明）不足，病心痹"，"涩则病积，时善惊"。"心痹"，心气闭塞之病。上段经文表述了阳明之气不足，气血生化不足，造成心气闭塞，心脉失荣而致心痹。虚则胃之受纳、腐熟水谷功能不足，气血运行涩滞，故形成腹部积聚，气血亏虚则心气不足而时善惊。

六、终气太阳寒水

1.气有余

《素问·四时刺逆从论》云："太阳有余，病骨痹身重"，"滑则肾风疝"。主气之终气太阳寒水为冬之气。"骨痹",痹在骨也。《素问·痹论》云:"以冬遇此者为骨痹。""肾风疝",乃风寒合邪而致疝。上段经文表述了主气之终气太阳寒水有余,则可发生骨痹,身体沉重之症;邪盛脉中,气血过于滑利,则病肾风疝。

2.气不足

《素问·四时刺逆从论》云:"(太阳)不足,病肾痹","涩则病积,善时颠疾"。"肾痹",肾气不宣行之病,或因骨痹日久,复感寒邪而成。太阳主一身之阳,终气太阳经气不足,则发生肾痹。若气不足,阳气不得通达,气血运行涩滞,则发生积聚,或阳气不能循背上行颠顶,髓海失荣,脑络痹阻,则时时善生颠顶部疾病。

第九节　六经主月之纪

六经主月之纪，是根据时令的阴阳变化规律，结合三阴三阳经脉之气所主之时，以表述阴阳经气盛衰所致经脉病变的症状及机理。本节中的六经配合月份，与《内经》中其他篇章不同，是以太阳为三阳之首，合正月；阳明为阳之极，配五月；少阳为阳之终，配合九月；太阴为阴中之至阴，配十一月；少阴为阴之初，配七月；厥阴为阴尽阳生，配合三月。从此三阴三阳六经与四时阴阳的相互关系可看出，《内经》天人相应的整体观的物候节律。《素问》中以"脉解"立题。

一、正月太阳寅

"正月太阳寅"，为汉代太初历，即正月建寅。王冰注云："正月三阳生，主建寅。三阳谓之太阳，故曰：寅，太阳也。"太阳为三阳主气，故三阳以太阳为首，故正月属太阳，正月月建为寅，又称"寅月"。将十二地支分配到十二月称为"月建"。古天文家以观测黄昏时北斗斗柄所指的方位以定时令，即正月斗柄指向东北寅位，二月指向东方卯位，三月指向东南辰位，十一月指向北方子位，十二月指向东北丑位。

《素问·脉解》云："太阳所谓肿腰脽痛者，正月太阳寅，寅，太阳也，正月阳气出在上而阴气盛，阳未得自次也，故肿腰脽痛也。病偏虚为跛也，正月阳气冻解地气而出也，所谓偏虚者，冬寒颇有不足者，故偏虚为跛也。所谓强上引背者，阳气大上而争，故强上也。所谓耳鸣者，阳气万物盛上而跃，故耳鸣也。所谓甚则狂癫疾者，阳尽在上而阴气从下，下虚上实，故狂癫疾也。所谓浮为聋者，皆在气也。所谓入中为喑者，阳盛已衰，故为喑也。内夺而厥，则为喑痱，此肾虚也，少阴不至者，厥也。"

本段经文的意思是太阳经有所谓腰臀肿胀疼痛的病证，因为正月属于太阳，而月建在寅，所以说正月太阳寅。从十二壁卦所揭示的阴阳消长规律看，正月寅，为三阳开泰之泰卦。正月是阳气升发的季节，但此时阴寒之气尚盛，使阳气暂且不能依顺自己应有的位次而逐渐旺盛，即经文中所讲的"阳未得自次"，所以发生了腰臀肿胀疼痛。病有阳气偏虚而发为跛足的，因为正月里阳气促使冰冻解散，地气随之而出，由于冬寒之气的影响，使体内阳气颇感不足，所以阳气偏虚一侧，发生了跛足的症状。"所谓强上引背"，即头项强硬牵引及背的症状，也是由于阳气急剧上升互相争扰所导致的。所谓耳鸣的症状，是由于人体阳气像自然界万物生长那样，旺盛向上而活跃，阳气盛于上，所以发生了耳鸣。所谓阳气亢盛则发生癫狂之疾，是由于阳气尽集于上部，阴气留在下部，阴阳气不相顺接，下虚而上实所造成的，即文中所称的"狂癫疾者"。所谓气逆上浮而耳聋，是由于阳气亢盛于上所导致的。"入中"，乃阳气入内之意。所谓阳气入内而音哑不能言语，是由于此时阳气已由盛转衰，阳气不足，故致音哑不能言。"内夺"，内耗也。色欲过度使精气内耗而厥逆，就会发为不能说话、四肢瘫痪的喑痱病，即中风偏废、偏枯证，这是由于肾虚，少阴经气不能布散的缘故。

二、三月厥阴辰

马莳云："厥阴者属木，为春三月，三月属辰。"厥阴主三月，三月月建在辰，故云"厥阴也辰也"。

《素问·脉解》云："厥阴所谓癫疝、妇人少腹肿者，厥阴也辰也，三月阳中之阴，邪在中，故曰癫疝少腹肿也。所谓腰脊痛不可以俛仰者，三月一振，荣华万物，一俛而不仰也。所谓癫癃疝肤胀者，曰阴亦盛而脉胀不通，故曰癫癃疝也。所谓甚则嗌干热中者，阴阳相薄而热，故嗌干也。"

此段经文表述了厥阴经有癫疝、妇人少腹肿的病证，因为厥阴应于三阴，月建在辰。十二辟卦三月为夬卦，一阴爻在上，五阳爻在下，故三月阳气方长，阴气未尽，为阳中之阴，阴邪积聚在内，循厥阴肝经致病，所以发生疝气坠痛、少腹肿胀的症状。所谓腰脊痛不可以俯仰者，是因为三月阳气开始鼓动振发，使万物荣华茂盛，但由于阴气未尽，阳气被抑，不能温养，所以腰脊疼痛而不能俯仰。所谓癫癃疝肤胀者，也是因为阴邪尚盛，以致厥阴经脉胀塞不通，所以发生前阴肿痛、不得小便、肌肤肿胀的病证。所谓嗌干热中者，是由于肝经属肝络胆后，上贯膈，布胁肋，循喉咙，若经脉循行不畅，阴阳相争，而致热郁于内，所以出现咽喉发干的症状。

三、五月阳明午

五月月建在午，与十一月子相对，为五阳盛一阴生夏至之时，故曰"阳明者午也"。

《素问·脉解》云："阳明所谓洒洒振寒者，阳明者午也，五月盛阳之阴也，阳盛而阴气加之，故洒洒振寒也。所谓胫肿而股不收者，是五月盛阳之阴也，阳者衰于五月，而一阴气上，与阳始争，故胫肿而股不收也。所谓上喘而为水者，阴气下而复上，上则邪客于脏腑间，故为水也。所谓胸痛少气者，水气在脏腑也，水者，阴气也，阴气在中，故胸痛少气也。所谓甚则厥，恶人与火，闻木音则惕然而惊者，阳气与阴气相薄，水火相恶，故惕然而惊也。所谓欲独闭户牖而处者，阴阳相薄也，阳尽而阴盛，故欲独闭户牖而居。所谓病至则欲乘高而歌，弃衣而走者，阴阳复争，而外并于阳，故使之弃衣而走也。所谓客孙脉则头痛鼻鼽腹肿者，阳明并于上，上者则其孙络太阴也，故头痛鼻鼽腹肿也。"

本段表述了阳明经有洒洒振寒的症状，因为阳明旺于五月而月建在午，从十二壁卦所揭示的阳明规律看，五月为姤卦，五阳在上，一阴在下，为阳退阴进之月，是阳气极盛而阴气初生之夏至之时，人体亦与时令之气相应，阳气旺盛并有阴气相加，所以发生怕冷战栗。所谓胫肿而股不收者，是因为五月阳盛极而阴初生，阳气由盛开始转衰，初生的阴气上升，与阳气相争，使阳明经气不和，足阳明胃经循行部位出现小腿肿而大腿迟缓无力的症状。水液停聚而致气逆喘息，是因为阴气自下而上升之时，水邪亦随之而行，停聚于人体脏腑之间形成痰饮。所谓胸痛少气者，也是由于水气停聚在脏腑之间，水液属阴气，阴气在内，同时因手阳明大肠经与手太阴肺经互为表里，故致肺气不宣而发生胸痛、气短的症状。所谓病甚则厥逆，不欲见人，厌恶火光，听到木击音就惊惕不安的症状，是由于阳气与阴气相迫近，水火不相协调的缘故。所谓欲独闭户牖而处者，是由于阴阳之气相荡，结果阳气衰而阴气盛，阴主静，所以病人喜欢闭门关窗而独居。所谓病至则欲乘高而歌、弃衣而走者，是由于阴阳二气反复相争，又因阳气盛阴气衰，所以导致病人发生登高而歌、弃衣而走等神志失常的症状。所谓客孙脉致经脉所行部位出现病变，则头痛鼻衄腹肿者，是由于阳明经的邪气上逆，邪入于本经的细小络脉，则发生头痛鼻塞，足阳明胃与足太阴脾互为表里，故邪离腑及脏，邪入于太阴之脉，则发生腹部肿胀。

四、七月少阴申

少阴主七月，七月月建在申，故曰"少阴者申也"。

《素问·脉解》云："少阴所谓腰痛者，少阴者申也，七月万物阳气皆伤，故腰痛也。所谓呕咳上气喘者，阴气在下，阳气在上，诸阳气浮，无所依从，故呕咳上气喘也。所谓邑邑不能久立，久坐起则目䀮䀮无所见者，万物阴阳不定未有主也。秋气始至，微霜始下，而方杀万物，阴阳内夺，故目䀮䀮无所见也。所谓少气善怒者，阳气不治，阳气不治则阳气不得出，肝气当治而未得，故善怒，善怒者，名曰煎厥。所谓恐如人将捕之者，秋气万物未有毕去，阴气少，阳气入，阴阳相薄，故恐也。所谓恶闻食臭者，胃无气，故恶闻食臭也。所谓面黑如地色者，秋气内夺，故变于色也。所谓咳则有血者，阳脉伤也，阳气未盛于上而脉满，满则咳，故血见于鼻也。"

腰为肾之外府，足少阴属肾，若少阴经脉运行不畅，必致肾之外府痹阻而"腰痛"。在十二壁卦中，七月申为否卦，三阳在上，三阴在下，阴阳失于交泰，痞塞不通。"煎厥"，病名，由于阴阳气不相顺接所致。因为阳气亢盛，煎熬津液，使阴精耗竭而致气逆昏厥之证。本段经文表述了少阴经有腰痛的症状，因为少阴应于七月，月建在申，此乃万物阳气开始下降、阴气开始隆盛之时，人体与时令之气相应，阳气损伤，肾阳虚衰，肾府痹阻，所以发生了腰痛。所谓呕咳上气喘者，是因为阴气盛于下，阳气皆浮越在上而无所依附，肾不纳气，所以发生了呕吐痰涎、咳嗽、气逆喘息的症状。所谓身体不舒而不能久立，久坐起身则视物不清，目无所见者，是因为自然界阴阳二气呈不相交泰，痞塞不通，此时秋气肃杀之气已经降临，微霜开始下降而克伐万物，人体阴阳之气被伐而衰，肾气虚衰，肾精不足，所以发生了视物不清、目无所见的症状。所谓少气善怒者，是因为阴阳不交，水火失济，相火妄动，煎熬津液，肝阳上亢而发善怒、煎厥。所谓恐如人将捕之者，是因为秋天肃杀之气初降，万物尚未尽衰，阴气初生而阳气入内，阴阳相互迫近，所以出现犹如将被捕一样恐惧不安的症状。所谓恶闻食臭者，是因为肾为胃之关，肾气衰，则胃气衰败，失去消化功能，所以出现了厌闻食物气味的症状。所谓面黑如地色者，是因为秋气肃杀，耗伤了内脏精气，肾精不足，所以出现面发黑、色如泥土的症状。所谓咳则有血者，是因为金水相滋，因肺为水之上源，若肾亏则上部肺的络脉损伤，所以发生了咳嗽和肺窍鼻出血的症状。

五、九月少阳戌

在十二消息卦中，戌，九月剥卦也，一阳在上，五阴在下，故九月月建在戌，九月阳少，故言"少阳戌也"。

《素问·脉解》云："少阳所谓心胁痛者，言少阳戌也，戌者，心之所表也，九月阳气尽而阴气盛，故心胁痛也。所谓不可反侧者，阴气藏物也，物藏则不动，故不可反侧也。所谓甚则跃者，九月万物尽衰，草木毕落而堕，则气去阳而之阴，气盛而阳之下长，故谓跃。"

盖因手少阳经脉络心包，足少阳经脉循胁，若少阳经脉运行不畅而"心胁痛"，故云"少阳所谓心胁痛"。本段经文表述了少阳经有心胁疼痛的症状，因为少阳主九月月建在戌，少阳之脉散络于心包，故为心之表，九月是阳气将尽，阴气隆盛之时，所以心阳式微，心络痹阻，而心胁部发生疼痛。所谓不能反侧的症状，是因为此时阴气隆盛，万物开始收藏，静而不动，人体经气应之，所以不能转侧。所谓甚则跃的症状，是因为九月万物衰退，草木凋零，人身之阳气亦由表入里，盛于阴分而活动于两足，故云"气去阳而之阴"，就容易发生跌倒的症状。

六、十一月太阴子

十二壁卦之十一月与五月午相对，为五阴盛一阳生冬至之时，故称太阴，在卦为复卦。十一月月建在子，故云"太阴子也"。

《素问·脉解》云："太阴所谓病胀者，太阴子也，十一月万物气皆藏于中，故曰病胀。所谓上走心为噫者，阴盛而上走于阳明，阳明络属心，故曰上走心为噫也。所谓食则呕者，物盛满而上溢，故呕也。所谓得后与气，则快然如衰者，十二月阴气下衰，而阳气且出，故曰得后与气则快然如衰也。"

此段经文表述了太阴经有病胀的症状，因为太阴应于十一月，月建在子，十一月阴气最盛，阳气最虚，为万物收藏之季，若阴邪循脾经入腹伏藏，就会发生腹部胀满。盖因足阳明胃经与脾经互为表里，且"足阳明之正，上至髀，入于腹里，属胃，散之脾，上通于心"，故曰"阳明络属于心"，"上走心"。出现所谓上走心为噫者，是因为阴邪盛，邪气循脾经向上侵入足阳明胃经，而足阳明胃经之经别又上通于心，阴气上犯心脏，所以发生噫气的症状。所谓食则呕者，是因为食物过多，胃中盛满，不能消化而向上泛溢，所以发生呕吐的症状。所谓得后与气则快然如衰者，是因为十一月阴气由盛极转而始衰，阳气将要出动，人体也与此相应，腹中阴邪随大便与矢气下行，所以病人感到爽适舒服，好像病已大大减轻了一样。

第十节　藏气法时之纪

《素问·藏气法时论》云："黄帝问曰：合人形以法四时五行而治，何如而从？何如而逆？得失之意，愿闻其事。岐伯对曰：五行者，金、木、水、火、土也，更贵更贱，以知死生，以决成败，而定五脏之气，间甚之时，死生之期也。"意谓金、木、水、火、土五行配合时令气候，五脏就有了衰旺的变化，而从这些变化中，可了解疾病的预后，分析医疗的成败，甚则根据五脏之气的盛衰，预测疾病的轻重时间，及死生日期。故而《素问》有"藏气法时论"专篇。对此，马蒔云："五脏之气，必应天时，而人之治藏气者，当法天时。"此即"藏气法时之纪"，故篇名"藏气法时论"。五脏为病，因受五行生克规律影响，故《素问·标本病传论》中亦有五脏疾病传移规律的记载。

一、肝脏法时

《素问·藏气法时论》云："病在肝，愈于夏；夏不愈，甚于秋；秋不死，持于冬，起于春，禁当风。肝病者，愈在丙丁；丙丁不愈，加于庚辛；庚辛不死，持于壬癸，起于甲乙。肝病者，平旦慧，下晡甚，夜半静。肝欲散，急食辛以散之，用辛补之，酸泻之。"盖因肝属木，木生火，夏属火，木火相生，故肝脏有病，愈于夏天；若至夏天不愈，因秋属金，金克木，到秋天病情就要加重；如秋天不死，因冬属水，水生木，所以至冬天病情就相对稳定；木旺于春，故到了明年春天才能好转。因风动木摇，应禁忌吹风。甲乙丙丁戊己庚辛壬癸十天干，配属方位，则为东方甲乙木，南方丙丁火，中央戊己土，西方庚辛金，北方壬癸水。因木生火，故肝病患者，痊愈当于丙丁火日；丙丁日如果不愈，到庚辛金日会因金克木病情就要加重；庚辛日不死，到壬癸水日，水生木而呈相持状态；到了甲乙日，肝木生旺之日才能好转。"平旦"，为卯时，属木，患肝病的人，每天清晨肝气迎旺之时而神志比较清爽；"下晡"，酉时属金，故到了傍晚时候，因金克木而病情就比较重；夜半子时属水，水生木，故半夜时便安静了。五味酸属肝木，辛味属肺，肝喜条达恶抑郁，宜急用辛味药来发散，以辛味补之，酸味药柔肝，故云酸味泻之。

该篇又云："肝主春，足厥阴、少阳主治，其日甲乙。肝苦急，急食甘以缓之。"意谓肝属木，旺于春，肝与胆为表里，所以春天是足厥阴和足少阳主治的时间，甲乙属木，所以肝胆甲乙日生旺。木多火炽，易灼肝阴，致筋脉拘急，故曰"肝苦急"。甘属土，土生金，金克木，故急宜食甜味药以缓和筋脉挛急之候。

《素问·藏气法时论》云："肝色青，宜食甘，粳米、牛肉、枣、葵皆甘。"意谓肝脏属木，主青色，肝体阴而用阳，为罢极之本，故补肝阴，乃益肝大法，甘味属脾，脾为气血阴精生化之源，故宜食甜味，粳米、牛肉、枣子、葵菜都是甜的。

二、心脏法时

《素问·藏气法时论》云："病在心，愈在长夏；长夏不愈，甚于冬；冬不死，持于春，起于夏。禁温食热衣。心病者，愈在戊己；戊己不愈，加于壬癸；壬癸不死，持于甲乙，起于丙丁。心病者，日中慧，夜半甚，平旦静。心欲软，急食咸以软之，用咸补之，甘泻之。"盖因心属火，火生土，长夏属土，故心脏有病，愈于长夏；因冬属水，水克火，故长夏不愈，到了冬季病情就要加重；因春属木，木生火，冬季不死，至明年春天木旺之时，病情就相对稳定，到了夏天心阳得助，才能好转。应禁忌热性食物，衣服不能穿得太暖。因火生土，心病的人，病愈当在戊己土日；戊己日假如不好，因水克火，故到了壬癸水日病情就要加重；因木生火，壬癸日不死，至甲乙木日呈相持状态，到了丙丁火日，心阳得助才能好转。患心气虚的病人，在中午时因火旺应时而神志比较清爽，到了半夜子时因水克火则病情就比较严重，到了天亮卯时，因木生火便安静了。因咸味属肾，咸味软坚，心脏病需要软，宜急用咸味药来软坚，以咸味补之，因甘属脾土，火生土，以"甘泻之"，乃"子盗母气"之法，且甘味以生阴血，心火得清，亦曰"甘泻之"之谓。

该篇又云："心主夏，手少阴、太阳主治，其日丙丁。心苦缓，急食酸以收之。"意谓心属火，旺于夏，心与小肠为表里。所以夏天为手少阴和手太阳主治的时间，丙丁属火，所以心与小肠旺日为丙丁。心性苦弛缓，急宜用酸味药以收敛之。

《素问·藏气法时论》云："心色赤，宜食酸，小豆、犬肉、李、韭皆酸。"意谓心脏主赤色，盖因木生火，酸属肝木，故酸益肝血，可济心火，故宜食酸味，小豆、犬肉、李子、韭菜都是酸的。

三、脾脏法时

《素问·藏气法时论》云："病在脾，愈在秋；秋不愈，甚于春；春不死，持于夏，起于长夏。禁温食饱食、湿地濡衣。脾病者，愈在庚辛；庚辛不愈，加于甲乙；甲乙不死，持于丙丁，起于戊己。脾病者，日昳慧，日出甚，下晡静。脾欲缓，急食甘以缓之，用苦泻之，甘补之。"盖因脾属土，土生金，秋属金，故脾脏有病，愈于秋天；因春属木，木克土，故秋天不愈，到春天病情就要加重；因夏属火，火生土，春季如果不死，至夏季病情就要相对稳定，到了长夏因脾气生旺，病情就会好转。应禁食温热性食物及吃得过饱，或者居湿地、穿湿衣等。脾病的人，因土生金，其病当愈在庚辛金日；庚辛日假如不好，到了甲乙木日因木气生旺，木克土，病情就会加重；甲乙日不死，至丙丁火日，因火生土，病情就会相对稳定，到了戊己土日会因土气生旺而好转。患脾病的人，"日昳"未时属土，因土气生旺，所以在午后神志比较清爽，到了日出卯时属木，因木克土，而病情就比较重，到了傍晚"下晡"戌时亦属土，即"土旺四季"，便安静了。脾欲缓和，甘能缓中，故宜急食甘味以缓之，用苦泻之，用甘补之。

该篇又云："脾主长夏，足太阴、阳明主治，其日戊己。脾苦湿，急食苦以燥之。"意谓脾属土，旺于长夏，脾与胃相表里，所以长夏为足太阴和足阳明主治的时间。戊己属土，所以土旺日为戊己。脾性苦湿，因苦属心，火生土，故宜用苦味药以燥其湿。

《素问·藏气法时论》云："脾色黄，宜食咸，大豆、豕肉、栗、藿皆咸。"意谓脾脏主黄色，宜食咸味，大豆、猪肉、栗子、藿都是咸的。

四、肺脏法时

《素问·藏气法时论》云："病在肺，愈在冬；冬不愈，甚于夏；夏不死，持于长夏，起于秋。禁寒饮食、寒衣。肺病者，愈在壬癸；壬癸不愈，加于丙丁；丙丁不死，持于戊己，起于庚辛。肺病者，下晡慧，日中甚，夜半静（当为日昳静）。肺欲收，急食酸以收之，用酸补之，辛泻之。"因肺属金，金生水，金水相滋，故肺脏有病，愈于冬天；因夏属火，火克金，故冬天不愈，到了夏天病情就要加重；因长夏属土，土生金，如果夏季不死，到长夏时病情就会相对稳定；秋属金、属肺，到了秋季会因肺气生旺而好转。因寒湿犯肺易致肺病，故应禁寒冷饮食及衣服穿得太少。肺病的人，因金水相滋，故其病愈于壬癸水日；壬癸日假若不好，到丙丁火日，因火克金而病情就要加重；如果丙丁日不死，至戊己土日病情就会因土生金而相对稳定，到了庚辛金日肺气生旺而好转。患肺病的人，在傍晚下晡肺气生旺之时，神志比较清爽，到了中午"日中"火时，因火克金病证就比较重，日昳为午后未时，因土生金，肺气旺，便安静了。肺脏病需要收敛，宜急食酸味药以补之，辛味宣发肺气，故曰泻之。

　　该篇又云："肺主秋，手太阴、阳明主治，其日庚辛。肺苦气上逆，急食苦以泄之。"意谓肺属金，旺于秋，肺与大肠互为表里，所以秋天为手太阴和手阳明主治的时间，庚辛属金，所以肺与大肠旺日为庚辛。肺性苦于气上逆，因苦味降泄，故宜用苦泄之药以宣泄肺气。

　　《素问·藏气法时论》云："肺色白，宜食苦，麦、羊肉、杏、薤皆苦。"意谓肺脏主白色，宜食苦味泻肺火，麦、羊肉、杏子、薤都是苦的。

五、肾脏法时

　　《素问·藏气法时论》云："病在肾，愈在春；春不愈，甚于长夏；长夏不死，持于秋，起于冬。禁犯焠㶇热食、温炙衣。肾病者，愈在甲乙；甲乙不愈，甚于戊己；戊己不死，持于庚辛，起于壬癸。肾病者，夜半慧，四季甚，下晡静。肾欲坚，急食苦以坚之，用苦补之，咸泻之。"因肾属水，水生木，故肾脏有病，愈于春天；因长夏属土，土克水，若春天不愈，到了长夏病证就要加重；如果长夏不死，至秋天会因秋金生肾水，病情相对稳定，到了冬季会因肾气生旺才能好转，应禁食过热的食物和穿火烘过的衣服。因肾属水，甲乙属木，水生木，故肾病的人，病愈当在甲乙日；甲乙日假如不好，在戊己土日会因土克水，而病情就要加重；如戊己日不死，至庚辛金日金生水而病情就会相对稳定，到了壬癸水日，会因肾气生旺而好转。夜半属水，肾气生旺，故患肾病的人，在半夜时神志比较清爽，辰、戌、丑、未四个时辰属土，肾病会因土克水，而病势加重。在傍晚"下晡"金时，因金生水便安静。因苦坚肾，故肾脏病需要食苦味药以坚之，用苦味补之。咸味属肾，肾气足，化气有序，水道通畅，故云泻之。

该篇又云："肾主冬，足少阴、太阳主治，其日壬癸。肾苦燥，急食辛以润之。开腠理，致津液，通气也。"意谓肾属水，旺于冬，肾与膀胱互为表里，所以冬天为足太阴肾和足太阳膀胱主治的时间，壬癸属水，所以肾与膀胱旺日为壬癸。肾性苦于干燥，急宜用辛润之药以润其燥。这样可以开发腠理，运行津液，而通畅五脏之气。

《素问·藏气法时论》云："肾色黑，宜食辛，黄黍、鸡肉、桃、葱皆辛。"意谓肾脏主黑色，因辛味入肺金，金生水，故宜食辛味，则金水相滋，肺肾得养，黄黍、鸡肉、桃子、大葱都是辛味的。

第十一节　五运三化概说

五运三化，指运气分太过、不及、平气三种情况。

《素问·六微旨大论》云："上下之位，气交之中，人之居也。""天枢之上，天气主之；天枢之下，地气主之；气交之分，人气从之。万物由之，此之谓也。"此段经文阐述了何谓气交的问题。"天枢"，枢机也。居天地阴阳升降之中，是谓天枢，即物之中点，天地相交之中点，又称为"气交之分"。故人体的变化，须推求于气交，于是《素问·六微旨大论》强调"言天者求之本，言地者求之于位，言人者求之气交"。如何推求天、地、人"三才"之道呢？《素问》引《上经》曰："夫道者，上知天文，下知地理，中知人事，可以长久。"这是什么意思？《素问·气交变大论》解释曰："本气位也。位天者，天文也，位地者，地理也；通于人气之变化者，人事也。故太过者先天，不及者后天，所谓治化，而人应之。"此文言简意赅地说明了通晓五运六气的意义。"治化，人应之"，指五运六气的变化，人必应之。运气的太过或不及，均与人息息相关。而"五运之化"，有太过、不及及平气之异。故《素问·六元正纪大论》云："运有余，其至先，运不及，其至后，此天地之道，气之常也。运非有余，非不足，是谓正岁，其至当其时也。""运"，指岁运。"有余"，指太过之年，"至"，指其气候到来。"先"，指先于天时。故"运有余，其先至"，意谓岁运太过之年，其气候变化常先天时而至。"运不及，其至后"，意谓不及之年，其气候变化后天时而至。"运非有余，非不足，是谓正岁，其至当其时"，意谓岁运既非太过之年，亦非不及之年，气候与天时完全相应，应至而至，故又称平气之年。

关于"五运三纪"的具体内容,《素问·五常政大论》记云:"黄帝问曰:太虚寥廓,五运回薄,衰盛不同,损益相同,愿闻平气,何如而名?何如而纪也?岐伯对曰:昭乎哉问也!木曰敷和,火曰升明,土曰备化,金曰审平,水曰静顺。帝曰:其不及奈何?岐伯曰:木曰委和,火曰伏明,土曰卑监,金曰从革,水曰涸流。帝曰:太过何谓?岐伯曰:木曰发生,火曰赫曦,土曰敦阜,金曰坚成,水曰流衍。"

五运变化不外三种情况,即平气、不及、太过。以下就"五运三纪"的内容分而述之。

一、平气之纪

所谓"平气",即和平之气,亦即气候不盛不衰,完全正常。《素问·五常政大论》云:"愿闻平气何如而名?木曰敷和,火曰升明,土曰备化,金曰审平,水曰静顺。"

"木曰敷和":"木"在方位上代表东方,在季节上代表春季,在气候上代表风,代表温暖,在物化现象上代表生。"敷",即敷布;"和",即温和。"敷和",意谓春天东风敷布温和之气,自然界万物开始萌芽生发,这是春季里的正常气候变化和物候景象,所以木的平气名曰"敷和",又称敷和之纪。

"火曰升明":"火",在方位上代表南方,在季节上代表夏季,在气候上代表火、热,在物化现象代表长。"升",即向上;"明",即明亮。"升明"意谓夏天南风地热,自然界万物生长竞天而茂盛。这是夏季里的正常气候变化和物候景象,所以火运的平气名曰"升明",又称升明之纪。

"土曰备化":"土",在方位上代表中央,在季节上代表长夏,在气候上代表潮湿,在物化现象上代表化。"备",即完备或完全;"化",指生化。"备化"意谓长夏气候炎热,雨水较多,植物生长变化完全成熟。这是长夏季节里的正常气候变化和物候景象，所以土运的平气名曰"备化"，又称备化之纪。

"金曰审平"："金"，在方位上代表西方，在季节上代表秋季，在气候上代表清凉、干燥，在物化上代表收。"审"，指审慎；"平"，指和平。"审平"，意谓在秋天里，西风送爽，干燥清凉的气候，使农作物进入收成阶段。同时，西风瑟瑟，也带来了树凋叶落的收敛景象。这是秋天里的正常气候变化和物候景象，所以金运的平气名曰"审平"，又称审平之纪。

"水曰静顺"："水"，在方位上代表北方，在季节上代表冬季，在气候上代表寒冷，在物化上代表闭藏。"静"，指静止；"顺"，指自然。"静顺"，意谓在冬天里北风凛冽，冰天雪地，气候寒冷，一般植物停止生长，动物也藏伏起来处于相对静止的状态。这是冬季里的正常气候变化和物候景象，所以水运的平气名曰"静顺"，又称静顺之纪。

二、不及之纪

"不及"，即不够正常水准，应至而不至，亦即气候应温不温，应热不热，应湿不湿，应凉不凉，应寒不寒。《素问·五常政大论》云："其不及奈何？岐伯曰：木曰委和，火曰伏明，土曰卑监，金曰从革，水曰涸流。"

"木曰委和"："委"，同"萎"，有衰退之义；"和"，指温和。"委和"，意谓在春天里，东风无力，气候应温不温，万物应生不生。这是春天里反常的气候变化和物候景象，所以木运不及名曰"委和"，又称委和之纪。

"火曰伏明"："伏"，指低下；"明"，指明亮。"伏明"，意谓在夏季里，南风来迟，气温不高，应热不热，植物应长不长。这是夏天里反常的气候变化及物候景象，所以火运不及名曰"伏明"，又称伏明之纪。

"土曰卑监"："卑"，作低下、衰微解；"监"，有监制、监管之义。"卑监"指在土的作用低下的情况下，不能正常发挥其化物和监制其它的作用。意谓在长夏季节里，如果下雨太少就会出现应湿不湿的干旱现象。这是在长夏季节反常的气候变化及物候景象，所以土运不及名曰"卑监"，又称卑监之纪。

"金曰从革"："从"，指顺从或相随；"革"，指改变或变革。"从革"意谓在秋天里，气候本来应该转为凉爽，但是应凉不凉，反而出现了夏天的炎热现象。这就好像金属在火的烧炼下改变了它本来的形态一样。这种现象就叫作"金从火化"。用五行的概念来说就是金运不及则火来乘之。秋季应凉不凉，植物应收不收，这是秋季反常的气候变化及物候景象，所以金运不及名曰"从革"，又称从革之纪。

"水曰涸流"："涸"，就是干涸，水干曰涸；"流"，就是流水。水，在季节上代表冬天，在气候上代表寒冷，因此"涸流"就意味着冬季不是千里冰封，而是冬行秋令，气候干燥，河流干涸。冬季里应该寒冷而不寒冷，物化现象上应该闭藏而不闭藏，这是冬季反常的气候变化及物候现象，所以水运不及名曰"涸流"，又称涸流之纪。

三、太过之纪

"太过"，即超过正常标准，未至而至，至而太过，亦即气候不应温而温，或虽应温而太过，不应热而热，或虽应热而太过，不应凉而凉，或虽应凉而太过，不应寒而寒，或虽应寒而太过。《素问·五常政大论》云："太过何谓？岐伯曰：木曰发生，火曰赫曦，土曰敦阜，金曰坚成，水曰流衍。"

"木曰发生"："发"，指升发，发动；"生"，指生长。"发生"，意谓在春季里阳气发动过早，植物萌芽生长提前。在春季里，阳气发动，气候转温，植物开始萌芽生长本来完全是正常现象，但是如果春来太早，那就意味着冬令缩短，应藏不藏，即属于反常的气候和物候现象，所以木运太过名曰"发生"，又称发生之纪。

"火曰赫曦"："赫"，指显赫或色红似火；"曦"，即早晨的阳光。"赫曦"，意谓在夏季里，气候比一般更加炎热或者夏月来早，不应该炎热的时候就开始炎热。夏月来早或夏令酷热，这是一种反常的气候和物候变化，所以火运太过名曰"赫曦"，又称赫曦之纪。

"土曰敦阜"："敦"，有厚之义；"阜"，指土山。"敦阜"，土在季节上代表长夏，在气候上代表湿。土高而厚，意谓在长夏季节里雨水太多，潮湿特盛。这是在长夏里反常的气候变化和物候现象，所以土运太过名曰"敦阜"，又称敦阜之纪。

"金曰坚成"："坚"，即坚硬；"成"，即收成之义。"坚成"，金在季节上代表秋，在气候上代表凉和燥。"金曰坚成"，意谓在秋季里清凉特甚，或秋令来早。这是在秋季里反常的气候变化和物候现象，所以金运太过名曰"坚成"，又称坚成之纪。

"水曰流衍"："流"，即流水；"衍"，指泛滥。"流衍"，水在季节上代表冬季，在气候上代表寒冷。水太多，就意味着冬季寒冷或冬令来早。这是冬季反常的气候和物候变化，所以水运太过名曰"流衍"，又称流衍之纪。

第十二节　五运平气之纪

五运之气，既非太过，亦无不及。凡太过被抑，不及得助，就成了平气之运。《素问·五常政大论》有"愿闻平气，何如而名，何如而纪"的问题。平气之年有"木曰敷和，火曰升明，土曰备化，金曰审平，水曰静顺"之纪。

何谓平气？《素问·五常政大论》云："生而勿杀，长而勿罚，化而勿制，收而勿害，藏而勿抑，是谓平气。"意谓自然界生长化收藏的规律不容破坏，就会产生平气之年，即岁运太过或不及，变成无盛无衰的平运。形成平气之纪的原因很多，如岁运衰因天符、岁会、太乙天符可得平气之化，或同岁会也可使之平化；若岁运盛，可因天刑或不和而使之平化。大凡运"太过得抑"，"不及得助"，均可得平化。

一、敷和之纪

"敷和之纪"，指木运平气之年，即中运乃木之平气之纪。意谓岁运属于木运而又属于平气的即是敷和之纪。推算平气的方法有二：其一是"运太过而被抑"，即凡属岁运太过之年，如果与同年的司天之气在五行属性上是一种相克的关系，这一年的岁运便是平气。其二是"运不及而得助"，凡属于岁运不及之年，如果与同年司天之气的五行属性相同，这一年的岁运也可以构成平气。根据以上计算方法，六十年中岁运属木运而又是平气属于敷和之纪的年份有丁亥、丁巳两年。

《素问·五常政大论》云："敷和之纪，木德周行，阳舒阴布，五化宣平，其气端，其性随，其用曲直，其化生荣，其类草木，其政发散，其候温和，其令风，其脏肝，肝其畏清，其主目，其谷麻，其果李，其实核，其应春，其虫毛，其畜犬，其色苍，其养筋，其病里急支满，其味酸，其音角，其物中坚，其数八。"

大凡敷和之纪的年份，木的德性布达于四方上下，阳气舒畅，阴气散布，五行的气化都能发挥其正常的功能。其气正直，其性顺从万物，其作用如树木枝干自由伸展，其生化能使万物繁荣，其属类是草本，其权力是发散，其气候是温和，其表现是风，应于人的内脏是肝。盖因金克木，故肝畏惧清凉的金气。目为肝窍，所以肝主目。在谷类是麻，果类是李，其所充实的是核，所应的时令是春，其所应的动物，在虫类是毛虫，在畜类是犬，其在颜色是苍，其所充养的是筋。如发病则为里急而胀满。其在五味是酸，在五音是角，在物体来说是属于中坚的一类，其在河图成数是八。

二、升明之纪

"升明之纪"，指火运平气之年。六十年中岁运是火运而又属于平气之年的有戊辰、戊戌两年。

《素问·五常政大论》云："升明之纪，正阳而治，德施周普，五化均衡。其气高，其性速，其用燔灼，其化蕃茂，其类火，其政明曜，其候炎暑，其令热，其脏心，心其畏寒，其主舌，其谷麦，其果杏，其实络，其应夏，其虫羽，其畜马，其色赤；其养血，其病瞤瘛，其味苦，其音徵，其物脉，其数七。"

大凡升明之纪的年份，火运正常行令，其德性普及四方，五行气化正常发展。阳主升，故其气上升，其性急速，其作用是燃烧，其生化能使繁荣茂盛，其属类是火，其功能是使光明显耀，其气候炎暑，其功能的表现是热，应于人体内脏是心。因水克火，故心畏惧寒冷的水气。心开窍于舌，所以主于舌。其在谷类是麦，果类是杏。其所充实的是络，所应的时令是夏，所应的动物，在虫类是羽虫，在畜类是马，在颜色是赤。其所充养的是血，血不养筋脉，如发病则为身体抽搐瘛动。其在五味是苦，在五音是徵，在物体来说属于络脉一类，其在河图成数是七。

三、备化之纪

"备化之纪"，指土运平气之年。六十年中岁运是土运而又属于平气之年的有己丑、己未两年。

《素问·五常政大论》云："备化之纪，气协天休，德流四政，五化齐修，其气平，其性顺，其用高下，其化丰满，其类土，其政安静，其候溽蒸，其令湿，其脏脾，脾其畏风，其主口，其谷稷，其果枣，其实肉，其应长夏，其虫倮，其畜牛，其色黄，其养肉，其病痞，其味甘，其音宫，其物肤，其数五。"

大凡备化之纪的年份，天地的气化协调和平，其德性流布于四方，五行气化都能完善地发挥其作用。其气和平，其性和顺，其作用能高能下，其生化能使万物成熟丰满，其属类是土，其权利是使之安静，其气候是湿热交蒸，应内脏是脾。因木克土，故脾畏风。脾开窍于口，其在谷类是稷，果类是枣，其所充实的是肉，其所应的时令是长夏，所应的动物在虫类是倮虫，在畜类是牛，在颜色是黄，其充养的是肉。若发病则为痞塞，在五味是甘，在五音是宫，在物体属于肌肤一类，河图数为五。

四、审平之纪

"审平之纪"，指金运平气之年。六十年中岁运是金运而又属于平气之年的有乙卯、乙酉、庚午、庚寅、庚子、庚申六年。

《素问·五常政大纪》云："审平之纪，收而不争，杀而无犯，五化宣明。其气洁，其性刚，其用散落，其化坚敛，其类金，其政劲肃，其候清切，其令燥，其脏肺，肺其畏热，其主鼻，其谷稻，其果桃，其实壳，其应秋，其虫介，其畜鸡，其色白，其养皮毛，其病咳，其味辛，其音商，其物外坚，其数九。"

大凡审平的年份，金的气化虽主收束，但无剥夺的现象，虽主肃杀，但无残害的情况。五行的气化都得以宣畅清明。其气洁净，其性刚强，其作用是成熟散落，其生化能使万物结实收敛，其属类是金，其权力是为轻劲严肃，其气候清凉，其权力的表现是燥，应于人体的内脏是肺。火克金，故肺畏火热，肺开窍于鼻，所以主于鼻。其在谷类是稻，果类是桃，其所充实的是带壳的果实，所应的时令是秋，所应的动物在虫类是介虫，在畜类是鸡，其在颜色是白，其所充养的是皮毛。因肺主气，司宣发肃降，若肺之功能失司，则肺气不宣，气机不利，故发病则为咳嗽。其在五味是辛，在五音是商，在物体来说是属于外面坚硬的一类，在河图，金的生数是四，故成数为九。

五、静顺之纪

《素问·五常政大论》云；"静顺之纪，藏而勿害，治而善下，五化咸整。其气明，其性下，其用沃衍，其化凝坚，其类水，其政流演，其候凝肃，其令寒，其脏肾，肾其畏湿，其主二阴，其谷豆，其果栗，其实濡，其应冬，其虫鳞，其畜彘，其色黑，其养骨髓，其病厥，其味咸，其音羽，其物濡，其数六。"

静顺的年份，藏气能纳藏而无害于万物，其德性平顺下行，五行的气化都得以完整。其气明静，其性向下，其作用为水流灌溉，其生化为凝固坚硬，其属类为水，其权力是流动不息，其气候为严寒阴凝，应于人体的内脏是肾。因土克水，故肾怕湿土。肾开窍于二阴，所以主于二阴，在谷类是豆，果类是栗，所充实的是汁液，其所应的时令是冬，其应于动物，在虫类是鳞虫，在畜类是猪，其颜色是黑，其充养的是骨髓，如发病则为厥，在五味是咸，在五音是羽，在物体来说是属于流动的液体一类。在河图，水的生数为一，故成数是六。

　　《素问·五常政大论》在分述了五运平气之年气候、物候及对人体的影响后，又有"故生而勿杀，长而勿罚，化而勿制，收而勿害，藏而勿抑，是谓平气"的论述，重点说明自然界的生、长、化、收、藏的规律是不容破坏的。

第十三节　五运太过之纪

五运太过，即运气盛而有余，本运气大行。岁运甲、丙、戊、庚、壬五阳干之年即是，凡属太过之运，均从大寒节前十三日交接，此即《素问·天元纪大论》所说的"运有余，其先至"。关于太过之年，在《素问》之"五常政大论"和"气交变大论"两篇中有详尽的论述。如《素问·气交变大论》中，有"五运之化，太过何如"的提问。本节主要介绍六十年中属于岁运太过之年的自然气候变化以及物候现象的特点，人体受病的脏腑及其临床表现。需要特别指出的是，本节连同岁运平气之年、岁运不及之年中的有关论述，虽然从方法上来看，以五行乘侮胜复立论，但从具体所论述的内容来看，则完全是气候和物候变化现象的观察总结。它着重总结了自然界本身具有的自调自稳现象，这也就是原文所谓的"不恒其德，则所胜来复，政恒其理，则所胜同化"。由此可以看出，中医理论体系完全是建立在对气候、物候、人体疾病客观变化的实际观察基础上的，此即"候之所始，道之所生"之谓也。

"五运"，指木、火、土、金、水五行的变化，指自然界的生物生、长、化、收、藏各种物化现象。但在这里主要是指的人体心、肝、脾、肺、肾五脏在自然气候反常变化的影响下所出现的病理生理变化。由于肝属木，心属火，脾属土，肺属金，肾属水，因此它们在病因作用下所出现的各种病理生理变化，均可称作"五运之化"。由于自然界气候变化为风属木，热属火，湿属土，燥属金，寒属水，而六气对人体五脏的影响，又都可以用五行概念来加以统一认识，故云"五运之化"。本节主要讲在自然气候特殊变化下人体五脏的相应变化，故有"五运之化，太过何如"之问。

一、岁木太过，发生之纪

《素问·至真要大论》云："风气大来，木之胜也，土湿受邪，脾病生焉。"意谓岁木太过之年，"风气大来"，气候多风。"土湿"，指太阴湿土之脏，意谓岁木太过之年，木克土必致脾土受邪，故脾之病就发生了。约言木气太盛，所不胜受侮。

1.岁木太过

《素问·气交变大论》云："五运之化，太过何如？岐伯曰：岁木太过，风气流行，脾土受邪，民病飧泄，食减体重，烦冤肠鸣，腹支满，上应岁星，甚则忽忽善怒，眩冒颠疾，化气不政，生气独治，云物飞动，草木不宁，甚而摇落，反胁痛而吐甚，冲阳绝者，死不治，上应太白星。"

"岁木太过"，此言六壬阳年木运太过之年。凡是年干属于木运而且在天干排列顺序上是单数（即阳干）的年份，就是木运太过之年。六十年中属于岁木太过之年共六年，即壬申、壬午、壬辰、壬寅、壬子、壬戌六年。

大凡岁木太过之年，从自然气候上来说，这一年，风的变化比较突出，多大风、暴风，从人体五脏来说，肝气偏盛，脾气容易受损，因而临床表现上以肝脾症状为主。由于自然气候和人体五脏之间存在着互相作用和自稳调节系统，因此，在这种互相作用过程中也可能因矫枉过正而出现相应气候和相应脏腑的一些反常表现。从气候变化来说，可以由于风胜而出现燥胜的现象；从人体五脏来说，可以由于肝盛出现脾衰，又出现肺气失常的现象。因此，在岁木太过之年，在气候变化上要考虑到风、湿、燥三气的特殊变化问题，在人体五脏上要考虑到肝、脾、肺三个器官的特殊变化问题。

2.发生之纪

《素问·五常政大论》云："发生之纪，是谓启陈。土疏泄，苍气达，阳和布化，阴气乃随，生气淳化，万物以荣。其化生，其气美，其政散，其令条舒，其动掉眩颠疾，其德鸣靡启坼，其变振拉摧拔，其谷麻稻，其畜鸡犬，其果李桃，其色青黄白，其味酸甘辛，其象春，其经足厥阴、少阳，其脏肝脾，其虫毛介，其物中坚外坚，其病怒。太角与上商同，上徵则其气逆，其病吐利。不务其德，则收气复，秋气劲切，甚则肃杀，清气大至，草木凋零，邪乃伤肝。"

"发生之纪"，即木运太过之年，前已述，有壬申、壬午、壬辰、壬寅、壬子、壬戌六年。

大凡发生之纪的年份，称为启陈。土气疏松虚薄，草木之气发荣，阳气温和布化于四方，阴气随阳气而动，生气淳厚，化生万物，万物因之而欣欣向荣，其变化为生发，万物得其气则秀丽，其权力的表现为舒展畅达。其在人体的变动是发生眩晕和颠顶部的病候。其正常的性能是风和日暖，万物奢靡华丽，推陈出新，若变动则为狂风怒吼，把树木摧折拔倒。其在谷类为麻、稻，在畜类是鸡、犬，在果实为李、桃，在颜色为青、黄、白三色杂见，在五味为酸、甘、辛，其象征为春天，其在人体的经络是足厥阴、足少阳，在脏为肝、脾，在虫类为毛虫、介虫，在物体属内外坚硬的一类，若发病则为怒。木运太过之年为太角，木太过则相当于金气司天，故太角与上商同。若逢上徵，正当火气司天，木运太过亦能生火，火性上逆，木旺克土，故病发气逆、吐泻。木气太过，失去了正常的性能，则金之收气来复，以致发生秋令劲切的景象，甚则有肃杀之气，气候清凉，草木凋零，若为人们的病变，则邪气伤在肝脏。

3. 木之将胜之治

五运之将胜，其治取唐·王冰《玄珠密语》之记："五行六气，各有胜复。故木将行胜也，苍埃先见于林木，木乃有声，震星光芒是其兆也。又木将胜也，宫音失调，倮虫不滋，雨湿失令也，十二月先取其化源也，此谓迎而取之也。迎者于未来而先取之也，故取者泻也，用针泻其原也。即木气将欲胜者，即先泻肝之原，出于太冲。先以左手按其原穴，得动气乃下针。针入三分，乃阳之位也。以得天气而住针，留三呼，即应木之生数三也。乃四面以手弹之，令气至针下，即推而进至五分，留八呼，应其木之成数八也。是引天气而得地气也，针头似动，气相接也，乃急出其针，次以手扪之。此是预知木胜，泻木肝之原也。令不克其土也。其用药者，即用辛平之，罚木之胜，用甘全之，佐土之衰，无令食酸物，佐木之胜也。""木将行胜"，意谓木气太过之年，风气行事。"肝之原"，即肝经原穴太冲。全句说明了木气太过之年的证治，有针药施治之法。

二、岁火太过，赫曦之纪

《素问·至真要大论》云："热气大来，火之胜也，金燥受邪，肺病生焉。""热气"，即火气，即岁火太过之年，"热气大来"，气候十分炎热。火克金，必致肺金受邪而肺病，故云"金燥受邪，肺病生焉"。

1.岁火太过

《素问·气交变大论》云："岁火太过，炎暑流行，金肺受邪，民病疟，少气，咳喘，血溢，血泄，注下，嗌燥，耳聋，中热，肩背热，上应荧惑星，甚则胸中痛，胁支满胁痛，膺背肩胛间痛，两臂内痛，身热骨痛而为浸淫。收气不行，长气独明，雨水霜寒，上应辰星。上临少阴少阳，火燔焫，水泉涸，物焦槁，病反谵妄狂越，咳喘息鸣，下甚，血溢泄不已。太渊绝者，死不治，上应荧惑星。"

"岁火太过"，即火运太过之年。六十年中，岁火太过之年共有六年，即戊辰、戊寅、戊子、戊戌、戊申、戊午六年。

大凡岁火太过之年，从自然气候上来说，这一年中比较炎热；从人体五脏来说，心气偏盛，肺气容易受损，因此在疾病表现上常以心肺病变为主。由于胜复原因，也可以出现暴热暴冷的反常气候变化和肾气失调的临床表现。因此，在岁火太过之年，在气候变化上有热、燥、寒三气的特殊变化，在人体五脏上要考虑到心、肺、肾三脏的特殊变化问题。

2.赫曦之纪

《素问·五常政大论》云："赫曦之纪，是谓蕃茂。阴气内化，阳气外荣，炎暑施化，物得以昌。其化长，其气高，其政动，其令明显，其动炎灼妄扰，其德喧暑郁蒸，其变炎烈沸腾，其谷麦豆，其畜羊彘，其果杏栗，其色赤白玄，其味苦辛咸，其象夏，其经手少阴太阳，手厥阴少阳，其脏心肺，其虫羽鳞，其物脉濡，其病笑疟疮疡，血流狂妄目赤。上羽与正徵同。其收齐，其病痓，上徵而收气后也。暴烈其政，藏气乃复，时见凝惨，甚则雨水、霜雹切寒，邪伤心也。"

"赫曦之纪"，即火运太过之年。六十年中岁运属于火运太过之年者有戊辰、戊寅、戊子、戊戌、戊申、戊午六年。其中除戊辰、戊戌两年由于司天之气为水，运太过而被抑可以构成平气之年不计在内外，实际火运太过之年只有戊寅、戊子、戊申、戊午四年。

大凡赫曦的年份，少阴之气从内而化，阳气发扬于外，炎暑的气候施行，万物得以昌盛。其生化之气为成长，火气的性质是上升，其权力闪烁活动，其权力的表现为显露声色，其变动能使烧灼发热，并且因为天气过热而致使人缭乱烦忧，其正常的气候是暑热郁蒸，其变化则为热如烈火，其在谷类为麦、豆，在畜类为羊、猪，在果类为杏、栗，在颜色为赤、白、黑，在五味为苦、辛、咸，其象征为夏天，在人体的经脉是手少阳、手太阳、手厥阴、手少阳，在内脏为心、肺。在虫类为羽虫鳞虫，在人体属脉络和津液，在人体的病变为笑，伤于暑则疟疾、疮疡、失血、发狂、目赤。火运太过，若逢太阳寒水司天，水能胜火，适得其平，故赫曦逢上羽，则和正徵相同。火运既平，金不受克，所以收令得以正常，因水气司天，火受水制，所以在人发病为痉。若火运太过又逢火气司天，二火叠加，则金受伤，故逢上徵则秋天收气不能及时行令。由于火运行令，过于暴烈而致火克金，又因金生水，故金之子水之脏气来复，以致见阳凝惨淡的景象，甚则见"雨水、霜雹、切寒"的天气。病变多为邪气伤心之证。

3.火之将胜之治

五运将胜，其治《玄珠密语》记云："火之将胜，远视天涯，光辉赤气，山川草木，先乃焦枯，甲虫之体，遍生燥疥，商音之声，先乃失调，于三月迎而取之化源。火未王之前，先取其心之原也。故心之原，出于大陵，先以左手按其原穴，得动力气乃下针，针入三分，乃阳之位也。以得天气乃住针，留二呼，针火生数也，乃四面以手弹之，气至针下，即推而进针至于五分，留七呼，应火之成数也。是引天气而接地气也，针头似动，其气相接也，急出其针，可泻有余之气，此泻包络小心之原也，应相火之胜也。其君火之原者，故名曰少阴之原也。少阴之原，出于兑骨，此是真心之原，在掌后兑骨之端陷者中，一名神门，一名中都，刺法同前。法其用药者，即用咸平之，罚火之胜也。用辛全之，补金炎衰。勿顺其苦物，佐火之胜也。""火之将胜"，意谓火气太过之年，火气隆盛。"心之原"，即心经原穴大陵。全句表述了火气太过之年的气候、物候及疾病的证治。

三、岁土太过，敦阜之纪

《素问·至真要大论》云："湿气大来，土之胜也，寒水受邪，肾病生焉。""湿气"，即雨湿之气。岁土太过之年，"湿气大来"，气候潮湿，雨水过多。"寒水"，指肾水之脏，土克水，必致肾水受邪，故肾病易发生。

1.岁土太过

《素问·气交变大论》云："岁土太过，雨湿流行，肾水受邪，民病腹痛清厥，意不乐，体重烦冤，上应镇星，甚则肌肉萎，足萎不收，行善瘈，脚下痛，饮发中满，食减，四肢不举。变生得位，藏气伏，化气独治之，泉涌河衍，涸泽生鱼，风雨大至，土崩溃，鳞见于陆。病腹满，溏泄，肠鸣，反下甚。而太溪绝者，死不治。上应岁星。"

"岁土太过"，即土运太过之年，此言六甲阳年太宫运，土胜水，水受克，水之子木来复之纪。凡是年干属于土运而且在天干排列顺序上为单数（即阳干）的年份，就是土运太过之年。六十年中属于岁土太过之年共六年，即甲子、甲戌、甲申、甲午、甲辰、甲寅六年。

大凡属岁土太过之年，其自然气候以"雨湿流行"为特点，人体疾病的发生，以脾病和肾病多发，疾病性质是以湿病水病为特点。由于胜复的原因，在气候上还可以出现风的特殊变化，在病变上可以出现肝的特殊变化。因而在岁土太过之年，在气候变化上除了考虑湿和寒的变化外，还要考虑风的变化；在人体疾病方面，除了考虑脾和肾的病变以外，还要考虑肝的病变。

2.敦阜之纪

《素问·五常政大论》云："敦阜之纪，是为广化。厚德清静，顺长以盈，至阴内实，物化充成。烟埃朦郁，见于厚土，大雨时行，湿气乃用，燥政乃辟。其化圆，其气丰，其政静，其令周备，其动濡积并稸，其德柔润重淖，其变震惊飘骤崩溃，其谷稷麻，其畜牛犬，其果枣李，其色黅玄苍，其味甘咸酸，其象长夏，其经足太阴阳明，其脏脾肾，其虫倮毛，其物肌核，其病腹满，四肢不举，大风迅至，邪伤脾也。"

"敦阜之纪"，即土运太过之年，乃言中运土太过而本经自病之纪。

大凡敦阜的年份，称为广化。其德性浑厚而清静，使万物顺时生长乃至充盈，土的至阴之气充实，则万物生化而成形。土运太过，可见土气蒸腾如烟，笼罩于山丘之上，大雨常下，湿气较盛，燥气退避。其化圆满，其气丰盛，其权力为静，其权力的表现是周密而详备，其变动则湿气积聚，其性能柔润，使万物不断得到润泽，其变化则为暴雨骤至，雷霆震动，山崩堤溃，在谷类为稷、麻，在畜类为牛、犬，在果类为枣、李，在颜色为黄、黑、青，在五味是甘、咸、酸，其象征为长夏，在人体的经脉是足太阴、足阳明，在内脏是脾、肾，在虫类是倮虫、毛虫，在物体为人体肌肉和植物果核类，在病变为腹中胀满，四肢沉重，举动不便，由于土运太过，木气来复，所以大风迅速而来，其所见的疾病，多由邪气伤于脾脏。

3.土之将胜之治

土之将胜之治，取《玄珠密语》之记："土之将胜，山石先润，黄埃四起，溽暑乃作，云气乃扰，雾翳乃施，羽音先少，是其候也。于五月迎而取其化源也，先取泻脾之原也。故脾之原出于太白，先以左手按其原穴，得动气乃下针，针至三分，阳之位也，留五呼，应土之数也。以手弹之，气至针下，乃推而针至五分，留五呼，亦应土之数也。是谓引天气而接地气也，针头似动，急出其针，取泻其有余之气，令脾气不盛，勿伤肾也。其用药者，用酸平之，罚土之胜。用咸全之，补肾之衰，勿食其甘物，佐土之胜也。""土之将胜"，意谓长夏季湿气隆盛用事。"脾之原"，即脾经原穴太白。全句意谓"土之将胜"之证及刺法和用药法。

四、岁金太过，坚成之纪

《素问·至真要大论》云："清气大来，燥之胜也，风木受邪，肝病生焉。""清气"，即凉气，即气候干燥之阳明燥金之气。岁金太过之年，"清气大来"，若清气大来，金克木，燥气偏胜，必致木受邪，肝病就发生了。

1.岁金太过

《素问·气交变大论》云："岁金太过，燥气流行，肝木受邪，民病两胁下少腹痛，目赤痛，眦疡，耳无所闻，肃杀而甚，则体重烦冤，胸痛引背，两胁满且痛引少腹，上应太白星，甚则喘咳逆气，肩背痛，尻、阴、股、膝、髀、腨、胻、足皆病，上应荧惑星。收气峻，生气下，草木敛，苍干凋陨，病反暴痛，胠胁不可反侧，咳逆甚而血溢。太冲绝者，死不治。上应太白星。"

"岁金太过"，指金运太过之年。六十年中岁金太过之年有庚午、庚辰、庚寅、庚子、庚戌、庚申六年。

大凡岁金太过之年，从自然气候变化来说，以"燥气流行"，气温偏凉为特点。从人体受病脏腑来说，以肺病及肝胆病多发为特点；从证候性质来说，以燥病为特点。由于胜复的原因，在气候变化上还可以出现热的变化甚至暴热的特殊变化，在病候上还可以出现心的特殊变化。因此，在岁金太过之年，在气候变化上除了考虑凉和燥的变化以外，还要同时考虑火热的变化；在人体疾病的诊断治疗方面，除了考虑肺和肝的病变以外，还要考虑心的病变。

2.坚成之纪

《素问·五常政大论》云："坚成之纪，是谓收引，天气洁，地气明，阳气随，阴治化，燥行其政，物以司成，收气繁布，化洽不终。其化成，其气削，其政肃，其令锐切，其动暴折疡疰，其德雾露萧瑟，其变肃杀凋零，其谷稻黍，其畜鸡马，其果桃杏，其色白青丹，其味辛酸苦，其象秋，其经手太阴阳明，其脏肺肝，其虫介羽，其物壳络，其病喘喝，胸凭仰息。上徵与正商同。其生齐，其病咳，政暴变，则名木不荣，柔脆焦首，长气斯救，大火流，炎烁且至，蔓将槁，邪伤肺也。"

"坚成之纪"，即金运太过之年，此乃言中运金太过而本经自病之纪。六十年中岁运属于金运太过之年者有庚午、庚辰、庚寅、庚子、庚戌、庚申六年。其中除庚午、庚寅、庚子、庚申四年由于是君火或相火司天，火可以克金，可以因此构成平气不计在内以外，六十年中完全属于金运太过之年者只有庚辰、庚戌两年。

大凡坚成的年份，称为收引。天高气爽洁净，地气亦清静明朗，阳气得阴气之助而生化，因为阳明燥金之气当权，于是万物都成熟，但金运太过，秋收之气旺盛四布，以致长夏的化气未尽而顺从收气行令。其化是提早收成，其气是削伐，其权力过于严厉肃杀，表现为刚劲，其在人体之变动为折伤和疮疡、皮肤病，其正常的气候是散布雾露凉风，其物候则为肃杀凋零的景象，在谷类是稻、黍，在畜类是鸡、马，在果类是桃、杏，在颜色是白、青、丹，它化生的五味是辛、酸、苦，其象征为秋天，在人体上相应的经脉是手太阴、手阳明，在内脏是肺与肝，化生的虫类是介虫、羽虫，生成物体属于有皮壳和筋络的一类。如果发生病变，大都为气喘有声及呼吸困难之疾。若遇金运太过而逢火气司天的年份，因为火能克金适得其平，所以说上徵与正商相同。金气得到抑制，则木气不受克制，生气就能正常行令，发生的病变为咳嗽。金运太过的年份气候剧变暴虐，故各种树木受到影响，不能发荣，使得草类柔软脆弱都会焦头，但继之火气来复，好像夏天的气候前来相救，故炎热的天气又流行，蔓草被烧灼而渐至枯槁。人们发生病变，多由邪气伤于肺脏所致。

3.金之将胜之治

金之将胜之治，取《玄珠密语》之记："金之将胜，西风数起，松篁发籁，土生卤臼，地气先燥，山彰白气，肃杀乃作，木凋草萎，角音乃亏，是其兆也。于六月迎而取其化源，即先泻肺之原也。故肺之原，出于太渊，在掌后大筋一寸五分间陷者中，足手太阴所过为原。先以左手，按其原穴，得动气乃下针，至三分阳之位也，留四呼，应金之生数也。以手四面弹之，气至针下，推而进针至五分，留九呼，应金之成数也，是谓引天气而接地气也，得气乃急出之，可泻肺气之有余也，令勿伤肝也。其用药者，即用苦平之，罚金之胜。用酸全之，补肝之衰。勿食其辛物，佐金之胜也。""金之将胜"，意谓秋季燥气隆盛用事。"肺之原"，即肺经原穴太渊。全句表述了金之将胜之年气候、物候、病候及用药、针刺之法。

五、岁水太过，流行之纪

《素问·至真要大论》云："寒气大来，水之胜也，火热受邪，心病生焉。""寒气"，即寒凉之水气。意谓岁水太过之年"寒气大来"，气候十分寒冷。水克火，必致心火受邪，故心病就发生了。

1.岁水太过

《素问·气交变大论》云："岁水太过，寒气流行，邪害心火，民病身热，烦心，躁悸，阴厥，上下中寒，谵妄心痛，寒气早至，上应辰星，甚则腹大胫肿，喘咳，寝汗出，憎风。大雨至，埃雾蒙郁，上应镇星。上临太阳，雨冰雪霜不时降，湿气变物，病反腹满，肠鸣溏泄，食不化，渴而妄冒。神门绝者，死不治。上应荧惑、辰星。"

"岁水太过"，即水运太过之年，此乃言六丙阳年太羽运，水胜火，火受克，火之子土来复之纪。六十年中岁水太过之年有丙寅、丙子、丙戌、丙申、丙午、丙辰六年。

大凡岁水太过之年，从自然气候变化来说，以"寒气流行"，气温较冷为特点。从人体受病脏腑来说，以肾病及心病多发为特点；从病候性质来说，以寒病为特点。由于胜复原因，气候上还可以因湿气来复出现湿的变化或暴热和雨水多的特殊变化；在病候上还可以出现脾病的证候。因此，在岁水太过之年，在气候变化上除了考虑寒的变化以外，还要考虑湿的变化；在人体疾病的诊断治疗方面，除了考虑肾和心的病变外，还要同时考虑到脾的病变。

2.流衍之纪

《素问·五常政大论》云："流衍之纪，是谓封藏，寒司物化，天地严凝，藏政以布，长令不扬。其化凛，其气坚，其政谧，其令流注，其动漂泄沃涌，其德凝惨寒雾，其变冰雪霜雹，其谷豆稷，其畜彘牛，其果栗枣，其色黑丹黅，其味咸苦甘，其象冬，其经足少阴太阳，其脏肾心，其虫鳞倮，其物濡满，其病胀，上羽而长气不化也。政过则化气大举，而埃昏气交，大雨时降，邪伤肾也。

"流衍之纪"，即水运太过之年。六十年中岁运属于水运太过之年者有丙寅、丙子、丙戌、丙申、丙午、丙辰六年。

大凡流衍的年份，物候为封藏。寒气执掌万物的变化，天地间严寒阴凝，闭藏之气行使其权力，火的生长之气不得发扬，其化为凛冽，其气则坚凝，其权力为安静，表现是流动灌注，其活动则或为漂浮，或为下泻，或为灌溉，或为外溢。其性能使阴凝惨淡，寒冷雾气，其气候的变化为冰雪霜雹。在谷类为豆、稷，在畜类是猪、牛，在果类为栗、枣，显露的颜色是黑、朱与黄，化生的五味是咸、苦、甘，其象征为冬天，在人体相应的经脉是足少阴、足太阳，在内脏是肾和心，化生的虫类为鳞虫、倮虫，生成物体属充满液汁、肌肉的一类，发生病变是胀。若逢水气司天，水运更太过，二水相合，火气更衰，故流衍逢上羽，火生长之气更不能发挥作用。如果水行太过，则土气来复，而化气发动，以致地气上升，大雨不时下降，人们发生的病变，由于邪气伤于肾脏。

3.水之将胜之治

水之将胜之治，取《玄珠密语》之记："水之将胜，天色沉阴，鸣鸟不语，太虚暝黯，阳光不治，冷气先至，徵音不及，荧惑不见，是其兆也。于九月应而取其化源也，即先泻肾之原也。故肾之原，出于太溪，在足内踝下足大骨下陷中，是足太阴所过为原也。先以左手，按其原穴，得动气乃下针，针入三分，阳之位也，留一呼，应水之生数也。以手四面弹之，令气至针下，即推而进针至五分，留六呼，应水之成数也，是谓引天气而接地气也。得气即急出之，即泻肾气之有余，无令伤于心气也。其用药者，即用甘以乎之，罚肾气之胜也。用苦全之，补心气之衰也。无令食咸物，佐肾之胜也。""水之将胜"，意谓冬季寒气隆盛用事。"肾之原"，即肾经原穴太溪。全句表述了水之将胜之年气候、物候、病候及用药、针刺之法。

第十四节 五运不及之纪

不及，即运气衰而不足，则克气大行。岁运乙、丁、己、辛、癸五阴干即是。凡属不及之运，则从大寒节后十三日交接，此即《素问·天元纪大论》所说的"运不及，其后至"。五运不及之年，在《素问》之"五常政大论"和"气交变大论"两篇中有详尽的论述。

如《素问·气交变大论》有"其不及何如"的问题，论述了六十年中属于岁运不及之年的自然气候变化以及物化现象，人体受病的脏腑及其临床表现。凡属岁运不及之年，其在自然气候变化上和人体疾病变化上的规律为本气不及则所不胜来乘，所胜反侮。这种分析方法，与前述的岁运太过之年一样，是把天地人作为一个整体来研究，并总结人体疾病的规律。《素问·五常政大论》有"其不及奈何"的问题，该篇论述了岁运不及之年中的气候、物候和人体病候的变化规律。岁运不及之年，气候变化主要表现为气候不能与季节相应，春天里应温不温，夏天里应热不热，长夏里应湿不湿，秋天里应凉不凉，冬天里应寒不寒。人体病候则表现为春天里肝气不及，肺气偏盛；夏天里心气不及，水气上犯；长夏里脾气不及，肝气横逆；秋天里肺气不及，心火上炎；冬天里肾气不及，脾湿失运。这些基本上是以五行乘侮胜复之理加以归纳和说明的，并以此说明气候、物候以及人体病候现象。

一、岁木不及，委和之纪

1.岁木不及

《素问·气交变大论》云："岁木不及，燥乃大行，生气失应，草木晚荣。肃杀而甚，则刚木辟著，柔萎苍干，上应太白星。民病中清，胠胁痛，少腹痛，肠鸣溏泄。凉雨时至，上应太白星，其谷苍。上临阳明，生气失政，草木再荣，化气乃急，上应太白、镇星，其主苍早。复则炎暑流火，湿性燥，柔脆草木焦槁，下体再生，华实齐化。病寒热，疮疡，痱胗，痈痤。上应荧惑、太白，其谷白坚，白露早降，收杀气行，寒雨害物，虫食甘黄。脾土受邪，赤气后化，心气晚治，上胜肺金，白气乃屈，其谷不成，咳而鼽，上应荧惑、太白星。"

"岁木不及"，即木运不及之年，此乃言六丁阴年少角运，木不及，金胜木，木之子火来复之纪。凡是值年天干在五行属木，在十天干的顺序上属于偶数即阴干的，均是木运不及之年。六十年甲子中岁木不及之年有丁卯、丁丑、丁亥、丁酉、丁未、丁巳六年。

大凡属岁木不及之年，从自然气候变化来说，以"燥乃大行"，气温偏凉为特点。从自然界物化现象来说，草木生长不好，晚荣早凋。从人体疾病来说，肝气不及，疏泄失职，而出现"木衰土侮"的病机，因此除了肝本脏疾病外，还可出现脾的病证。由于胜复的原因，后半年会出现"火气来复"的现象，因此在自然气候变化上就可以出现炎热的现象，并会影响到秋天里相应谷物的正常成长和成熟。在人体方面，也可以因气候炎热而发生肺的病变，出现疟疾、咳嗽、鼻衄和皮疹等病。在岁木不及之年，在气候变化上除考虑气候偏凉的问题，还要考虑到湿和热的问题。在疾病的诊治方面，不但要考虑到肝的问题，同时还要考虑到脾和肺的问题。

在岁运不及的年份，尚有乘侮胜复与节气的关系，故《气交变大论》又云："木不及，春有鸣条律畅之化，则秋有雾露清凉之政，春有惨凄残贼之胜，则夏有炎暑燔烁之复，其眚东，其脏肝，其病内舍胠胁，外在关节。"

2.委和之纪

《素问·五常政大论》云："委和之纪，是谓胜生，生气不政，化气乃扬，长气自平，收令乃早，凉雨时降，风云并兴，草木晚荣，苍干雕落，物秀而实，肌肉内充，其气敛，其用聚，其动软戾拘缓，其发惊骇，其藏肝，其果枣李，其实核壳，其谷稷稻，其味酸辛，其色白苍，其畜犬鸡，其虫毛介，其主雾露凄沧，其声角商，其病摇动注恐，从金化也。少角与判商同，上角与正角同，上商与正商同。其病支废，痈肿疮疡，其甘虫，邪伤肝也。上宫与正宫同。萧瑟肃杀，则炎赫沸腾，眚于三，所谓复也。其主飞蠹蛆雉，乃为雷霆。""三"，为肝木的生数。"眚于三"，与"其眚东"同义，即损害春季和东方地区。

"委和之纪"，即木运不及之年，此乃言中运木不及而从金化，金又刑木，木生火之纪。六十年中岁运属于木运而又是不及之年者有丁卯、丁丑、丁酉、丁未四年。

大凡委和的年份，称为胜生。土不畏木，生气不能很好地行使职权，化气发扬，木不能生火，长气自然平静，金胜木，收令于是提早，而凉雨不时下降，风云经常起发，草木不能及时繁荣，并且易于干枯凋落，万物早秀早熟，皮肉充实。其气收敛，其作用拘束，不得曲直伸展。在人体的变动是筋络拘挛无力，或者易于惊骇，其应于内脏为肝，在果类是枣、李，所充实的是核和壳，在谷类是稷、稻，在五味是酸、辛，在颜色是白、苍，在畜类是犬和鸡，在虫类是毛虫、介虫，所主的气候是雾露寒冷之气，在声音为角、商。发生病变常见摇动和恐惧，这是由于木运不及而从金化的关系。所以少角等同于判商。若逢厥阴风木司天，则不及的木运得司天之助，也可以成为平气，所以委和逢上角，则其气化可与正角相同。若逢阳明燥金司天，则木运更衰，顺从金气用事，所以逢上商便和正商相同，在人体可发生四肢痿弱、痈肿、疮疡、生虫等病，这是由于邪气伤肝和火气报复的原因。如正当太阴湿土司天，因土不畏木，亦能形成土气用事，而成为土之平气，所以逢上宫则和正宫相同。故委和的年份，起初是一片萧瑟肃杀的景象，但随之则为火热蒸腾，其灾害应于东方，这是由于金气克木，迫使火气前来报复。火气来复，主多飞虫、蠹虫、蛆虫和雊，木郁火复，则发为雷霆。

二、岁火不及，伏明之纪

1.岁火不及

《素问·气交变大论》云："岁火不及，寒乃大行，长政不用，物荣而下。凝惨而甚，则阳气不化，乃折荣美，上应辰星。民病胸中痛，胁支满，两胁痛，膺背肩胛间及两臂内痛，郁冒蒙昧，心痛暴喑，胸腹大，胁下与腰背相引而痛，甚则屈不能伸，髋髀如别。上应荧惑、辰星，其谷丹。复则埃郁，大雨且至，黑气乃辱，病鹜溏腹满，食饮不下，寒中肠鸣，泄注腹痛，暴挛痿痹，足不任身。上应镇星、辰星。玄谷不成。"

"岁火不及"，指火运不及之年，此言六癸阴年少徵运，火不及，水胜火，火之子土来复之纪。凡是年干属于火运而且在天干排列顺序上为偶数，即阴干的年份，就是火运不及之年。以癸酉年为例，年干是癸，戊癸化火，凡是逢癸之年都是火运。癸在十天干排列顺序上为偶数，属阴干，阴干属不及，因此癸酉年从大运来说便是岁火不及之年。六十年中属于岁火不及之年者有癸酉、癸未、癸巳、癸卯、癸丑、癸亥六年。

大凡属岁火不及之年，从自然气候变化来说，以偏于寒冷为特点；从物化现象来说，农作物由于寒冷不能较好地生长；从人体疾病来说，以心肾虚寒等病比较多发。由于胜复的原因，从气候变化来说，可以出现湿邪偏盛的特殊气候变化；从人体疾病来说还可以出现脾胃湿盛等证候。因此在分析自然气候变化和人体疾病的时候，要综合考虑。

该篇又云："火不及，夏有炳明光显之化，则冬有严肃霜寒之政；夏有惨凄凝冽之胜，则不时有埃昏大雨之复。其眚南，其脏心，其病内舍膺胁，外在经络。""其眚南"，指损害心和南方地区。

2.伏明之纪

《素问·五常政大论》云："伏明之纪，是为胜长。长气不宣，藏气反布，收气自政，化令乃衡，寒清数举，暑令乃薄，承化物生，生而不长，成实而稚，遇化已老，阳气屈伏，蛰虫早藏。其气郁，其用暴，其动彰伏变易，其发痛，其脏心，其果栗桃，其实络濡，其谷豆稻，其味苦咸，其色玄丹，其畜马彘，其虫羽鳞，其主冰雪霜寒，其声徵羽，其病昏惑悲忘，从水化也。少徵与少羽同，上商与正商同，邪伤心也。凝惨凛冽，则暴雨霖霆，眚于九，其主骤注，雷霆震惊，沉阴淫雨。""九"是火的成数。

"伏明之纪"，指火运不及之年，六十年中岁运属于火运不及者，有癸酉、癸未、癸卯、癸巳、癸丑、癸亥六年。

大凡伏明的年份，称之为胜长。因长气不得发扬，藏气反见布散，收气也擅自行使职权，化气被平定而不能发展，故寒冷之气常现，暑热之气衰薄，万物虽承土的化气而生，但因火运不足，虽生而不能成长，虽能结实，然而很小，乃至生化的时候，已经衰老，阳气屈伏，蛰虫早藏。火气郁结，所以当其发作时，必然暴烈，其变动每隐现多变，在人体病发为痛，其应于内脏为心，其在果类为栗和桃，其所充实的是络和液汁，在谷类为豆和稻，在五味为苦和咸，在颜色为玄和丹，在畜类为马和猪，在虫类是羽虫、鳞虫，在气候主冰雪霜寒，在声音为徵、羽，若发生病变则为精神错乱，悲哀易忘，这是火运不及而从水化的原因。所以少徵和少羽相同。若逢阳明燥金司天，因金不畏火，形成金气用事，而成为金之平气，所以伏明逢上商则与正商相同。所发之病，是由于邪气伤心，火运衰，所以有阴凝惨淡，寒风凛冽的现象，但随之而暴雨不止。其灾害应于南方，土气来复，以致暴雨下注，雷霆震惊，乌云蔽日，阴雨连绵。

三、岁土不及，卑监之纪

1.岁土不及

《素问·气交变大论》云："岁土不及，风乃大行，化气不令，草木茂荣。飘扬而甚，秀而不实，上应岁星。民病飧泄霍乱，体重腹痛，筋骨繇复，肌肉腘酸，善怒。藏气举事，蛰虫早附，咸病寒中。上应岁星镇星，其谷黅。复则收政严峻，名木苍凋，胸胁暴痛，下引少腹，善太息。虫食甘黄，气客于脾，黅谷乃减，民食少失味。苍谷乃损，上应太白、岁星。上临厥阴，流水不冰，蛰虫来见。藏气不用，白乃不复，上应岁星，民乃康。"

"岁土不及"，指土运不及之年，此言六己阴年少宫运，土不及，木胜土，土之子金来复之纪。凡是年干属于土运而且在天干排列的顺序上是偶数即阴干的年份，就是土运不及之年。以己巳年为例。己巳年的年干是己，甲己化土，凡是逢己之年都是土运，己在十天干的排列顺序上属于偶数，即阴干，阴干属于不及，因此己巳年从大运来说便是土运不及之年。六十年中属于土运不及之年有己巳、己卯、己丑、己亥、己酉、己未六年。

大凡属岁土不及之年，从自然气候变化来说，偏于干燥，雨水不足，风气偏胜；从农作物的生长来说，以"秀而不实"为特点；从人体疾病情况来看，以肝脾等病候多见。由于胜复乘侮方面的原因，还可以出现寒凉偏胜的特殊气候变化，及肺肾等脏腑的特殊病理变化，因此，在分析自然气候变化和人体疾病的时候，要予以综合考虑和分析。

该篇又云："土不及，四维有埃云润泽之化，则春有鸣条鼓拆之政；四维发振拉飘腾之变，则秋有肃杀霖霆之复。其眚四维，其脏脾，其病内舍心腹，外在肌肉四肢。"因"土载四行"，土为万物之母，土气不及，木、火、金、水四行也受损害，故云"其眚四维"。

2.卑监之纪

《素问·五常政大论》云："卑监之纪，是谓减化。化气不令，生政独彰，长气整，雨乃愆，收气平，风寒并兴，草木荣美，秀而不实，成而秕也。其气散，其用静定，其动疡溃痈肿，其发濡滞，其脏脾，其果李栗，其实濡核，其谷豆麻，其味酸甘，其色苍黄，其畜牛犬，其虫倮毛，其主飘怒振发，其声宫角，其病留满痞塞，从木化也。少宫与少角同，上宫与正宫同，上角与正角同。其病飧泄，邪伤脾也。振拉飘扬，则苍干散落，其眚四维。其主败折虎狼，清气乃用，生政乃辱。"

"卑监之纪"，指土运不及之年，为中运土不及而从木化，风又胜之之纪。六十年中岁运属于土运不及之年者，有己巳、己卯、己丑、己亥、己酉、己未六年。除己丑、己未两年为平气不计在内外，实际上只有四年。

大凡卑监的年份，秋为减化。土得化气不得其令，而木的生气独旺，长气自能完整如常，雨水不能及时下降，收气平定，风寒升起，草木虽繁荣美丽，但秀而不能成实，所成的只是空壳或不饱满的一类东西。其气散漫，其作用不足而过于静定，在人体的变动为病发疮疡脓多溃烂痈肿，并发展为水气不行，其所应的内脏是脾，在果类是李和栗，所充实的是液汁和核，在谷类是豆和麻，在五味是酸、甘，在颜色是苍、黄，在畜类是牛和犬，在虫类是倮虫毛虫，因木胜风动，有振动摧折之势，在声音为宫、角，在人体发病为胀满痞满不通，这是土运不及而从木化的关系。所以少宫和少角相同。若逢太阴湿土司天，虽土运不及，但得司天之助，也可成为平气，所以卑监逢上宫则和正宫相同。若逢厥阴风木司天，则土运更衰，顺从木气用事，而成为木之平气，所以逢上角则和正角相同。在发病来讲，消化不良的泄泻，是邪气伤脾的关系。土衰木胜，所以见风势振动，摧折飘扬的现象，随之而草木干枯凋落。其灾害应于中宫而通于四方。金气来复，所以又主败坏折伤，有如虎狼之势，清气发生作用，生气便被抑制而不能行使权力。

四、岁金不及，从革之纪

1.岁金不及

《素问·气交变大论》云："岁金不及，炎火乃行，生气乃用，长气专胜，庶物以茂，燥烁以行，上应荧惑星。民病肩背瞀重，鼽嚏，血便注下。收气乃后，上应太白星，其谷坚芒。复则寒雨暴至，乃零冰雹霜雪杀物，阴厥且格，阳反上行，头脑户痛，延及囟顶，发热。上应辰星，丹谷不成。民病口疮，甚则心痛。"

"岁金不及"，指金运不及之年，为六乙阴年少商金运不及，火胜金，金之子水来复之之纪。凡是年干属于金运而在天干排列顺序上是阴干偶数的年份，就是金运不及之年。以乙丑年为例：乙丑年的年干是乙，乙庚化金，凡是逢乙之年都是金运。乙在十天干的排列顺序上为偶数，属于阴干，阴干为不及，因此乙丑年从大运上来说便是金运不及之年。六十年中属于金运不及之年共有乙丑、乙亥、乙酉、乙未、乙巳、乙卯六年。

大凡属"岁金不及"之年，从自然气候变化来说，气候偏于炎热，以火气偏胜为特点；从物化现象上来说，长势较好，但由于天热天旱的原因，容易枯萎，收成不好；从人体疾病来说，以肺病、心病等为多见。由于胜复乘侮的原因，还可以出现暴冷的特殊气候变化，也可以出现肾、膀胱等脏腑的病候。

该篇又云："金不及，夏有光显郁蒸之令，则冬有严凝整肃之应；夏有炎烁燔燎之变，则秋有冰雹霜雪之复。其昚西，其脏肺，其病内舍膺胁肩背，外在皮毛。""其眚西"，岁金不及之年，受损害的是肺脏和西方地区。

2.从革之纪

《素问·五常政大论》云："从革之纪，是谓折收。收气乃后，生气乃扬，长化合德，火政乃宣，庶类以蕃。其气扬，其用躁切，其动铿禁瞀厥，其发咳喘，其脏肺，其果李杏，其实壳络，其谷麻麦，其味苦辛，其色白丹，其畜鸡羊，其虫介羽。其主明曜炎烁，其声商徵，其病嚏咳鼽衄，从火化也。少商与少徵同，上商与正商同，上角与正角同。邪伤肺也。炎光赫烈，则冰雪霜雹，眚于七。其主鳞伏彘鼠，岁气早至，乃生大寒。""七"是洛书金数，代表西方和秋季。"眚于七"，谓金运不及之年，受损害的是秋季和西方。

"从革之纪"，指金运不及之年，因中运金不及而从火化。六十年中，岁运属于金运不及者，有乙丑、乙亥、乙酉、乙未、乙巳、乙卯六年。其中除乙酉、乙卯两年为阳明燥金司天可以构成平气不计算在内以外，实际属于岁金不及之年只有四年。

大凡从革的年份，称为折收。收气不能及时，生气得以发扬，长气和化气合而相得，于是火得以施行其权力，万物繁盛。其气发扬，其作用急躁，在人体的变动发病为咳嗽失音、烦闷气逆，进而发展为咳嗽气喘，其应于内脏为肺，在果类是李和杏，其所充实的是壳和络，在谷类是麻和麦，在五味是苦与辛，在颜色是白和红，在畜类是鸡和羊，在虫类是介虫、羽虫。因为金虚火胜，主发光灼热，在五音是商、徵，若发生病变则为喷嚏、咳嗽、鼻塞、流涕、衄血等病候，这是因金运不及而从火化。所以少商和少徵相同。若逢阳明燥金司天，金运虽不及，但得司天之助，也能变为平气，所以逢上商就和正商相同。若逢厥阴风木司天，因金运不及，木不畏金，亦能形成木气用事而成为木之平气，所以逢上角便和正角相同。其病变是由于邪气伤于肺脏。金衰火旺，所以火势炎热，但随之见冰雪霜雹，其灾害应于西方或秋天，这是水气来复，故鳞虫、猪、鼠伏藏，冬藏之气提早而至，于是发生大寒。

五、岁水不及，涸流之纪

1. 岁水不及

《素问·气交变大论》云："岁水不及，湿乃大行，长气反用，其化乃速，暑雨数至，上应镇星。民病腹满身重，濡泄寒疡流水，腰股痛发，腘腨股膝不便，烦冤足痿清厥，脚下痛，甚则胕肿。藏气不政，肾气不衡，上应镇星、辰星，其谷秬。上临太阴，则大寒数举，蛰虫早藏，地积坚冰，阳光不治，民病寒疾于下，甚则腹满浮肿，上应镇星、荧惑，其主黅谷。复则大风暴发，草偃木零，生长不鲜，面色时变，筋骨并辟，肉𬸚瘛，目视𥉂𥉂，物疏璺，肌肉胗发，气并膈中，痛于心腹。黄气乃损，其谷不登，上应岁星。"

"岁水不及"，指水运不及之年，为六辛阴年少羽运，水不及，则土胜水，水之子木来复之之纪。凡是年干属于水运而在天干排列顺序上为偶数，即阴干的年份，就是水运不及之年。以辛未年为例，辛未年的年干是辛，丙辛化水，凡是逢辛之年都是水运，辛在十天干的排列顺序上属于偶数即阴干，阴干属于不及，因此辛未年从大运来说便是水运不及之年。六十年中属于水运不及之年有辛未、辛巳、辛卯、辛丑、辛亥、辛酉六年。

大凡属岁水不及之年，从自然气候变化来说，以偏于潮湿，雨水较多为其特点；从物化现象来说，以生长较快为其特点；从人体疾病来说，以脾病、肾病为多见。由于胜复的原因，在自然界还可以出现大风、暴风的气候变化；在物候上可以因大风而出现草偃木零的物候现象；在人体疾病上还可以出现肝气横逆或肝失疏泄的病候。

该篇尚云："水不及，四维有湍润埃云之化，则不时有和风生发之应；四维发埃昏骤注之变，则不时有飘荡振拉之复。其眚北，其脏肾，其病内舍腰脊骨髓，外在溪谷踹膝。""其眚北"，意谓水运不及之年，多损伤肾脏和北方地区。

2.涸流之纪

《素问·五常政大论》云："涸流之纪，是谓反阳。藏令不举，化气乃昌，长气宣布，蛰虫不藏，土润水泉减，草木条茂，荣秀满盛。其气滞，其用渗泄，其动坚止，其发燥槁，其脏肾，其果枣杏，其实濡肉，其谷黍稷，其味甘咸，其色黅玄，其畜彘牛，其虫鳞倮，其主埃郁昏翳，其声羽宫，其病痿厥坚下，从土化也。少羽与少宫同，上宫与正宫同。其病癃闭，邪伤肾也。埃昏骤雨，则振拉摧拔，眚于一，其主毛显狐狢，变化不藏。""一"是洛书水生数，方位属北方，季节属冬季，脏腑属肾。"眚于一"，即水运不及之年，受损害的是北方、冬季、肾脏。

"涸流之纪"，指水运不及之年，中运水不及而从土化之纪。六十年中岁运属于水运不及之年者有辛未、辛巳、辛丑、辛卯、辛亥、辛酉六年。其中除辛亥年因为年支的五行属性为水，可以因此构成平气以外，实际上岁水不及之年只有五年。

大凡涸流的年份，称为反阳。藏气衰弱，不能行使其封藏的权力，化气因而昌盛，长气反见宣行而布达于四方，蛰虫应藏而不藏，土润泽而泉水减少，草木条达茂盛，万物繁荣秀丽而丰满。其气不得流畅，故其作用为渗泄，其变动为癥结不行，发病为干燥枯槁，其应内脏为肾。在果类为枣、杏，所充实的是汁液和肉，在谷类是黍和稷，在五味是甘、咸，在颜色是黄、黑，在畜类是猪、牛，在虫类是鳞虫、倮虫。水运衰，土气用事，故有尘土昏郁的现象。在声音为羽、宫音，在人体的病候为痿厥和下部的癥结，这是水运不及而从土化的关系，所以少羽和少宫相同。若逢土气司天，则水运更衰，顺从土气用事，所以涸流逢上宫与正宫相同。其病见大小便不畅或闭塞不通，是邪气伤于肾脏。因水运不及，故尘埃昏蔽，或骤然下雨，但随之反见大风振动，摧折倒拔，其灾害应于北方，这是因为木气来复，所以又见毛虫狐狢，善于变动而不主闭藏。

第十五节　五运郁发之纪

《素问·六元正纪大论》有五运六气"郁极乃发，待时而作"的论题，并记云："五常之气，太过不及，其发异也。"续云："太过者暴，不及者徐；暴者病甚，徐者病持。"五运，指木、火、土、金、水五气的运行。若五运被郁到极度时，本身就会发生反克现象，如水克火，水气太甚，火气被郁到极度，本身可穿破水的约束而成火势燎原，此即文中所讲的"郁极乃发，待时而作"。这种现象叫作"郁发"，也叫作复气，即被克的一方本身起来报复。由此可知，"复"字又理解为恢复之义，即经过人体的自调重新恢复到正常的状态。这种自控调节，是《内经》对自然和人体认识的一个基本观点。五运之气的太过和不及，造成的"郁发"情况不同，故文中有"五常之气，太过不及，其发异也"的表述。岁运太过之年，称为"太过者暴"；岁运不及之年，称为"不及者徐"。"暴"者猛烈病重，"徐"者缓慢缠绵。

因此，五运之复，有土郁、金郁、水郁、木郁、火郁之发。而五郁的治疗原则，《六元正纪大论》有"木郁达之，火郁发之，土郁夺之，金郁泄之，水郁折之"之论。

一、土郁之发

《素问·六元正纪大论》云："土郁之发，岩谷震惊，雷殷气交，埃昏黄黑，化为白气，飘骤高深，击石飞空，洪水乃从，川流漫衍，田牧土驹。化气乃敷，善为时雨，始生始长，始化始成。故民病心腹胀，肠鸣而为数后，甚则心痛胁膜，呕吐霍乱，饮发注下，胕肿身重。云奔雨府，霞拥朝阳，山泽埃昏，其乃发也。以其四气，云横天山，浮游生灭，怫之先兆。"

"土郁"，指土气被郁。"土郁之发"，指土气被郁至极而发作。从岁运来说，凡属木运太过之年或土运不及之年均可以由于木来乘土而出现土郁现象。郁发有两种情况：其一，木运太过之年，风气偏胜，可以出现土郁现象。土运不及之年，木气来乘，也可以出现风气偏胜发生土郁现象。其二，从岁气来说，客气厥阴风木之气主时，也可以因风气偏胜，太阴湿土之气被郁而出现土郁现象。土被郁到了极度，就可以由郁而发。

上段经文表述了土气郁而发作起来，山岩深谷惊动，雷声震于气交，尘埃黄黑昏暗，湿气蒸发化为白气，疾风骤雨发生于高山深谷，落在岩石上反向天空飞溅，山洪暴发，河水蔓延，水退之后，田野之间土石嵬然，好像一群放牧的马。土的报复之气发作之后，化气方始得以敷布，云雨及时，万物生长化成。湿云奔向雨府，早晨的太阳常有云霞拱拥，山泽之间有昏蒙之气，这是土郁开始发作的现象。其发作的时间是在四之气时，云气横于半山，或浮或游，或出或没，是其将发之先兆。土郁之发，人们多患心腹胀满，肠鸣而频频不利，甚至心痛胁胀，呕吐霍乱，痰饮，泄泻，肌肤浮肿，身体困重等。

关于五气之抑郁，张介宾有"天地有五运之郁，人身有五脏之应，郁则结聚不行，乃致当升不升，当降不降，当化不化，而郁病作矣"之论。"郁之甚者，治之奈何？"《素问·六元正纪大论》有详尽的论述。关于土气郁发之治，该篇谓"土郁夺之"。"土郁"，即土气被郁。从自然气候变化来讲，长夏应湿而不湿，长夏应化而不化叫土郁。从人体来讲，热结于里，胃家邪实，或脾为湿困壅滞不通，也叫土郁。"夺"，王冰注："夺，谓下之，令无拥碍也。"张介宾注："夺，直取之也。凡土郁之病，湿滞之属也，其脏应脾胃，其主在肌肉四肢，其伤在胸腹，土畏壅滞，凡滞在上者夺其上，吐之可也。滞在中者，夺其中，伐之可也。滞在下者，夺其下，泻之可也。凡此皆谓之夺，非独止于下也。"土郁夺之",意谓人体出现运化失职而在临床上表现为里实证时,在治疗上则应采取吐法或下法以夺其邪。《素问·阴阳应象大论》云:"其高者,因而越之。""中满者,泻之于内。"

二、金郁之发

《素问·六元正纪大论》云:"金郁之发,天洁地明,风清气切,大凉乃举,草树浮烟,燥气以行,霜雾数起,杀气来至,草木苍干,金乃有声。故民病咳逆,心胁满引少腹,善暴痛,不可反侧,嗌干面尘,色恶。山泽焦枯,土凝霜卤,怫乃发也。其气五,夜零白露,林莽声凄,怫之兆也。"

"金郁之发",乃火胜制金,而金郁待时而发之谓。"金郁",指金气被郁。从岁运来说,凡属火运太过之年或金运不及之年,均可以由于火来乘金,热可胜凉,而出现金郁的现象。火运太过之年,火气偏胜,可以出现金郁现象。金运不及之年,火气来乘,也可以出现火气偏胜,发生金郁现象。从岁气来说,客气少阴君火或少阳相火主时之时,也可以因火气偏胜而使阳明燥金之气被郁,金被郁到了极度也就可以由郁而发。

上段经文表述了金气郁发,天气高爽,地气明净,风气清凉急切,草木之间产生浮烟,燥气流行,浓雾时起,肃杀之气一到,草木凋谢干枯,西风声厉。所以人们伤于秋燥,山泽干枯,地面凝霜如卤碱,这是金郁开始发作的现象。其发作的时间是在五之气时,夜降白露,丛林深处风声凄切,是将发之先兆。其导致的疾病,多见咳嗽气逆,心胁胀满连及少腹,时时剧烈疼痛,不可转侧翻身,咽喉干燥,面色憔悴如蒙灰尘等。

关于金气郁发之治,该篇有"金郁泄之"之论。从自然气候变化来讲,秋应燥而反湿,秋应凉而反热,秋应收而不收,叫金郁。从人体来讲,肺气失宣,治节不行,气滞内停,浮肿尿少,也叫金郁。"泄",张介宾注云:"泄,疏利也,凡金郁之病,为敛为闭，为燥为塞之属也。其脏应肺与大肠，其主在皮毛声息，其伤在气分，故或解其表，或破其气，或通其便，凡在表在里，在上在下，皆可谓之泄也。""金郁泄之"，意谓人体出现肺气失宣或肺失肃降而在临床上表现为气滞水停、浮肿尿少等病候时，在治疗上则应采取发汗、利小便的方法。

三、水郁之发

《素问·六元正纪大论》云："水郁之发，阳气乃辟，阴气暴举，大寒乃至，川泽严凝，寒氛结为霜雪，甚则黄黑昏翳，流行气交，乃为霜杀，水乃见祥。故民病寒客心痛，腰脽痛，大关节不利，屈伸不便，善厥逆，痞坚，腹满。阳光不治，空积沉阴，白埃昏暝，而乃发也。其气二火前后。太虚深玄，气犹麻散，微见而隐，色黑微黄，怫之先兆也。"

"水郁之发"，此言土胜制水，而水郁待时而发。"水郁"，指水气被郁。从岁运来说，凡属土运太过之年或水运不及之年，均可以由于土来乘水而出现水郁现象。土运太过之年，湿气偏胜，可以出现水郁现象。水运不及之年，土气来乘，也可以出现湿气偏胜，发生水郁现象。从岁气来说，客气在泉之气为太阴湿土时，也可以因湿气偏胜而使太阳寒水之气被抑而出现水郁现象，水被郁到了极度，就可以由郁而发。

此段经文表述了水郁而发时，阳气退避，阴气急起，极寒之气到来，河泽结冰，寒露结成霜雪，甚至昏暗浑浊之气流行于气交之中，而杀害万物，从水就可以发现某些征兆。阳气不振，天气阴沉，昏浊之气蒙蔽天空，这是水郁开始发作的现象。发作的时令是君火与相火当令之前后。天色深远，光明之中有微黄黑色之气，犹如散麻一样，隐约可见，是其将发之兆。水郁之发，多因感受寒邪而患心痛，腰臀部疼痛，大关节活动困难，屈伸不便，时时厥逆，腹中胀满痞硬等病候。

关于水气郁发之治，该篇尚有"水郁折之"之论。从自然气候变化来说，冬季应寒而不寒，应藏而不藏，叫作水郁。从人体来讲，肾脏失职，水气上逆，也叫水郁。"折"，张介宾注云："折，调制也。凡水郁之病，为寒为水之属也。水之本在肾，水之标在肺，其伤在阳分，其反克在脾胃，水性善流，宜防泛滥。凡折之之法，如养气可以化水，治在肺也；实土可以利水，治在脾也；壮火可以胜水，治在命门也；自强可以帅水，治在肾也；分利可以泄水，治在膀胱也。凡此皆谓之折，岂独抑之而已哉。""水郁折之"，意谓人体在病因作用下而出现肾脏失职，水饮潴留，横溢上逆，在治疗上则应根据水病病机，采取或养气，或实土，或壮火，或补肾，或泄水的治疗方法，以使水的运行恢复正常。

四、木郁之发

《素问·六元正纪大论》云："木郁之发，太虚埃昏，云物以扰，大风乃至，屋发折木，木有变。故民病胃脘当心而痛，上支两胁，膈咽不通，食饮不下，甚则耳鸣眩转，目不识人，善暴僵仆。太虚苍埃，天山一色，或气浊色黄黑，郁若横云不起，雨而乃发也。其气无常。长川草偃，柔叶呈阴，松吟高山，虎啸岩岫，怫之先兆也。"

"木郁之发"，此言金胜制木，而木郁之，待时而发之候。"木郁"，即木气被郁。从岁运来说，金气太过之年可以由于金气偏胜，金来乘木而产生木郁现象。木运不及之年，也可以由于木气不及，金气来乘而产生木郁现象，从岁气来讲，如果客气是阳明燥金，也可以由于客胜主而产生木郁现象。木郁至极就可以因郁而发，反侮其所不胜之气，而表现出风气偏胜的气候及物候。

此段经文表述了木气郁而发作起来，可见尘土飞扬，天昏地暗，云层扰动，大风来到，房屋倒塌，树木折断，此皆木气暴发之景象。天空昏暗，天与山呈一样的颜色，或天气浑浊，黄黑之气郁结不散，横云而没有雨水下降，这是木郁开始发作的现象。风气发作的时间是不固定的，如草被风吹而偃伏，柔软的叶子反转而呈现出背面，高山岩岫之间的风声有如松吟虎啸，是其发作的先兆。木郁之发，临床多见胃脘当心疼痛，上连两胁胀满，咽喉膈塞不通，饮食不能下咽，甚至耳鸣头眩，眼花目不识人，好发猝然僵仆等。

关于木气郁发之治，该篇有"木郁达之"之论。从自然气候变化来说，春应温而反凉，春应生而不生，叫作木郁。从人体疾病来讲，因肝的疏泄失职，气血运行不畅，郁结不通，也叫木郁。"达"，即通达条畅。"木郁达之"，意谓人体在病因作用下肝的疏泄失职，气血运行不畅，郁结不通，在治疗上则应采取疏肝理气导滞之法，使气血得以通畅。盖因肝体阴而用阳，主疏泄，恶抑郁，故云"木郁达之"。对此，张介宾注云："达，畅达也。凡木郁之病，风之属也，其脏应肝胆，其经在胸胁，其主在筋爪，其伤在脾胃，在血分，然木喜条畅，故当疏其脏，但使脏气得以通行，皆谓之达。"

五、火郁之发

《素问·六元正纪大论》云："火郁之发，太虚肿翳，大明不彰，炎火行，大暑至，山泽燔燎，材木流津，广厦腾烟，土浮霜卤，止水乃减，蔓草焦黄，风行惑言，湿化乃后。故民病少气，疮疡痈肿，胁、腹、胸、背、面、首、四支膜愤，胪胀，疡痱，呕逆，瘈疭，骨痛，节乃有动，注下，温疟，腹中暴痛，血溢流注，精液乃少，目赤，心热，甚则瞀闷懊憹，善暴死。刻终大温，汗濡玄府，其乃发也。其气四，动复则静，阳极反阴，湿令乃化乃成，华发水凝，山川冰雪，焰阳午泽，怫之先兆也。"

"火郁之发"，此言水胜制火，火郁之待时而发。"火郁"，即火气被郁。从岁运来说，水运太过之年可以由于水气偏胜，水来乘火而产生火郁现象。火运不及之年，也可以由于火运不及，水气来乘而产生火郁现象。从岁气来说，如果客气是太阳寒水，也可以由于客胜主，致水克火而发生火郁现象。火郁至极就可以因郁而发，反侮其所不胜之气，而表现出火气偏胜的气候及物候。火郁之发时，在自然界气候、物候及人体病候上，发生反常变化。

大凡火郁之时，天空曛翳昏昧，太阳反而不甚光明，炎火流行，暑热之气到来，山泽之间热如火烤，树木的津液被蒸而丧失，高屋大厦之中犹如烟熏，地面浮现如霜卤之色，池水日渐减少，苍绿色的蔓草变为焦黄，热盛风生，以致言语声音听不清，湿气后期而至。寅时应该凉爽而反大热，汗液不断从汗孔流出，这是火郁开始发作的现象。发作的时间是在四之气。动后必静，阳之极反为阴，而后湿土之气敷布，则万物因而化成。花开之时，又见河水结冰，雪霜降地，则火气正被抑郁，若见南方之池塘有阳气上腾，是其将发之先兆。火郁之发，人们多见呼吸气短，疮疡痈肿，胁、腹、胸、背、头面、四肢胀满不舒，疮疡痱疹，呕逆，四肢抽搐，骨节游走疼痛，泄泻，温疟，腹中急剧疼痛，血热妄行，出血如流，津液减少，目红赤，心中烦热，甚至昏蒙烦闷，心中懊恼不宁，容易猝然死亡等。

关于火郁之治，该篇有"火郁发之"之论。"火郁"，即火郁于里。从自然气候变化来讲，夏应热而反寒，夏应长而不长叫火郁。从人体来讲，寒束于表，热郁于里，表寒里热，也叫作火郁。"发"，王冰注云："发谓汗之，令其疏散也。"张介宾注云："发，发越也。凡火郁之病，为阳为热之属也，其脏应心主、小肠、三焦，其主在脉络，其伤在阴分，凡火所居，其有结聚敛伏者，不宜蔽遏，故当因其势而解之、散之、升之、扬之，如开其窗，如揭其被，皆谓之发，非独止于汗也。""火郁发之"，意谓人体在病因作用下，寒束于表，热郁于里时，在治疗上则应采取发散（发汗）的方法。对此，《素问·生气通天论》有"体若燔炭，汗出而散"之论。

第十六节　六气常变之纪

运气学说认为：风、寒、暑、湿、燥、火等自然气候的作用，与自然界物候现象密切相关。自然气候在正常情况下，有利于万物的生长发育，若反常就会形成灾害。《内经》中的这种有常有变，以常测变的观点，体现在中医学中的各个方面。

对于六气具体常与变，《素问·六元正纪大论》分别有六气之常及六气之变的论述。

《素问·六元正纪大论》云："厥阴之上，风气主之；少阴之上，热气主之；太阴之上，湿气主之；少阳之上，相火主之；阳明之上，燥气主之；太阳之上，寒气主之。所谓本也，是谓六元。"由此可知："六元"即风、热、火、湿、燥、寒六气。讲的是六气在六十年周期正常的变化规律，名曰"正纪"，故而篇名《六元正纪大论》。

六气的变化，有正常之化，有异常之变，今就其十二种常化，以说明万物与六气的密切关系。六气的作用是德、化、政、令，万物的表现亦是德、化、政、令，而六气所在的位置，有高下、前后、中外之异，万物的变化，亦随之有高下、前后、中外的不同。故该篇有"凡此十二变者，报德以德，报化以化，报政以政，报令以令，气高则高，气下则下，气后则后，气前则前，气中则中，气外则外，位之常也。故风胜则动，热胜则肿，燥胜则干，寒胜则浮，湿胜则濡泄，甚则水闭胕肿，随气所在以言其变耳"的记载。

一、六气之常

1.时化之常

《素问·六元正纪大论》云："夫气之所至也，厥阴所至为和平，少阴所至为暄，太阴所至为埃溽，少阳所至为炎暑，阳明所至为清劲，太阳所至为寒雰，时化之常也。"表述的是四时应当见到的正常气候特征。

"厥阴"，此处指初之气，亦即在每年大寒以后至春分以前，大约在农历十二月中旬至二月中旬这一段时间，厥阴风木主时。意谓在六气季初之气时，在正常情况之下，春风和缓，吹面不寒。

"少阴"，此处指二之气，亦即在每年春分以后至小满以前，大约在农历二月中旬至四月中旬，少阴君火主时。"暄"，指温热。意谓在六气季二之气时，气温逐渐升高，天气开始转向温热。

"太阴"，此处指四之气，亦即在大暑以后至秋分以前，大约在农历六月中旬至八月中旬，太阴湿土主时。以太阴列于少阳之前者，谓土气分旺于四季之谓。"埃溽"，指潮湿。意谓在六气季四之气时，天气潮湿，雨水偏多。

"少阳"，此处指三之气，亦即在小满以后至大暑以前，大约在农历四月中旬至六月中旬，即少阳相火主时。"炎暑"，即炎热。意谓在六气季三之气时，气候炎热。故谓："少阳所至为炎暑。"

"阳明"，此处指五之气，亦即在秋分以后至小雪以前，大约在农历八月中旬至十月中旬，阳明燥金主时。"清劲"，指天气清凉劲切。意谓在六气季五之气时，天气转向清凉，西风劲切。

"太阳"，此处指终之气，亦即在小雪以后至大寒以前，大约在农历十月中旬至十二月中旬，太阳寒水主时。意谓在六气季终之气时，天气寒冷。故谓："太阳所至为寒雰。"

"时"，指时令；"化"，指气候变化；"常"，指正常。"时化之常"，指上述为全年气候的正常变化情况。

综上所述，四时六气正化之常候，厥阴之气当为天气和平，少阴之气当为天气温暖，太阴之气当为地面湿润，少阳之气当为天气炎热，阳明之气当为天气清净劲切，太阳之气当为天气寒冷。此即"时化之常也"，王冰注云："四时气正化之常候。"

2. 司化之常

《素问·六元正纪大论》云："厥阴所至为风府，为璺启；少阴所至为火府，为舒荣；太阴所至为雨府，为员盈；少阳所至为热府，为行出；阳明所至为司杀府，为庚苍；太阳所至为寒府，为归藏。司化之常也。"

"厥阴"，指风化之气。"府"，有所在地或住宅、府库之义。"风府"，即风多之处，亦可解释为风气偏胜之时。"璺启"指植物萌芽破土而出。"厥阴所至为风府，为璺启"，意谓在这段时间中风气偏胜，植物开始萌芽生长。

"少阴"，指火化之气。"火府"，指热气偏胜之时。"少阴所至为火府，为舒荣"，意谓在这段时间中热气偏胜，植物生长欣欣向荣。

"太阴"，指湿化之气。"雨府"，指雨水较多，湿气偏胜之时。"太阴所至为雨府，为员盈"，意谓在这段时间中，雨水较多，湿气偏胜，植物生长至此已经充实成熟。

"少阳"，指热化之气。"热府"，与"火府"同义，指气候炎热之时。"少阳所至为热府，为行出"，意谓在这一段时间中，天气十分炎热，植物生长显著而茂盛。

"阳明"，指燥化之气。"司杀府"，指天气清凉，树凋叶落之时。"阳明所至为司杀府，为庚苍"，意谓在这一段时间中，气候由热转凉，植物生长缓慢，由欣欣向荣而变为树凋叶落，一片萧条。

"太阳"，指寒化之气。"寒府"，指天气严寒之时。"太阳所至为寒府，为归藏"，意谓在这一段时间中，植物停止生长，动物也避寒就温匿伏起来。

"司",指职司;"化",指化生;"常",指正常。"司化之常",指上述风、火、湿、热、燥、寒六气,各有其所属的时令及正常的职能。

综上所述,四时六气各有所主,乃万物正常的变化,故厥阴之气到来,风化会聚,使万物萌芽始生;少阴之气到来,火化会聚,使万物欣欣向荣;太阴之气到来,雨化会聚,使万物肥满丰盛;少阳之气到来,热化会聚,使万物的阳气尽达于外,充实成熟;阳明之气到来,肃杀之化会聚,使草木变为苍老之色;太阳之气到来,寒化会聚,使万物之生机内伏潜藏。此即"司化之常也",故张介宾注云:"司,主也。六气各有所主,乃正化之常也。"

3.气化之常

《素问·六元正纪大论》云:"厥阴所至为生,为风摇;少阴所至为荣,为形见;太阴所至为化,为云雨;少阳所至为长,为蕃鲜;阳明所至为收,为雾露;太阳所至为藏,为周密。气化之常也。"

"厥阴",指厥阴风木主时。"厥阴所至为生,为风摇",意谓在此时,从天气变化来说多风,从物候变化来说主萌芽生长。

"少阴",指少阴君火主时。"少阴所至为荣,为形见",意谓在此时,由于天气逐渐转热,植物生长显著。

"太阴",指太阴湿土主时。"太阴所至为化,为云雨",意谓在此时,天气炎热而潮湿,植物生长已经成熟。

"少阳",指少阳相火主时。"少阳所至为长,为蕃鲜",意谓在此时,由于天气炎热,阳气大盛,所以植物生长繁茂。

"阳明",指阳明燥金主时。"阳明所至为收,为雾露",意谓在此时,植物由生长成熟进入收取阶段。天气转为清凉,树凋叶落,自然界出现一片收敛现象。

"太阳"，指太阳寒水主时。"太阳所至为藏，为周密"，意谓在此时，天气严寒，一般植物停止生长，有些小动物也蛰伏起来准备过冬，整个自然界处于闭藏状态。

"气"，指气候；"化"，指化生；"常"，指正常。"气化之常"，意谓风、火、湿、热、燥、寒六气与生、长、化、收、藏密切相关，表述的是自然界气候和物候的正常变化。

综上所述，六气与生物的生、长、化、收、藏规律密切相关，四时各有所化。厥阴之气到来，万物发生，和风飘荡；少阴之气到来，万物荣盛，形态显露；太阴之气到来，万物化生，湿化云雨；少阳之气来到，万物长极，繁茂鲜艳；阳明之气到来，万物阳气收敛，雾露下降；太阳之气到来，万物生机潜藏，阳气固密。此即"气化之常也"。

4. 德化之常一

《素问·六元正纪大纪》云："厥阴所至为风生，终为肃；少阴所至为热生，中为寒；太阴所至为湿生，终为注雨；少阳所至为火生，终为蒸溽；阳明所至为燥生，终为凉；太阳所至为寒生，中为温。德化之常也。"

"厥阴"，指厥阴风木之气。"风生"，指气候多风而温暖。意谓初之气时可能出现另一种气候变化。"肃"，指肃杀。说明这一段时间中虽然风气偏胜，万物始生，但有时亦有可能出现万物肃杀的反常现象。故谓："厥阴所至为风生，终为肃。"

"少阴"，指少阴君火之气。"热生"，指气候转向温热。意谓在此时，气候转热，但也可能出现外热内寒或应热反寒的异常气候变化。故谓："少阴所至为热生，中为寒。"

"太阴"，指太阴湿土之气。"湿生"，指气候偏湿。意谓在此时，可以出现暴雨或大雨。故谓："太阴所至为湿生，终为注雨。"

"少阳"，指少阳相火之气。"火生"，指气候炎热。由于气候炎热，降雨增多，所以气候可以由炎热而发展为潮湿，形成湿热交争。湿可以因寒而生，也可以因热而生。故谓："少阳所至为火生，终为蒸溽。"

"阳明"，指阳明燥金之气。"燥生"，指发生干燥气候。意谓在此时，气候干燥，降雨减少，天气逐渐转为清凉。也可以因凉而燥。前者叫作燥热，后者叫作凉燥，前者属热，后者属寒，前者属阳，后者属阴。故谓："阳明所至为燥生，终为凉。"

"太阳"，指太阳寒水之气。"寒生"，指气候寒冷。意谓在此时，气候寒冷，但也可能出现外寒内热或应寒反热的气候变化。故谓："太阳所至为寒生，中为温。"

同时应该指出，"少阴所至为热生，中为寒"，"太阳所至为寒生，中为温"，这两句意义深远，它是后世"夏月伏阴""冬月伏阳"论的理论基础。所谓"夏月伏阴"，即夏天炎热，但在炎热中却潜伏着一种阴寒现象，因而自然界中也存在着一个外热内寒的现象。例如在夏季里，天气十分炎热，但山洞里或地下水也愈清凉。在人体也常常表现为表热里寒或表热里虚病候特点。因而对于夏令疾病的治疗，不但要清热、养阴，而且也一定要注意到益气、利湿。所谓"冬月伏阳"，即冬天寒冷，但在寒冷中却潜伏着一种阳热现象，因而在自然界中也存在着一个外寒内热的现象。例如冬天十分寒冷，但山洞中或地下泉水温暖。在人体中也常常表现为表寒里热或阴虚内热的冬令病候特点，因而在对冬季疾病的治疗，不但要解表散寒，而且也一定要注意到养阴、清热。

"德"，指节气气候正常的变化规律；"化"，指化生或变化；"常"，指正常。"德化之常"，表述了六气在各个季节中的特点与变化是自然界气候和物候变化之常。

综上所述，六气与各个季节的气候，均有正常的变化规律。厥阴之气到来，风气发生，厥阴之下金气承之，故气终则肃杀；少阴之气到来，热气发生，少阴之中见太阳，故其中为寒化；太阴之气到来，湿气发生，其上蒸为云，下注为雨；少阳之气到来，火气发生，结果是蒸发湿润；阳明之气到来，燥气发生，终则感觉凉爽；太阳之气到来，寒气发生，太阳之中见为少阴，故其中为温化。这是六气的自然变化，故谓"德化之常也"。

5. 德化之常二

《素问·六元正纪大论》云："厥阴所至为毛化，少阴所至为羽化，太阴所至为倮化，少阳所至为羽化，阳明所至为介化，太阳所至为鳞化，德化之常也。"

"化"，指化生。每年初之气，比较适合毛虫的胎孕生长，故谓："厥阴所至为毛化。"

"羽"，有禽鸟飞行类，又有薄翼蜂蝉之类。"化"，指化生。每年二之气，比较适合有羽动物胎孕生长，三之气，适合有翼的虫类胎孕生长，故谓："少阴所至为羽化……少阳所至为羽化。"

在每年四之气时，比较适合倮虫的胎孕生长，故谓："太阴所至为倮化。"

每年五之气，比较适合介虫的胎孕生长，故谓："阳明所至为介化。"

每年终之气，比较适合鳞虫的胎孕生长，故谓："太阳所至为鳞化。"

"德化之常也"，意谓在六气季中，动物各有适合其胎孕生长的季节。

综上所述，六气在化生动物方面的情况。厥阴之气到来，使有毛的动物化育；少阴之气到来，使有羽的动物化育；太阳之气到来，使倮体的动物化育；少阳之气到来，使有翼的虫类化育；阳明之气到来，可使有甲的动物化育；太阳之气到来，可使有鳞的动物化育。此即"德化之常也"。

6. 布政之常

《素问·六元正纪大论》云："厥阴所至为生化，少阴所至为荣化，太阴所至为濡化，少阳所至为茂化，阳明所至为坚化，太阳所至为藏化，布政之常也。"

"厥阴所至为生化。"意谓初之气时，天气转向温暖，物候上表现为萌芽生长。故王冰注云："温化也。"

"少阴所至为荣化。"意谓二之气时，天气逐渐转热，物候上表现为生长逐渐茂盛。故王冰注云："暄化也。""暄"，即热，意谓生长茂盛的原因是由于天气转热。

"太阴所至为濡化。"意谓四之气时，天气炎热而潮湿，物候上表现为滋润。故王冰注云："湿化也。"意谓万物之所以能表现为滋润是因为这一段时间中降雨量多，气候偏湿。

"少阳所至为茂化。"意谓三之气时，天气炎热，物候上植物长势良好，欣欣向荣。故王冰注云："热化也。"意谓万物之所以生长十分茂盛是由于天气炎热。

"阳明所至为坚化。"意谓五之气时，天气逐渐转向清凉，物候上表现为生长成熟，长势缓慢，处于收敛状态。故王冰注云："凉化也。"意谓万物呈收敛状态，生长缓慢的原因是由于天气转凉。

"太阳所至为藏化。"意谓终之气时，天气严寒，物候上表现为生长停止，蛰虫匿伏，自然界呈现一片闭藏状态。故王冰注云："寒化也。"意谓万物呈闭藏状态的原因是由于天气严寒。

"布"，布施也。"政"，职司也。"布政之常"，意谓春温化生，夏热化长、化茂，秋凉化收，冬寒化藏，是六气作用四季的正常表现。

综上所述，六气作用于四时，生物则有正常的表现。厥阴之气到来，风气敷布，万物始生；少阴之气到来，热气敷布，万物向荣；太阴之气到来，湿气敷布，万物滋润；少阳之气到来，火气敷布，万物茂盛；阳明之气到来，燥气敷布，万物坚敛；太阳之气到来，寒气敷布，万物闭藏。这是六气敷布，万物顺从其变化的一般情况，谓之"布政之常也"。

二、六气之变

1.气变之常

《素问·六元正纪大论》云："厥阴所至为飘怒，大凉；少阴所至为大暄，寒；太阴所至为雷霆骤注，烈风；少阳所至为飘风燔燎，霜凝；阳明所至为散落，温；太阳所至为寒雪冰雹，白埃。气变之常也。"

"厥阴"，指初之气。"飘怒"，指风气太盛，狂风怒吼。"大凉"，即甚凉，指金之承制，气候清凉。如果在初之气时，风气太盛，气候过于温热，由于气候自调的原因，就会向相反方面转化，变为清凉，出现春行秋令的反常变化。从五行概念来说，就是木气太过，风气偏胜时，金气就要来复，故谓："厥阴所至为飘怒，大凉。"

"少阴"，指二之气。"大暄"，即大热。"寒"，即寒冷。如果在二之气时，热气太盛，气候过于炎热，由于气候自调的原因，就会向相反方面转化，变为寒冷，出现夏行冬令，六月飞雪的反常变化。从五行概念来说，就是火气太过，热气偏胜时，水气就要来复，故谓："少阴所至为大暄，寒。"

"太阴"，指四之气。"雷霆"，即打雷。"骤注"，即暴雨。"雷霆骤注"，即大雷雨，"烈风"，即大风。在四之气时，如果湿气太过，雷雨太多，由于气候自调的原因，就会发生大风，云散雨收，偏胜的湿因此得到矫正。从五行概念来说，就是土气太过，湿气偏胜，木气就要来复，故谓："太阴所至为雷霆骤注，烈风。"

"少阳"，指三之气。"飘风燔燎"，指气候十分炎热。"霜凝"，指寒气凝而结霜。在三之气时，如果火气太过，气候过于炎热，由于气候自调的原因，就会向相反方向转化，出现寒凉结霜的反常变化。从五行概念来说，就是火气太过，热气偏胜时，水气就要来复，故谓："少阳所至飘风燔燎，霜凝。"

"阳明"，指五之气。"散落"，指天气转凉时树凋叶落的自然景象。"温"，指温热。在五之气时，如果凉气太过，树木凋落过甚，由于气候自调的原因，就会向相反方面转化，出现温热的反常变化。从五行概念来说，就是金气太过，凉气偏胜时，火气就要来复，故谓："阳明所至为散落，温。"

"太阳"，指终之气。"寒"，指天气寒冷。"雪""冰雹"，指天气严寒的自然景象。"白埃"，指湿气偏胜时烟雨迷蒙的景象。在终之气时，如果寒气太盛，由于气候自调的原因，就会向相反方面转化，气候由寒转温，由雪地冰天转为烟雨迷蒙，不下雪而下雨。从五行概念来说，就是水气太过，寒气偏胜时，土气就要来复，故谓："太阳所至为寒雪冰雹，白埃。"

"气"，指气候；"变"，指变化。六气各有主时，若出现太过的气候时，由于气候自调的原因，而出现反常的气候变化，故谓："气变之常也。"

综上所述，六气各有主时，若出现太过，由于气候的自调原因，可使气候基本维持于稳定状态。厥阴之气到来，风声怒吼，而气候大凉；少阴之气到来，大热大寒，反复无常；太阴之气到来，雷声震耳，狂风暴雨；少阳之气到来，热风吹拂，有如熏烤，晚上露水凝结成霜；阳明之气到来，草木凋落，而天气反温暖；太阳之气到来，寒冷太过，大雪纷飞，冰雹时下，而地面又有白色之气上升。此即"气变之常也"。

2.令行之常

《素问·六元正纪大论》云："厥阴所至为挠动，为迎随；少阴所至为高明焰，为曛；太阴所至为沉阴，为白埃，为晦暝；少阳所至为光显，为彤云，为曛；阳明所至为烟埃，为霜，为劲切，为凄鸣；太阳所至为刚固，为坚芒，为立。令行之常也。"

"挠"，同扰，"挠动"，即扰动。"迎"，指来。"随"，指去。"迎随"，即来去。"厥阴所至为挠动，为迎随"，意谓在每年初之气时，风气偏胜，草木随风来回飘荡，自然界出现一派扰动之象。张介宾注云："挠动，风之性。迎随，木之性。"

"高明焰"，即十分明亮。"曛"，即炎热。王冰注云："焰，阳焰也。曛，赤黄色也。"张介宾注云："高明焰，阳光也。曛，热气也。""少阴所至为高明焰，为曛。"意谓在每年二之气时，阳气逐渐转盛，气候逐渐转热。

"沉阴"，指阴云密布。"白埃"，指烟雾迷蒙。"晦暝"，王冰注云："暗蔽不明也。"张介宾注云："晦暝，昏黑色也。""太阴所至为沉阴，为白埃，为晦暝。"意谓在每年四之气时，天气阴雨连绵，烟雨迷蒙，湿气偏胜。

"光显"，指十分明亮。"彤"，红色。"彤云"，即红云。"曛"，指炎热熏蒸。王冰注云："光显，电也，流光也，明也。彤，赤色也。"张介宾注云："光显，虹电火光之属也，彤云，赤云也。""少阳所至为光显，为彤云，为曛。"意谓在每年三之气时，阳光充足，天气明亮，气候炎热，与二之气所属时间中的气候情况相似，故王冰注云与"少阴气同"。

"烟埃"，即烟雾。"霜"，即寒霜。"劲切"，指秋风急劲。"凄鸣"，张隐庵注谓："金有声也。"指秋风怒号，呼呼有声，亦即前文所述之秋声。"阳明所至为烟埃，为霜，为劲切，为凄鸣。"意谓在每年五之气时，气候转凉，自然界呈现西风劲急、树凋叶落、雾露迷蒙、秋意萧索的自然景象。

"刚固"，即坚固。"坚芒"，形容冰雪凝结坚硬锐利的样子。"立"，即站立，此处形容静止不动。"太阳所至为刚固，为坚芒，为立。"王冰注云："寒化也。"全句意谓在每年终之气时，气候严寒，流水成冰，自然界呈现一派静止闭藏的自然景象。

"令"，指时令或季节。"令行之常"，意谓风、火、热、湿、燥、寒的气候变化各与其所属时令相应。

综上所述，由于四时有常规时令和节气，故有六气之常规气候特点。厥阴之气到来，为万物扰动，随风往来；少阴之气到来，火焰高明，热气曛人；太阴之气到来，天气阴沉，地气迷蒙，昏暗不明；少阳之气到来，电光闪闪，赤云在天，天气炎热熏蒸；阳明之气到来，烟尘缭绕，霜凝露结，西风劲切，秋虫凄鸣；太阳之气到来，万物坚硬，北风锐利，万物已成。此即"令行之常也"。

3. 时病之常一

《素问·六元正纪大论》云："厥阴所至为里急，少阴所至为疡胗身热，太阴所至为积饮痞膈，少阳所至为嚏呕，为疮疡，阳明所至为浮虚，太阳所至为屈伸不利，病之常也。"

"里急"，指紧张或痉挛拘急等症状。"厥阴所至为里急"，意谓在每年初之气时，自然气候风气偏胜，人体容易出现痉挛拘急或紧张等病候，例如出现眩晕、腹痛、惊痫抽搐、筋脉挛急等证。

"疡"，指疮疡。"胗"，同疹，即皮疹。"身热"，即全身发热。"少阴所至为疡胗身热"，意谓在二之气时，自然界气候转热，人体容易出现疮疡、皮疹、发热等病候。由于这些症状的出现于气候炎热有关，所以这些病候均定性为热证或火证。

"积"，即停积。"饮"，即水饮。"积液"，即痰饮、水饮潴留。"痞膈"，即胃脘胀满堵塞不通。"太阴所至为积饮痞膈"，意谓在四之气时，自然界气候潮湿，人体容易发生皮肤浮肿、胃脘闷堵等水湿停聚病候。张介宾注云："湿土用事则脾多湿滞，故为积饮痞膈。"也由于这些病候的出现与气候潮湿有关，所以这些病候均定性为湿证。

"嚏"，即喷嚏。"呕"，即呕吐。"疮疡"，即皮肤生疮。"少阳所至为嚏呕，为疮疡"，意即在三之气时，气候十分炎热，人体容易发生嚏呕疮疡等病候。张介宾注云："相火炎上，故为嚏呕，热伤皮腠，故为疮疡。"由于这些病候的出现与气候炎热有关，因而这些也就定性为热证或火证。

"浮虚"，王冰注云："浮虚，薄肿，按之复起也。"大凡在阳明所主五之气这一段时间，亦即在秋分之后至小雪之前，农历约在八月中旬至十月中旬前后，气候清凉干燥，人体受病常表现为咳喘气逆、面目浮肿、脉虚无力等证候，因此便认为上述证候与气候凉燥有关，与肺有关，而把上述证候定性为燥，定位在肺。

"屈伸不利"，即肢体活动障碍。张介宾注云："寒水用事则病在骨，故为屈伸不利。""太阳所至为屈伸不利。"意谓在终之气时，天气寒冷，人体容易因受寒而发生肢体运动障碍、屈伸不利等病候。也由于这些病候与气候寒冷有关，因而定性为寒证。

"病之常也"，意谓人体疾病的发生与季节的气候相关，即六气季各有相应的疾病发生。

综上所述，人体发病多与季节气候有关，各个季节亦有相应的疾病发生。如厥阴之气致病，为腹中拘急；少阴之气致病，为疡疹，身热；太阴之气致病，为水饮停积，胃脘痞塞；少阳之气致病，为喷嚏，呕吐，疮疡；阳明之气致病，为皮肤浮肿；太阳之气致病，为关节屈伸不便。

4.时病之常二

《素问·六元正纪大论》云："厥阴所至为支痛；少阴所至为惊惑，恶寒战栗，谵妄；太阴所至为稸满；少阳所至惊躁，瞀昧，暴病；阳明所至为鼽，尻阴股膝髀腨胻足病；太阳所至为腰痛。病之常也。"

"支痛"，即两胁肋处疼痛。张介宾注云："厥阴主肝，故两胁肋支为痛。""厥阴所至为支痛"，意即在初之气时，气候转温，风气偏胜，常出现两胁肋部位疼痛的病候。两胁肋部疼痛与风气偏胜有关，风又与人体中的肝有关，故这些病候定位在肝，定性为风证。

"惊惑"，指惊怕、迷惑、神志不清。"谵妄"，即谵语、狂妄。"惊惑谵妄"，均属于人体精神神志上的反常。"恶寒"，即怕冷。"战栗"，即全身寒战。"少阴所至为惊惑，恶寒战栗，谵妄"，张介宾注云："少阴主心，故为惊惑。热极反兼寒化，故恶寒战栗。阳亢伤阴，心神迷乱，故谵妄。"意谓在每年二之气时，气候转热，人体除了容易发生前述"疡胗""身热"等病候以外，还可以出现精神神志方面的障碍及恶寒、战栗等热病前期病候。这些病候与气候炎热有关，热又与人体的心有关，因而上述这些证候又都可以定位在心，定性为热证。

"稸"，同"蓄"。"满"，即胀满。"稸满"，即水饮蓄积而出现胀满。"太阴所至为稸满"，意谓在每年四之气时，气候偏湿，人体可以出现水饮潴留或胃脘胀满的病候。张介宾注云："太阴主脾，病在中焦，故蓄满。"也正由于这些病候与气候潮湿有关，湿与人体中的脾有关，因而将这些病候定位在脾，定性为湿。

"惊躁"，即惊怕躁动不安。"瞀"，即晕闷烦乱。"昧"，指不清楚。"暴病"，即突然发病。"少阳所至惊躁，瞀昧暴病"，意谓在每年三之气时，气候炎热，人体除了容易发生前述"嚏呕疮疡"一类火热病候以外，也容易发生上述精神神志失常病候。也正由于这些病候与气候炎热有关，热又与人体的心有关，因而将这些病候都定位在心，定性为火热。

"鼽"，指鼻。"尻"，即尾骶骨。"阴"，指外阴。"股"，即大腿部。"膝"，即膝关节部。"髀"，即大腿上段。"腨"，即小腿部。"胻"，即小腿前胫骨腓骨部位。"足"，即足掌。"阳明所至为鼽，尻阴股膝髀腨胻足病"，此句意谓在每年五之气时，气候转凉，转干燥，人体上述部位容易发生疾病。也正由于这些部位受病与气候清凉有关，与气候干燥有关，而凉和燥又与人体的肺有关，因而上述部位发生疾病也就可以定位在肺，定性为燥。

"太阳所至为腰痛"，此句意谓在每年终之气时，气候严寒，人体容易发生腰痛。也正由于腰痛的发生与气候严寒有关，而寒又与人体的肾有关，因此腰痛可以定位在肾，定性为寒。

"病之常也"，即六气季各有其相应的疾病发生。

综上所述，"病之常"者，厥阴之气致病，为胁部支撑疼痛；少阴之气致病，为惊骇疑惑，恶寒战栗，谵语妄动；太阴之气致病，为饮食积滞，腹中胀满；少阳之气致病，为惊骇躁动，烦闷昏昧，猝然发病；阳明之气致病，为鼻塞流涕，尻阴股膝髀腨胻部至两脚感到疼痛；太阳之气致病，为腰痛。

5.时病之常三

《素问·六元正纪大论》云："厥阴所至为软戾；少阴所至为悲妄，衄蔑；太阴所至为中满，霍乱吐下；少阳所至为喉痹，耳鸣，呕涌；阳明所至皴揭；太阳所至为寝汗，痉。病之常也。"

"软"，指无力，此处指肢体瘫痪痿软。"戾"，同"捩"，有扭转之义。此处指肢体拘急。"厥阴所至为软戾"，此句意谓在每年初之气时，气候转温风气偏胜，人体容易发生肢体瘫痪或拘急等运动障碍病候。也正由于这些证候与风有关，而风又与人体的肝有关，因而人体肢体运动障碍的疾病，均可定位在肝，定性为风。

"悲"，即悲哀。"妄"，指乱说乱动，言行反常。"衄"，指鼻出血。在每年二之气时，由于气候转热，人体容易出现精神失常及鼻出血等病候。也正由于这些病候的出现与气候炎热有关，而热又与人体的心有关，因此"悲妄衄蔑"等病候，可定位在心，定性为火、为热。

"中满"，即胃脘胀满。"霍乱"，即上吐下泻。"太阴所至为中满，霍乱吐下"，意谓在每年四之气时，气候炎热而潮湿，人体容易发生胃脘胀满、上吐下泻等消化道病候。也正由于这些病候的出现与气候炎热潮湿有关，而湿热又与人体的脾胃有关，因此"中满霍乱吐下"均定位在脾胃，定性为湿热。

"喉痹"，为咽喉肿痛、吞咽困难。"耳鸣"，即两耳轰鸣或蝉鸣。"呕涌"，是指呕吐不能进食。"少阳所至为喉痹，耳鸣，呕涌"，意谓在每年三之气时，气候炎热，人体容易感受热邪而在临床上发生咽喉肿痛、恶心呕吐、耳鸣等病候。正由于这些病候与气候炎热有关，而热除了与人体的心有关以外，还与人体的胆有关，因此"喉痹，耳鸣，呕涌"等症还可以定位在胆，定性为火、为热。

"皴"，指皮肤干裂。"揭"，指皮肤揭起。"阳明所至为皴揭"，意谓在每年五之气时，气候转凉，转干燥，人体皮肤及口唇容易出现干裂或表皮揭起现象。也正由于这些病候与天气干燥、天气清凉有关，而凉和燥又与人体的肺有关，因此上述病候可以定位在肺，定性为燥。

"寝汗"，睡中出汗，亦名盗汗。王冰注云："寝汗，谓睡中汗发于胸嗌颈腋之间也，俗误呼为盗汗。""痉"，即颈项强急，角弓反张。"太阳所至为寝汗，痉"，意谓在每年终之气时，天气严寒，人体容易出现盗汗，也容易发生痉病。也正由于这些病候与寒冷天气有关，而寒又与人体之肾与膀胱有关，因此这些病候可以定位在肾和膀胱，定性为寒。

"病之常也"，即六气季各有其相应的疾病发生。

综上所述，"病之常"者，厥阴之气致病，肢体屈曲不伸；少阴之气致病，为悲哀太过，鼻出血；太阴之气致病，为腹中胀满，霍乱呕吐腹泻；少阳之气致病，为喉痹，耳鸣，呕逆；阳明之气致病，为皮肤糙裂而揭起；太阳之气致病，为盗汗，痉病。

6. 时病之常四

《素问·六元正纪大论》云："厥阴所至为胁痛，呕泄；少阴所至为语笑；太阴所至为重胕肿；少阳所至为暴注，瞤瘛，暴死；阳明所至为鼽嚏；太阳所至为流泄，禁止。病之常也。"

"胁痛"，即胁肋部痛。"呕"，即呕吐。"泄"，即泄下。"厥阴所至为胁痛，呕泄"，意谓在每年初之气时，天气转温，风气偏胜，人体容易出现胁肋痛、呕吐腹泻等病候。也正由于这些病候与风气偏胜有关，而风又与人体的肝有关，因此这些病候也都定位在肝，定性为风。

"语"，即言语。此处指言语障碍或反常。"笑"，指反常发笑。"少阴所至为语笑"，意谓在每年二之气时，天气转热，火气偏胜，人体容易出现为言语障碍或精神反常变化。张介宾注云："少阴主心，心藏神，神有余则笑不休。"也正由于这些病候与火气偏胜有关，而火又与人体的心有关，因此这些病候可定位在心，定性为热、为火。

"重"，自感身体沉重。"胕肿"，即足肿。"太阴所至为重胕肿"，意谓每年四之气时，气候偏湿，人体容易出现身体沉重、下肢浮肿等病候。张介宾注云："土气湿滞，则身重由浮而肿，谓之胕肿。"也正由于这些病候与湿气偏胜有关，而湿又与人体的脾有关。因此这些病候可定位在脾，定性为湿。

"暴注"，即急性腹泻或急性痢疾。"瞤"，指肌肉抽动。"瘛"，指肢体抽搐。"暴死"，指晕厥、卒倒眩仆。"少阳所至为暴注，瞤瘛，暴死"，意谓在每年三之气时，天气炎热，人体容易发生急性腹泻或中暑晕厥等病候。张介宾注："相火乘金，大肠受之，则为暴注而下，乘脾则肌肉瞤动，乘肝则肢体筋脉抽瘛，相火急暴，故为暴死。"也正由于这些病候的出现与气候炎热有关，而温和热又与人体的肝或心有关，因此上述这些病候可定位在心，或肝、胆，定性为火或热。

"鼽"，即鼻流清涕。"嚏"，即喷嚏。"阳明所至为鼽嚏"，意谓在每年五之气时，天气转凉，人体容易发生鼻流清涕或打喷嚏等上呼吸道病候。也正由于这些病候的出现与天气清凉及干燥有关，而凉和燥又与人体的肺有关，因此上述病候可定位在肺，定性为凉或燥。

"流泄"，张介宾注云："寒气下行，能为泻利，故曰流泄。"故"流泄"，可作腹泻或小便多来理解。"禁止"，可以作为关节活动障碍、运动不能来理解。冬令气候严寒，人体可以因感寒邪而出现泻利，或经络气血凝滞而出现肢体活动障碍，运动不能。"太阳所至为流泄，禁止"，意谓在每年终之气所属的这段时间中，天气寒冷，人体容易出现腹泻、多尿或关节疼痛、运动障碍等病候。也正由于这些病候与天气寒冷有关，而寒冷又与人体的肾有关，因此这些病候在一般情况下可以定位在肾，定性为寒。

"病之常也"，即六气季各有其相应的一些疾病发生。

综上所述，"病之常"者，厥阴之气致病，为胁痛，呕吐，泄泻；少阴之气致病，为多言善笑；太阴之气致病，为身重浮肿；少阳之气致病，为急剧下利，肌肉跳动，筋脉抽掣，突然死亡；阳明之气致病，为鼻塞流涕，喷嚏；太阳之气致病，为二便失禁，或闭塞不通。

本节讲述了一年六气季中的气候及物候的特点，及其与人的生理病理关系，从"时化之常""司化之常""气化之常""德化之常""布政之常""气变之常""令行之常""病之常"八个方面进行了表述，以风、火、暑、湿、燥、寒为纲，把病因与病证统一起来，总结出"风胜则动""热胜则肿""燥胜则干""寒胜则浮""湿胜则濡泄，甚则水闭胕肿"及"随气所在以言其变"的临床表现及辨证规律，寓有中医学的天人相应整体观学术思想的内涵。对此，《六元正纪大论》云："凡此十二变者，报德以德，报化以化，报政以政，报令以令，气高则高，气下则下，气后则后，气前则前，气中则中，气外则外，位之常也。故风胜则动，热胜则肿，燥胜则干，寒胜则浮，湿胜则濡泄，随气所在，以言其变耳。"

"十二变"，即指前述之十二条经文，即"时化之常"一条，"司化之常"一条，"气化之常"一条，"德化之常"二条，"布政之常"一条，"气变之常"一条，"令行之常"一条，"病之常"四条，共十二条。这十二条经文都是讲的气候变化或疾病变化，所以称"十二变"。

"报德以德"，意谓季节气候在正常时，各个季节有其自己的特性，这些特性有利于生物的正常生长。在偏胜时，或反常时，就会产生复气，产生复气，正是为了恢复其正常的季节气候特性及其对生物的正常作用，这就叫作"报德以德"。这里的"报"，就是指复气。前一个"德"字是指季节气候失德，亦即季节气候偏胜；后一个"德"字，则是指正常的季节气候特性。"报德以德"，亦即在季节气候偏胜失德时予以报复，其目的正是为了恢复季节气候正常的德，以便有利于生物的正常生长。而"报化以化""报政以政""报令以令"的涵义，亦同于此。故六气有常有变，前面所讲述的时化之常，司化之常，气化之常，德化之常，布政之常，令行之常是指它的"常"。而气变之常，则是指它的"变"，但这个"变"则又是为了复其"常"。诚如张介宾所注："此总结上文胜复变病之候，各因其所至之气而为之报也，故气至有德化政令之异，则所报者亦以德化政令。"

"气高则高，气下则下，气后则后，气前则前，气中则中，气外则外，位之常也。"此段经文，表述了四时六气各有其所属位置。初之气厥阴风木，其位置在下，因此在初之气时，天气温和，风气偏胜，故谓"气下则下"；二之气少阴君火，其位置在上，因此在二之气时，天气转热，热气偏胜，故谓"气高则高"；三之气少阳相火，其位置在上在前，因此在三之气时，天气炎热，火气偏胜，故谓"气前则前"；四之气太阴湿土，其位置在上在中，因此四之气时，天气炎热而潮湿，湿气偏胜，故谓"气中则中"；五之气阳明燥金，其位置在下在外，因此在五之气时，天气清凉而干燥，凉气、燥气偏胜，故谓"气外则外"；终之气太阳寒水，其位置在下在后，因此终之气时，天气寒冷，寒气偏胜，故谓"气后则后"。综上所述，这里所谓的高下、前后、中外，均是指它的固定位置而言，把六气分为高下、前后、中外，这只是根据运气规律人为确定的。

第十七节　六气司天之纪

《素问·六元正纪大论》云："帝曰：天地之数，终始奈何？岐伯曰：悉乎哉问也！是明道也。数之始，起于上而终于下。岁半之前，天气主之，岁半之后，地气主之，上下交互，气交主之，岁纪毕矣。故曰：位明气月可知乎？所谓气也。"此段经文表述了司天在泉之数，开始于司天，终止于在泉。上半年是天气所主，下半年是地气所主，天地之气和交之处是气交所主，一年中的气化规律尽在其中了。所以明白了主气和客气所在的位置，则每气所当的月份就可以知道了，这就是六气分主六步的气数。

一、厥阴司天

《素问·五常政大论》云："厥阴司天，风气下临，脾气上从，而上且隆，黄起，水乃眚，土用革。体重，肌肉萎，食减口爽，风行太虚，云物摇动，目转耳鸣。火纵其暴，地乃暑，大热消烁，赤沃下，蛰虫数见，流水不冰，其发机速。"

年支属巳亥之年，均为厥阴风木司天。六十年中属于厥阴风木司天之年者有丁亥、丁巳、癸巳、癸亥、己巳、己亥、乙巳、乙亥、辛巳、辛亥十年。"风气下临"，指厥阴风木司天之年，风气偏胜之候。

大凡厥阴司天的年份，风木之气下临于地，人身脾脏之气上从天气，土气兴起而隆盛，湿土之气起而用事，于是水气必受损，土从木化而受其克制，其功用亦为之变异，人们发病见身体重，肌肉枯萎，饮食减少。风气行于宇宙之间，云气与万物为之动摇，人体易病目眩、耳鸣。厥阴司天则少阳相火在泉，风火相扇，故火气横行，在人体则见大热而消烁津液，发为痢疾。因气候温热，蛰虫不藏而常见，流水不能成冰，其病机变化快速急暴。

对厥阴司天之纪，《素问·至真要大论》尚有"厥阴司天，其化以风"之论。"其化以风"，即一年的物化主要与风气偏胜有关。

该篇又云："厥阴司天，风淫所胜，则太虚埃昏，云物以扰，寒生春气，流水不冰，蛰虫不去，民病胃脘当心而痛，上支两胁，膈咽不通，饮食不下，舌本强，食则呕，冷泄腹胀，溏泄，瘕，水闭。病本于脾，冲阳绝，死不治。""冷泄"，即泄出物清澈清冷。"瘕"，即癥瘕。

大凡厥阴司天，风气淫胜，则天空尘埃昏暗，云物扰动不宁，寒季行春令，流水不能结冰，蛰虫不去潜伏。人们多病胃脘部疼痛，上撑两胁，咽膈不通利，饮食不下，舌本强硬，食则呕吐，冷泄，腹胀，便溏泄，瘕，小便不通，病的根本在脾胃，若冲阳穴处脉绝，多属不治的死证。

《至真要大论》云："治之奈何？岐伯曰：司天之气，风淫所胜，平以辛凉，佐以苦甘，以甘缓之，以酸泻之。"盖因风为木气，惟金能胜，辛从金化，凉为金气，故治以辛凉。辛味药佐苦味药，乃辛开苦降之伍，可达肝郁，甘味药伍酸味药，乃酸甘化阴之伍，可防疏泄太过而伤阴。

二、少阴司天

《素问·五常政大论》云："少阴司天，热气下临，肺气上从，白起金用，草木眚。喘，呕，寒热，嚏，鼽衄，鼻窒，大暑流行，甚则疮疡燔灼，金铄石流。地乃燥清，凄沧数至，胁痛，善太息，肃杀行，草木变。"

"少阴司天"，即年支属子午之年。六十年中属于少阴君火司天之年者有壬子、壬午、戊子、戊午、甲子、甲午、庚子、庚午、丙子、丙午十年。"热气下临",指少阴君火司天之年,气候偏热。

大凡少阴君火司天的年份,火热之气下临于地,人身肺脏之气上从天气,燥金之气起而用事,则草木必然受损,人们发病为气喘,呕吐,寒热,喷嚏,鼻涕,衄血,鼻塞不通,暑热流行,甚至病发疮疡,高热。少阴司天则阳明燥气在泉,故地气干燥而清净,寒凉之气常至,易病胁痛,好叹息,肃杀之气行令,草木发生变化。

对少阴司天之纪,《素问·至真要大论》尚有"少阴司天,其化以热"之论,意谓少阴君火司天之年,该年的物化均与热气偏胜有关。

该篇又云:"少阴司天,热淫所胜,怫热至,火行其政,大雨且至。民病胸中烦热,嗌干,右胠满,皮肤痛,寒热咳喘,唾血泄血,鼽衄嚏呕,溺色变,甚则疮疡胕肿,肩背臂臑及缺盆中痛,心痛肺瞋,腹大满,膨膨而喘咳。病本于肺,尺泽绝,死不治。"

综上所述,少阴司天,热气淫胜,则天气郁热,君火行其政令,热极则大雨将至。人们多发胸中烦热,咽喉干燥,右胁上胀满,皮肤疼痛,寒热,咳喘,唾血,便血,衄血,鼻塞流涕,喷嚏,呕吐,小便变色等病候。甚则发生疮疡,浮肿,肩、背、臂、臑以及缺盆等处疼痛,心痛,肺胀,腹胀满,胸部胀满,气喘咳嗽等病候。病之本在肺脏。若尺泽穴处脉绝,多属不治的死证。

《素问·至真要大论》有"热淫所胜,平以咸寒,佐以苦甘,以酸收之"之论。热为火气,惟水能胜,故治咸寒,咸从火化也。其佐以苦甘者,盖因苦能泄热坚阴,甘能益气生津而泻火也,热越不敛,治以酸收,故经曰:"心苦缓,急食酸以收之。"

三、太阴司天

《素问·五常政大论》云："太阴司天，湿气下临，肾气上从，黑起水变，火乃眚，埃冒云雨，胸中不利，阴痿，气大衰，而不起不用，当其时，反腰脽痛，动转不便也，厥逆。地乃藏阴，大寒且至，蛰虫早附，心下痞痛，地裂冰坚，少腹痛，时害于食，乘金则止水增，味乃咸，行水减也。""附"，通"伏"。

年支上逢丑、逢未之年，均属于太阴湿土司天之年。六十年中属于太阴湿土司天之年者有丁丑、丁未、癸丑、癸未、己丑、己未、乙丑、乙未、辛丑、辛未十年。"湿气下临"，指太阴湿土司天之年，湿气偏胜，气候潮湿，雨水过多。

大凡太阴司天之年，湿气下临于地，人身肾脏之气上从天气，寒水之气起而用事，火气必然受损，人体发病为胸中不爽，阴痿，阳气大衰，不能振奋而失去作用，当土旺之时则感腰臀部疼痛，转动不便，或厥逆；太阴司天则太阳寒水在泉，故地气阴凝闭藏，大寒便至，蛰虫很早就伏藏，人体则会出现心下痞塞而痛的病候，若寒气太过则土地冻裂，冰冻坚硬，则病发少腹痛，常常妨害饮食。水气上乘肺金，肺失肃降，治节不行，可出现身体浮肿、小便减少等病候。

对太阴司天之纪，《素问·至真要大论》尚有"太阴司天，其化以湿"的记载，意谓这一年的物化现象主要与湿气偏胜有关。

该篇又云："太阴司天，湿淫所胜，则沉阴且布，雨变枯槁。胕肿，骨痛，阴痹，阴痹者按之不得，腰脊头项痛，时眩，大便难，阴气不用，饥不欲食，咳唾则有血，心如悬。病本于肾，太溪绝，死不治。"

综上所述，太阴司天，湿气淫胜，则天气阴沉，乌云满布，雨多反使草木枯槁。人们多病浮肿，骨痛阴痹，腰脊头项疼痛，时时眩晕，大便困难，阳痿，饥饿而不欲进食，咳唾则有血，心悸如悬。病的根本在肾脏。若太溪穴处脉绝，多属不治的死证。

《素问·至真要大论》云："湿淫所胜，平以苦热，佐以酸辛，以苦燥之，以淡泄之，湿上甚而热，治以苦温，佐以甘辛，以汗为故而止。"湿为土气，惟燥能胜，故治以苦热。酸从木化，用以制土，而必酸辛并用，辛胜酸，以防酸之过。苦从火化，火能助燥。故经曰："脾苦湿，急食苦以燥之。""淡渗之"，即利窍以祛湿。湿邪郁于上而成热，故以苦温燥之。佐以甘辛，取其汗。适汗而止，不能太过。

四、少阳司天

《素问·五常政大论》云："少阳司天，火气下临，肺气上从，白起金用，草木眚，火见燔炳，革金且耗，大暑以行，咳嚏鼽衄，鼻窒曰疡，寒热胕肿。风行于地，尘沙飞扬，心痛，胃脘痛，厥逆，膈不通，其主暴速。"

年支上属寅申之年，均属少阳相火司天之年。六十年中属于少阳司天之年者有壬寅、壬申、戊寅、戊申、甲寅、甲申、庚寅、庚申、丙寅、丙申十年。"火气下临"，指天气偏热。全句意谓少阳相火司天之年，天气偏热。

大凡少阳相火司天的年份，火气下临于地，人身肺脏之气上从天气，燥金之气起而用事，地上的草木受灾，火热如烧灼，金气为之变革，且被消耗，火气太过，暑热流行，火克金伤肺，人们易患咳嗽、喷嚏、鼻涕、衄血、鼻塞不利、口疮、寒热、浮肿等疾病。少阳司天则厥阴再在泉，致木克土，风气流行于地，沙尘飞扬，发生的病变为心痛、胃脘痛、厥逆、胸膈不通，其变化急暴快速。

对少阳司天之纪，《素问·至真要大论》尚有"少阳司天，其化以火"之论，意谓少阳相火司天之年物化现象以火气偏胜为特点。

该篇又云："少阳司天，火淫所胜，则温气流行，金政不平。民病头痛，发热恶寒而疟，热上皮肤痛，色变黄赤，传而为水，身面胕肿，腹满仰息，泄注赤白，疮疡，咳唾血，烦心胸中热，甚则鼽衄。病本于肺。天府绝，死不治。"

综上所述，少阴司天，火气淫胜，则温热之气流行，秋金之令不平。人们多患头痛，发热恶寒而发疟疾，热气在上，皮肤疼痛，色变黄赤。传于里则变为水病，身面浮肿，腹胀满，仰面喘息，泄泻暴注，赤白下痢，疮疡，咳嗽吐血，心烦，胸中热，甚至鼻流涕出血。病的根本原因是火热之邪刑金伤肺。若天府穴处脉绝，多属不治的死证。

《素问·至真要大论》云："火淫所胜，平以酸冷，佐以苦甘，以酸收之，以苦发之，以酸复之。"盖因甘以缓火之急，苦以泻火之实。火盛则越，以酸收之，以寒胜之，火郁则伏，以苦发之。恐发之过伤气，故又必以酸收之。

五、阳明司天

《素问·五常政大论》云："阳明司天，燥气下临，肝气上从，苍起木用而立，土乃眚，凄沧数至，木伐草萎，胁痛目赤，掉振鼓栗，筋痿不能久立。暴热至土乃暑，阳气郁发，小便变，寒热如疟，甚则心痛。火行于槁，流水不冰，蛰虫乃见。"

在年支上属卯酉之年，均为阳明燥金司天之年。六十年中属于阳明燥金司天之年者有丁卯、丁酉、癸卯、癸酉、己卯、己酉、乙卯、乙酉、辛卯、辛酉十年。"燥气"，此处是指凉气。"燥气下临"，指阳明燥金司天之年，天气偏凉、偏燥，属凉燥范围。

大凡阳明司天的年份，燥气下临于地，人身肝脏之气上从天气，风木之气起而用事，由于郁发的原因，故脾土必受灾害，凄沧清冷之气常见，草木被克伐而枯萎，所以发病为胁痛，目赤，眩晕，摇动，战栗，筋痿不能久立。阳明司天则少阴君火在泉，暴热至，地气暑热蒸腾，在人则阳气郁于内而发病，小便不正常，寒热往来如疟，甚至发生心痛。火气流行于冬令草木枯槁之时，气候不寒，流水不结冰，蛰虫外见而不藏。

对阳明司天之纪，《素问·至真要大论》尚有"阳明司天，其化以燥"之论，意谓阳明燥金司天之年物化现象主要与燥气偏胜有关。

该篇又云："阳明司天，燥淫所胜，则木乃晚荣，草乃晚生，筋骨内变，大凉革候，名木敛生，菀于下，草焦上首，蛰虫来见。民病左胠胁痛，寒清于中感而疟，咳，腹中鸣，注泄鹜溏，心胁暴痛，不可反侧，嗌干面尘，腰痛，丈夫癫疝，妇人少腹痛，目昧眦疡，疮痤痈，病本于肝。太冲绝，死不治。"

综上所述，阳明司天，燥气淫胜，则树木繁荣推迟，草类生长较晚。大凉之气使天气反常，树木生发之气被抑而郁伏于下，草类的花叶均现焦枯，应该蛰伏的虫类反而出动。人们多病左胠胁疼痛，易感受寒凉清肃之气，发为疟疾，咳嗽，腹中鸣响，暴注泄泻，大便稀溏，心胁突然剧痛，不能转侧，咽喉干燥，面色如蒙尘，腰痛，男子癫疝，妇女少腹疼痛，眼目昏昧不明，眼角疼痛，疮疡痈痤。病的根本在肝脏。如太冲穴处脉绝，多属不治的死证。

关于其治疗，《素问·至真要大论》云："燥淫所胜，平以苦温，佐以酸辛，以苦下之。"此乃言燥为金气，惟火能胜，故平以苦温，苦从火化。佐以酸辛，乃以酸泻木补金，以辛泻金而补木。苦下泻，以治肠胃燥结之用。

六、太阳司天

《素问·五常政大论》云："太阳司天，寒气下临，心气上从，而火且明，丹起，金乃眚，寒清时举，胜则水冰，火气高明，心热烦，嗌干，善渴，鼽嚏，喜悲，数欠，热气妄行，寒乃复，霜不时降，善忘，甚则心痛。土乃润，水丰衍，寒客至，沉阴化，湿气变物，水饮内稸，中满不食，皮㿏肉苛，筋脉不利，甚则胕肿，身后痈。""火且明"，即火被水郁，待时而发。"多乃眚"，即火郁克生。

年支上属辰戌之年，均为太阳寒水司天之年。六十年中属于太阳寒水司天之年者有壬辰、壬戌、戊辰、戊戌、甲辰、甲戌、庚辰、庚戌、丙辰、丙戌十年。"寒气下临"，指太阳寒水司天之年，天气偏冷。

大凡太阳司天的年份，寒水之气下临于地，人身心脏之气上从天气，火气照耀显明，火热之气起而用事，则肺金必然受伤，寒冷之气非时而出现，寒气太过则水结成冰，因火气被迫而从天气，故发病为心热烦闷，咽喉干，常口渴，鼻涕，喷嚏，易于悲哀，时常呵欠。热气妄行于上，寒气报复于下，则寒霜不时下降，寒复则神气伤，发病为善忘，甚至心痛。太阳司天，则太阴湿土在泉，土能制水，故土气滋润，水流丰盛，太阳司天，则寒水之客气加临于三之气，太阴在泉则湿土之气加临于终之气，水湿相合而从阴化，万物因寒湿而发生变化，应在人身的疾病则为水饮内蓄，腹中胀满，不能饮食，皮肤麻痹，肌肉不仁，筋脉不利，甚至浮肿，背部生痈。

对太阴司天之纪，《素问·至真要大论》尚有"太阳司天，其化以寒"之论，意谓太阳寒水司天之年物化现象主要与寒气偏胜有关。

该篇又云："太阳司天，寒淫所胜，则寒气反至，水且冰，运火炎烈，雨暴乃雹。血变于中，发为痈疡，民病厥心痛，呕血，血泄，鼽衄，善悲，时眩仆，胸腹满，手热肘挛，腋肿，心澹澹大动，胸胁胃脘不安，面赤目黄，善噫，嗌干，甚则色炲，渴而欲饮。病本于心。神门绝，死不治。"

综上所述，太阳司天，寒气淫胜，则寒气非时而至，水多结冰，如遇戊癸火运炎烈，则有暴雨冰雹。人们多病痈疡，厥逆心痛，呕血，便血，衄血，鼻塞流涕，善悲，时常眩晕扑倒，胸腹满，手热，肘臂挛急，腋部肿，心悸甚，胸胁胃脘不舒，面赤目黄，善嗳气，咽喉干燥，甚至面黑如炲，口渴欲饮。病的根本在心脏。如神门穴处脉绝，多属不治的死证。

关于其治疗，《素问·至真要大论》有"寒淫所胜，平以辛热，佐以甘苦，以咸泻之"之论。寒为水气，惟热能胜，故曰"平以辛热"，乃热从火化之义。然阴病恶燥，辛从金化，为水之母，故必兼以辛润。寒属水，甘属土，土以胜水，故佐以甘。《素问·藏气法时论》曰："肾苦燥，急食辛以润之。肾欲坚，急食苦以坚之，用苦补之，咸泻之。"

第十八节　六气在泉之纪

一、厥阴在泉

《素问·至真要大论》云："岁厥阴在泉，风淫所胜，则地气不明，平野昧，草乃早秀。民病洒洒振寒，善伸数欠，心痛支满，两胁里急，饮食不下，膈咽不通，食则呕，腹胀善噫，得后与气则快然如衰，身体皆重。"

"岁厥阴在泉，风淫所胜，则地气不明，平野昧，草乃早秀。"此言寅申岁半以下风司于地，为火风用事之候。"岁厥阴在泉"，指厥阴风木在泉之年。厥阴在泉，一定是少阳司天。因此，凡在年支上逢寅申之年，均属于厥阴在泉之年，共计甲寅、丙寅、戊寅、庚寅、壬寅、甲申、丙申、戊申、庚申、壬申十年。

大凡厥阴在泉之年，风气淫盛，则地气不明，原野昏暗不清，草类提早萌芽。人们多病洒洒然震栗恶寒，时喜伸腰呵欠，心痛而有撑满感，两侧胁里拘急不舒，饮食不下，胸膈咽部不利，食入则呕吐，腹胀，多嗳气，得大便或转矢气后，觉得轻快，好像病情衰减，人患病又多感全身沉重。

关于其治疗，《至真要大论》有"诸气在泉，风淫于内，治以辛凉，佐以苦甘；以甘缓之，以辛散之"的记载。盖因"春主风"，凡发病在春季或发病时间正属风气偏胜之时，或明显与受风有关的，都可以考虑诊断为风病。"辛凉"，是指药物的性味，即味辛、性凉。味辛的药物有疏风的作用，性凉的药物有清热的作用，故谓"治以辛凉"。大凡外感风邪，临床上表现为风热者，治疗上应该疏风清热，使风热之邪，或从外解，或从内清。"佐",即辅佐。"苦甘",即苦味和甘味的药物。辛与苦,具辛开苦降之功,而使热邪得除。甘味的药物,多具缓中补虚的作用,亦即具有缓和和补益作用。同时也可以对辛味药物产生监制作用,故云"佐以苦甘"。盖因风在五行属性上属于木,辛凉在五行属性上属于金。"风淫于内,治以辛凉",即以金制木,亦即前文以"所胜平之""所胜治之"之意。"苦"在五行属性上属于火,"甘"在五行属性上属于土。佐以"苦",即以火制金,使辛味药物不致辛散过甚。佐以"甘",即以甘补土,使土不致由于木气偏胜而受损。此即《藏气法时论》之"肝苦急,急食甘以缓之,肝欲散,急食辛以散之"之论。

二、少阴在泉

《素问·至真要大论》云:"岁少阴在泉,热淫所胜,则焰浮川泽,阴处反明。民病腹中常鸣,气上冲胸,喘不能久立,寒热皮肤痛,目瞑齿痛,颜肿,恶寒发热如疟,少腹中痛,腹大,蛰虫不藏。"

"岁少阴在泉,热淫所胜,则焰浮川泽,阴处反明。"此言卯酉岁半以下,热司于地之候。"岁少阴在泉",指少阴君火在泉之年。少阴在泉一定是阳明燥金司天,因此凡在年支上逢卯、逢酉之年,均属少阴在泉之年。在六十年周期中,计有乙卯、丁卯、己卯、辛卯、癸卯、乙酉、丁酉、己酉、辛酉、癸酉十年。

大凡少阴在泉之年,热气淫盛,川泽中阳气蒸腾,阴处反觉清明。人们患病多腹中时常鸣响,逆气上冲胸脘,气喘不能久立,寒热,皮肤痛,眼模糊,齿痛,目下肿,恶寒发热如疟状,少腹疼痛,腹部胀大。气候温热,虫类迟不伏藏。

关于其治疗,《素问·至真要大论》有"热淫于内,治以咸寒,佐以甘苦,以酸收之,以苦发之"的论述。"热淫于内",指人体出现了热病的临床表现。"咸寒",是指药物的性味,即味

咸、性寒。"治以咸寒"，意谓味咸的药物可以降火，性寒的药物
可以清热。故火热为病，治疗上应该是清热降火，所以在用药上
也应该首先采用咸寒药物。"苦"，是指苦味药物。"佐以甘苦"，
意谓苦味药物多属寒凉药物，有清热作用。"热淫于内"的疾患，
在治疗上除使用咸寒药物，再佐以苦寒药物，这样可以增强对
于热病的清热降火作用。"佐以甘苦"之"甘"，是指甘味药物。
甘味药物多具缓和和补益作用。"热淫于内"，可因热可以伤气，
也可以伤阴，因此对热病的治疗，在使用咸寒及苦寒药物的同
时，如能佐以甘润药物，就可以增强人体的正气，使攻邪而不伤
正。"以酸收之"之"酸"字，是指酸味药物。"收"字是指酸
味药物具有收敛作用。由于"热淫于内"的原因，可以因发热汗
出而伤气伤阴，也可以因热邪太盛而阳浮于上，因而在治疗上除
了前述"治以咸寒"，清热降火以去其邪，甘润补虚以扶其正以
外，还应同时配合使用酸味药物收敛其阳以补甘润药物之不足。
"发"字，有发泄之义。"以苦发之"意谓使用苦味药物以达清
泄里热之功。综上所述，"热"在五行属性上属火，"咸"在五
行属性上属水，"热淫于内，治以咸寒"，意谓以水制火，治以所
胜之意。"甘"，在五行上属土，"苦"为火之味，酸为木之味，
佐以"甘"，即以土制水之意。佐以"苦"，乃从里泄热。佐以
"酸"，为平上亢之肝火。对此，张介宾有"热为火气，水能制
之，故宜治以咸寒，佐以甘苦，甘胜咸，所以防咸之过也。苦能
泄，所以去热之实也。热盛于经而不敛者，以酸收之，热郁于内
而不解者，以苦发之"之论。

三、太阴在泉

《素问·至真要大论》云："岁太阴在泉，草乃早荣，湿淫
所胜，则埃昏岩谷，黄反见黑，至阴之交。民病饮，积心痛，耳
聋，浑浑焞焞，嗌肿喉痹，阴病血见，少腹痛肿，不得小便，病

冲头痛，目似脱，项似拔，腰似折，髀不可以回，腘如结，腨如别。"

"岁太阴在泉，草乃早荣，湿淫所胜，则埃昏岩谷，黄反见黑，至阴之交。"此言辰戌岁半以下，湿司于地，为寒湿用事之候。"岁太阴在泉"，指太阴湿土在泉之年。太阴在泉，一定是太阳司天。因此凡在年支上逢辰、逢戌之年，均属于太阴在泉之年，计有甲辰、丙辰、戊辰、庚辰、壬辰、甲戌、丙戌、戊戌、庚戌、壬戌十年。大凡太阴在泉之年，草类提早开花，湿气淫盛，则岩谷之间昏暗浑浊，黄色见于水位，与至阴之气色相交合。人们多病饮邪积聚，心痛，耳聋，头目不清，咽喉肿胀，喉痹，阴病而有出血症状，少腹肿痛，小便不通，气上冲头痛，眼如脱出，项部似拔，腰像折断，大腿不能转动，膝弯结滞不灵，小腿肚好像裂开样。

关于其治疗，《素问·至真要大论》有"湿淫于内，治以苦热，佐以酸淡，以苦燥之，以淡泄之"的记载。"湿淫于内"，指人体出现了湿病的表现。湿的主要特点是"湿胜则肿""湿胜则濡泄""湿流关节"等。故对于"湿淫于内"的患者，在治疗上应该首先考虑"治以苦热"，或"治以苦温"。"酸"，是指具有收敛作用的酸味药物。"淡"，即淡味药物，淡味药物多有淡渗利湿的作用。"湿淫于内"的患者，除了予以苦热药燥湿以外，还要使此内淫的湿邪有出路，淡渗利湿药物有利尿作用，可以使小便增多。张介宾注云："湿为土气，燥能除之，故治以苦热，酸从木化，制土者也，故佐以酸淡，以苦燥之者，苦从火化也，以淡泄之者，淡能利窍也。"此即《藏气法时论》"脾苦湿，急食苦以燥之"之谓。

四、少阳在泉

《素问·至真要大论》云："岁少阳在泉，火淫所胜，则焰明郊野，寒热更至。民病注泄赤白，少腹痛，溺赤，甚则血便，少阴同候。"

"岁少阳在泉，火淫所胜，则焰明郊野，寒热更至。"表述了少阳在泉之年的气候特点。"岁少阳在泉"，指少阳相火在泉之年。少阳在泉一定是厥阴司天。因此凡在年支上逢巳、逢亥之年均属于少阳相火在泉之年，计有乙巳、丁巳、己巳、辛巳、癸巳、乙亥、丁亥、己亥、辛亥、癸亥十年。

大凡少阳在泉之年，火气淫盛，则郊野烟明，时寒时热。人们多病泄泻如注，下痢赤白，少腹痛，小便赤色，甚则血便。其余证候与少阴在泉之年相同。

关于其治疗，该篇有"火淫于内，治以咸冷，佐以苦辛，以酸收之，以苦发之"的记载。"火淫于内"，指人体出现了火病的表现。由于火与热属于一类，只是程度上的不同，因此火病的临床特点，基本与热病相同。"治以咸冷"之义与前述之"治以咸寒"相同。"以酸收之""以苦发之"之义亦与前同。唯"热淫于内"条下是"佐以甘苦"，而"火淫于内"条下是"佐以苦辛"。因为火为热之极，在治疗上必须使体内热邪得到出路，必须在咸寒清热、苦寒泄热的同时使用辛味药物透解邪热。

五、阳明在泉

《素问·至真要大论》云："岁阳明在泉，燥淫所胜，则霜雾清暝。民病喜呕，呕有苦，善太息，心胁痛，不能反侧，甚则嗌干，面尘，身无膏泽，足外反热。"

"岁阳明在泉，燥淫所胜，则霜雾清暝。"此言子午岁半以下，燥气司于地，为火燥用事之候。"岁阳明在泉"，指阳明燥金在泉之年。阳明在泉一定是少阴司天，因此凡在年支上逢子、逢午之年，均属于阳明在泉之年，计有甲子、丙子、戊子、庚子、壬子、甲午、丙午、戊午、庚午、壬午十年。

　　大凡阳明燥金在泉之年，由于金邪淫胜，致肺与肝胆受伤，而患呕吐苦水，常叹息，脘胁部疼痛不能转侧，甚至咽喉干，面暗如蒙尘，身体干枯而不润泽，足外侧反热之病。

　　关于其治疗，该篇有"燥淫于内，治以苦温，佐以甘辛，以苦下之"的记载。"燥淫于内"，指阳明燥金在泉之年，人体出现了燥的病候。临床上有"燥胜则干""诸涩枯涸，干劲皲揭，皆属于燥"及"秋主燥"的特点。"治以苦温"中的"苦温"，示以运用苦寒和温热两类药物来治疗，因"燥"有"温燥""凉燥"之别。"甘"者，即甘寒或甘润药物。"辛"者，即辛温或辛热药物。"燥淫于内"，如系因寒凉生燥者，要用辛温药或辛热药；如系因热生燥者，不但要用苦寒药，而且还必须合用甘寒或甘润药，故云"治以苦温，佐以甘辛"。因为苦寒药有清泄的作用，"以苦下之"，此即解释为什么在用苦寒清热药的同时还要用甘寒或甘润药之由因。

六、太阳在泉

　　《素问·至真要大论》云："岁太阳在泉，寒淫所胜，则凝肃惨栗。民病少腹控睾引腰脊，上冲心痛，血见，嗌痛颔肿。"

　　"岁太阳在泉，寒淫所胜，则凝肃惨栗。"此言丑未岁半以下，寒司于地，为湿寒之气用事之候。"岁太阳在泉"，指太阳寒水在泉之年，一定是太阴司天，因此凡在年支上逢丑、逢未之年，均属于太阳在泉之年，计有乙丑、丁丑、己丑、辛丑、癸丑、乙未、丁未、己未、辛未、癸未十年。

　　大凡太阳在泉之年，寒气淫盛，则天地间凝肃惨栗，人们患病多为少腹疼痛牵引睾丸，腰脊，向上冲心而痛，出血，咽喉痛，颔部肿。

　　关于其治疗，《素问·至真要大论》云："寒淫于内，治以甘热，佐以苦辛，以咸泻之，以辛润之，以苦坚之。""寒淫于内"，指人体出现了寒病的病候。寒性凝滞，澄沏清冷是其特点。"寒淫于内，治以甘热"，意谓用味甘性热的药物，盖因热可胜寒。"佐以苦辛"之"苦"，指具有燥湿的苦味药物。"辛"指具有散寒作用的辛味药物。"诸病水液，澄沏清冷，皆属于寒。"寒病多系肾阳不足，命门火衰，故需以甘补之，以热祛寒。"咸入肾"，故云"以咸泻之"。"泻"乃泄肾水也。"以辛润之"，乃《素问·藏气法时论》"肾苦燥，急食辛以润之"之谓。"苦坚肾""苦坚阴"，乃泻火存阴之义，故云"以苦坚之"。从五行属性上讲，寒属水，甘属土，土能制水，故"治以甘热"。

第十九节　六气所胜之纪

《素问·至真要大论》中有"六气所胜"之论。"六气"，指风、热、火、湿、燥、寒六气。六气各有强弱，可相互乘虚而为病，故曰"相胜"，指相互之胜。此处是指六气偏胜时在人体病候方面的表现。张隐庵注云："此论三阴三阳主岁之气，淫胜而为民病者。"

一、厥阴之胜

《素问·至真要大论》云："厥阴之胜，耳鸣头眩，愦愦欲吐，胃膈如寒；大风数举，倮虫不滋，胠胁气并，化而为热，小便黄赤，胃脘当心而痛，上支两胁，肠鸣飧泄，少腹痛，注下赤白，甚则呕吐，膈咽不通。"

此言厥阴风木主岁之年，风气偏盛，易发肝病，或土受木制，而发生脾胃之病。

大凡厥阴风气偏胜，人体肝气亦发生偏胜，故发为耳鸣头眩，又因肝气犯胃，故胃中翻腾而欲吐，胃脘横膈处寒冷；大风屡起，倮虫不能滋生，人们多病在肝气壅盛，症见小便黄赤，胃脘当心处疼痛，上肢两胁痛，肠鸣飧泄，少腹疼痛，利下赤白，病甚则呕吐，咽膈不利。

关于其治疗，《素问·至真要大论》有"厥阴之胜，治以甘清，佐以苦辛，以酸泻之"的记载。甘为土味，清为金气。土金相生，则木自制而土不受其克，故曰"治以甘清"。苦为火味以生土，辛为金味以制木，故曰"佐以苦辛。"木性条达，反其性而敛之，故曰"以酸泻之"。"厥阴之胜"，即风气偏胜。"甘清"，即味甘性凉的药物。"苦辛"，即苦寒和辛散药物。"酸"，即酸收药物。此与《内经》中所述"风淫于内，治以辛凉，佐以苦，以甘缓之，以辛散之"及"风淫所胜，平以辛凉，佐以苦甘，以甘缓之，以酸泻之"之义基本相同。

二、少阴之胜

《素问·至真要大论》云："少阴之胜，心下热善饥，脐下反动，气游三焦。炎暑至，木乃津，草乃萎，呕逆，躁烦，腹满痛，溏泄，传为赤沃。"

此言少阴君火主岁之年，热气偏胜，在人体则心气偏胜，心病居多。

大凡少阴热气偏胜，则病心下热，常觉饥饿，脐下有动气上逆，热气游走三焦。炎暑到来，树木因之津竭，草类因之枯萎，人因之病呕逆，烦躁，腹部胀满而痛，大便溏泄，传变成为血痢。

关于其治疗，《至真要大论》有"少阴之胜，治以辛寒，佐以苦咸，以甘泻之"之论。辛为金味，寒为水气，金水相生，则火有制，而金不伤，故曰"治以辛寒"。因苦从火化，以助其常；咸从水生，以助其寒，故曰"佐以苦咸"。火胜急速，甘缓为泻，故曰"以甘泻之"。"少阴之胜"，即热气偏胜。"辛寒"，即辛散寒凉药物。"苦咸"，即苦寒、咸寒药物。"甘"，即甘寒药物。此与"热淫于内，治以咸寒，佐以甘苦，以酸收之，以苦发之"及"热淫所胜，平以咸寒，佐以苦甘"之义基本相同。

三、太阴之胜

《素问·至真要大论》云："太阴之胜，火气内郁，疮疡于中，流散于外，病在肤胁，甚则心痛，热格，头痛，喉痹，项强。独胜则湿气内郁，寒迫下焦，痛留顶，互引眉间，胃满。雨数至，湿化乃见。少腹满，腰脽重强，内不便，善注泄，足下温，头重，足胫胕肿，饮发于中，胕肿于上。"

此言太阴湿土之气偏胜之年，在人体脾胃之病居多，或为水受其制之病。

大凡太阴湿气偏胜，火气郁于内则酝酿成为疮疡，病生于胁肋，甚则心痛。热邪阻格在上部，所以发生头痛、喉痹、项强。由于湿气偏胜而内郁，寒迫下焦，病发于肾与膀胱，病及其经脉所过部位，故痛于头顶，牵引至眉间。胃中满闷，乃寒湿中阻之候。多雨之后，湿化之象方始出现少腹满胀，腰臀部痛而强直，腹中不适，时时泄泻如注，足下温暖，头部沉重，足胫浮肿，水饮发于内而浮肿见于上部。

关于其治疗，该篇有"太阴之胜，治以咸热，佐以辛甘，以苦泻之"的记载。咸为水味，热为火气，故湿热则以咸化之，寒湿以热治之，故曰"治以咸热"。湿胜则土寒，辛能温土，甘能补土，故曰"佐以辛甘"。湿胜而土实，则"以苦泻之"。"太阴之胜"，即湿气偏胜。"咸热"，即咸寒、辛热药物。"辛甘"，即辛散、甘温药物。"苦"，即苦寒或苦温药物。此与"湿淫于内，治以苦热"及"湿淫所胜，平以苦热，佐以酸辛"之义基本相同。此处提出了"治以咸热"的问题，如同"少阴之胜"中的治法一样，也是针对"太阴之胜，火气内郁"而言。盖因"太阴之胜，火气内郁，疮疡于中，流散于外，病在胠胁，甚则心痛，热格，头痛，喉痹，项强"，所以在治疗上除了用辛散、甘温、苦温药物以散湿、燥湿以外，还必须用咸寒药物以清此内郁之火气，此亦表里同治之义。

四、少阳之胜

《素问·至真要大论》云："少阳之胜，热客于胃，烦心，心痛，目赤，欲呕，呕酸，善饥，耳痛，溺赤，善惊，谵妄。暴热消烁，草萎水涸，介虫乃屈，少腹痛，下沃赤白。"

此言少阳主岁之年，火气偏胜，多为火热病为主，或为金受制之病。

大凡少阳火气偏胜，出现了"热客于胃，烦心，心痛，目赤，欲呕，呕酸，善饥，耳痛，溺赤，善惊，谵妄"病候。暴热之气消烁津液，而出现了"草萎水涸，介虫乃屈，少腹痛，下沃赤白"之候。

关于其治疗，《素问·至真要大论》有"少阳之胜，治以辛寒，佐以甘咸，以甘泻之"的记载。辛为金味，寒为水气，金水相生，则火有制而金不伤，故曰"治以辛寒"。盖因甘能泻火，咸能泻热之由，故曰"佐以甘咸"。"以甘泻之"，因甘能益气生津除热。"少阳之胜"，即火气偏胜。"辛寒"，即辛散、寒凉药物。"甘咸"，即甘寒或咸寒药物。此与"火淫于内，治以咸冷，佐以苦辛，以酸收之，以苦发之"及"火淫所胜，平以酸冷，佐以苦甘，以酸收之，以苦发之，以酸复之"之义基本相同。

五、阳明之胜

《素问·至真要大论》云："阳明之胜，清发于中，左胠胁痛，溏泄，内为嗌塞，外发㿉疝。大凉肃杀，华英改容，毛虫乃殃，胸中不便，嗌塞而咳。"

此言阳明主岁之年，金气偏胜，多为肺金之病，或为木气受制之候。

大凡阳明燥气偏胜，则清凉之气发于内，易出现胸胁部疼痛，大便溏泻，咽喉窒塞，外为㿉疝。大凉肃杀之气施行，草木之花叶改色，有毛的虫类死亡，人们病胸中不舒，咽喉窒塞而咳嗽。

关于其治疗，该篇有"阳明之胜，治以酸温，佐以辛甘，以苦泄之"的记载。盖因酸为木味，温为火气，木火相生，则金有制，而木不伤，故曰"治以酸温"。阳明燥金有清金之气，燥气有余，则以辛散之；清气有余，则以甘润之，苦从火化，能泻其燥邪，故曰"佐以甘辛，以苦泄之"。"阳明之胜"，即燥气、凉气偏胜。"酸温"，即酸收、温热药物。"辛甘"即辛散、甘温药物。"苦"，指苦寒药物。此与"燥淫于内，治以苦温，佐以甘辛，以苦下之"及"燥淫所胜，平以苦湿，佐以酸辛，以苦下之"之义基本相同。

六、太阳之胜

《素问·至真要大论》云："太阳之胜，凝栗且至，非时水冰，羽乃后化。痔疟发，寒厥，入胃则内生心痛，阴中乃疡，隐曲不利，互引阴股，筋肉拘苛，血脉凝泣，络满色变，或为血泄，皮肤痞肿，腹满食减，热反上行，头项囟顶脑户中痛，目如脱，寒入下焦，传为濡泻。"

此言太阳寒水主岁之年，寒气偏胜，易发肾病，或为心受其制之病。

大凡太阳寒气偏胜，凝栗之气时至，有非时之冰冻，羽类之虫延迟生化。发病为痔疮、疟疾，寒气入胃则生脘痛，阴部生疮疡，房事不利，连及两股内侧，筋肉拘急麻木，血脉凝滞，络脉郁滞充盈而色变，或为便血，皮肤因气血痞塞而肿，腹中痞满，饮食减少，热气上逆，而头项颠顶脑户等处疼痛，目珠疼如脱出，寒气入于下焦，可为水泻。

关于其治疗，该篇有"太阳之胜，治以甘热，佐以辛酸，以咸泻之"的记载。"太阳之胜"，即寒气偏胜。"甘热"，即甘温、甘热药物。"辛酸"，即辛散、酸收药物。"咸"，即咸寒药物。盖因甘为土味，热为火气，火土相生，则水有制而火不散，故曰"治以甘热"。"佐以辛酸"，即辛散寒邪之实，酸收心气之伤。水之正味为咸，其泻用咸，故曰"以咸泻之"。此与"寒淫于内，治以甘热，佐以苦辛，以咸泻之"及"寒淫所胜，平以辛热，佐以甘苦，以咸泻之"之义基本相同。

第二十节　六气所复之纪

　　六气，即风、热、火、湿、燥、寒六种气候类型，在偏胜的情况下，必导致物极必反，于是五运六气学说中有"六气之复"的立题，在《素问·至真要大论》中黄帝与岐伯有"六气之复"的问对。"复气"，即报复之气。对此，张隐庵注云："复者，谓三阴三阳之气，受所胜之气胜制，郁极而复发也。"大凡六气所复之纪，多以该年岁支的五行属性决定其复气的特点。

　　复气，是气候变化中的物极必反的一种现象。复气规律是以五行相克关系形式出现的。如风木太过，木克土，土生金，故子复母气，燥金来复；火热太过，寒水复；湿土太过，风木复；燥金太过，火热复；寒水太过，湿土复。当六气中有一气不及时也可出现复气，如木不及则燥金乘之，子复母气，火为木之子，故火来复之，出现热盛之候；火热不及，则寒水乘之，子复母气，湿土复之，出现湿盛；湿土不及，则风木乘之，子复母气，燥金复之，出现燥盛；燥金不及，则火热乘之，子复母气，寒水复之，出现寒盛；寒水不及则湿土乘之，子复母气，则风木复之，出现温盛。由此可知，此处之复气是子复母气。子复母气的复气形成于不及时，为间接的复气。由此可见，"复气"是为了矫正偏胜之气而产生的另一类不同性质的胜气，所以，"复气"在气候、物候、病候的表现上与胜气基本相同。因此，六气之复，实际上是自然界气候变化上的一种自稳调节现象。

　　关于"治诸胜复"之大法，该篇有"治诸胜复，寒者热之，热者寒之，温者清之，清者温之，散者收之，抑者散之，燥者润之，急者缓之，坚者软之，脆者坚之，衰者补之，强者泻之，各安其气，必清必静，则病气衰去，归其所宗"的论述。

一、厥阴之复

《素问·至真要大论》云："六气之复，何如？岐伯曰：厥阴之复，少腹坚满，里急暴痛。偃木飞沙，倮虫不荣。厥心痛，汗发，呕吐，饮食不入，入而复出，筋骨掉眩清厥，甚则入脾，食痹而吐。冲阳绝，死不治。"

"厥阴之复"，即风气来复。大凡木气先受金制，而后乃复也。木受金制，木不制土，故湿气偏胜，都会产生风气来复的现象。例如雨水太多、湿气过甚时，因五行木克土之制，就会有风。在风的作用下，就会雨止云散，湿变为干。这种现象从气候的自稳调节来说就叫作"风胜湿"。

大凡厥阴风气之复，则发为少腹部坚满，腹胁之内拘急暴痛之病候；树木倒卧，尘沙飞扬，倮虫不荣之物候。可发生厥心痛，多汗，呕吐，饮食不下，或食入后又吐出，筋骨抽痛，眩晕，手足逆冷，甚至风邪入脾，食入痹阻，不能消化，必吐出而后已之病候。如果冲阳穴处脉绝，多属不治的死证。

关于其治疗，该篇有"厥阴之复，治以酸寒，佐以甘辛，以酸泻之，以甘缓之"的记载。"厥阴之复"，意即风气偏胜。"治以酸寒，佐以甘辛"，与前述"风淫于内，治以辛凉，佐以苦，以甘缓之，以辛散之"及"风淫所胜，平以辛凉，佐以苦甘，以甘缓之，以酸泻之"之义基本相同，所不同者，前文对于风病的治疗提法是"治以辛凉"，此处的提法是"治以酸寒"。盖因风气偏胜，意味着气候偏温，一般情况下清可胜温，用凉即可。而厥阴之复时，由于此偏胜的风气属于复气，所以需要用寒，以期尽快控制过甚的温热，故谓"治以酸寒"。

二、少阴之复

《素问·至真要大论》云："少阴之复，燠热内作，烦躁鼽嚏，少腹绞痛。火见燔焫，嗌燥，分注时止，气动于左，上行于右，咳，皮肤痛，暴喑，心痛，郁冒不知人，乃洒淅恶寒，震栗，谵妄，寒已而热，渴而欲饮，少气，骨痿，膈肠不便，外为浮肿哕噫。赤气后化，流水不冰，热气大行，介虫不复，病痱疹疮疡，痈疽痤痔，甚则入肺，咳而鼻渊。天府绝，死不治。"

"少阴之复"，即热气来复。大凡君火先受水制，而后乃复也。火受水制，火不胜金，故燥气、凉气偏胜，到了一定程度就会出现热气来复。例如气候过于寒凉，在五行凉属燥金，火可克金，常常不久就会自然转暖。这里的"暖"，也就是对"凉"的复。不过，复的过程中常常又会出现复气偏胜，而又出现新的胜复现象。这说明气候变化总是在冷冷热热起伏中进行，很难恒定。这是自然界气候变化中的一种自稳调节现象。

大凡少阴火气之复，则懊侬烦热病候从内部发生，出现烦躁，鼻塞流涕，喷嚏，少腹绞痛；火势盛而燔灼，咽喉干燥，大便时泄时止。由于热邪ços心肺右升，肝肾左降功能失司，而见咳嗽，皮肤痛，突然失音，心痛，昏迷不省人事，继则洒淅恶寒，震栗寒战，谵语妄动，寒罢而发热，口渴欲饮水，少气，骨软痿弱，大便不通，肌肤浮肿，呃逆，嗳气的病候。又因少阴火热之气后化，因此出现流水不会结冰，介虫不蛰伏的气候和物候，及痱疹疮疡、痈疽痤痔等外部病候，甚至出现热邪入肺，而发咳嗽、鼻渊等病候。如果天府穴处脉绝，多属不治的死证。

关于其治疗，该篇有"少阴之复，治以咸寒，佐以苦辛，以甘泻之，以酸收之，辛苦发之，以咸软之"的记载。"少阴之复"，意即热气偏胜。其"治以咸寒，佐以苦辛，以甘泻之，以酸收之，辛苦发之"，与前述"热淫于内，治以咸寒，佐以甘苦，以酸收之，以苦发之"及"热淫所胜，平以咸寒，佐以苦甘，以酸收之"之义基本相同。所不同者，前文是"以苦发之"，此处是"辛苦发之"。辛苦合用，乃辛开苦降之伍，常可使热邪迅速清解。此外，此处还提出"以咸软之"之治。"咸"，即咸寒。"坚"，此处是指里热炽盛，大便干结。"软"，系针对"坚"字而言。"以咸软之"，意谓在火热炽盛时，不但要用苦寒的药物，而且还应同时合用咸寒攻下泻热的药物，以期里热能因此迅速得到清解。

三、太阴之复

《素问·至真要大论》云："太阴之复，湿变乃举，体重中满，食饮不化，阴气上厥，胸中不便，饮发于中，咳喘有声；大雨时行，鳞见于陆，头顶痛重，而掉瘛尤甚，呕而密默，唾吐清液，甚则入肾，窍泻无度。太溪绝，死不治。"

"太阴之复"，即湿气来复。大凡土气先受木制，而后乃复也。土受木制，土不制水，故寒气偏胜，到了一定程度就会因土克水之制，而出现湿气来复。例如气候在过于寒冷时，本来是雪地冰天，但出现气候转暖，不下雪而下雨。雨属湿，雪属寒，不下雪而下雨，就是湿气对寒气来复。

大凡太阴湿气之复，则湿气大行，于是发生身体沉重，胸腹满闷，饮食不消化，阴气上逆，胸中不爽，水饮生于内，咳喘有声之病候；又因大雨时常降下，洪水淹没了田地，鱼类游行于陆地，人们病发头顶痛而重，抽痛瘛疭更加厉害，呕吐，神情默默，口吐清水，甚则湿邪入肾，泄泻频甚而不止之病候。如果太溪穴处脉绝，多为不治的死证。

关于其治疗，该篇有"太阴之复，治以苦热，佐以酸辛，以苦泻之，燥之，泄之"的论述。"太阴之复"，意即湿气偏胜。"治以苦热，佐以酸辛，以苦泻之，燥之，泄之"之论，与前述"湿淫于内，治以苦热，佐以酸淡，以苦燥之，以淡泄之"及"湿淫所胜，平以苦热，佐以酸辛，以苦燥之，以淡泄之"之义相同。此处"燥之""泄之"系"以苦燥之，以淡泄之"之略语。

四、少阳之复

《素问·至真要大论》云："少阳之复，大热将至，枯燥燔焫，介虫乃耗。惊瘛咳衄，心热烦躁，便数，憎风，厥气上行，面如浮埃，目乃瞤瘛，火气内发，上为口糜，呕逆，血溢血泄，发而为疟，恶寒鼓栗，寒极反热，嗌络焦槁，渴引水浆，色变黄赤，少气脉萎，化而为水，传为胕肿，甚则入肺，咳而血泄。尺泽绝，死不治。"

"少阳之复"，即火气来复。大凡火受水制，而后乃复也。火受水制，火不制金，故凉气偏胜，到了一定程度就会因火克金之制而出现火气来复，气温由凉转热。

大凡少阳热气之复，则大热将至，干燥灼热，介虫亦死亡。病多惊恐，瘛疭，咳嗽，衄血，心热烦躁，小便频数，怕风。厥逆之气上行，面色如蒙浮尘，眼睛瞤动不宁。火气内生则为口糜，呕逆，吐血，便血，发为疟疾，恶寒鼓栗，寒极转热，咽喉部干燥，渴而善饮，小便变为黄赤，少气，脉弱。气化失司则为水病，传变成为浮肿，甚则邪气入肺，咳嗽，便血。若尺泽穴处脉绝，则为不治的死证。

关于其治疗，该篇有"少阳之复，治以咸冷，佐以苦辛，以咸软之，以酸收之，辛苦发之，发不远热，无犯温凉，少阴同法"的记载。"少阳之复"，意即火气偏胜。"治以咸冷，佐以苦辛，以咸软之，以酸收之，辛苦发之"，与前述"少阴之复"时之治法相同，故谓"少阴同法"。"发不远热"，即前文所述的"发表不远热"。

五、阳明之复

《素问·至真要大论》云："阳明之复，清气大举，森木苍干，毛虫乃厉。病生胠胁，气归于左，善太息，甚则心痛痞满，腹胀而泄，呕苦，咳，哕，烦心，病在膈中，头痛，甚则入肝，惊骇，筋挛。太冲绝，死不治。"

"阳明之复"，即燥气、凉气来复。大凡金先受火制，而后乃复也。金受火制，金不制木，故风气、温气偏胜，到了一定程度就会因金克木之制，而出现燥气、凉气来复，于是天气由温转凉。

大凡阳明燥气之复，清肃之气大行，树木苍老干枯，毛兽类动物因之多发疫病。人们的疾病生于胁肋部，燥气偏于左侧，善于叹息，甚则心痛痞满，腹胀而泄泻，呕吐苦水，咳嗽，呃逆，烦心，病在膈中，头痛，甚则邪气入肝，惊骇，筋挛。如果太冲穴处脉绝，多属不治的死证。

关于其治疗，该篇有"阳明之复，治以辛温，佐以苦甘，以苦泄之，以苦下之，以酸补之"的记载。"阳明之复"，意即燥气、凉气偏胜。"治以辛温，佐以苦甘，以苦泄之，以苦下之，以酸补之"，与前述"燥淫于内，治以苦温，佐以甘辛，以苦下之"及"燥淫所胜，平以苦温，佐以酸辛，以苦下之"之义基本相同。不过此处对"阳明之复"，明确提出"以酸补之"较前明确。此即《素问·藏气法时论》中所述"肺欲收，急食酸以收之，用酸补之"之义。

六、太阳之复

《素问·至真要大论》云："太阳之复，厥气上行，水凝雨冰，羽虫乃死。心胃生寒，胸膈不利，心痛痞满，头痛，善悲，时眩仆，食减，腰脽反痛，屈伸不便，地裂冰坚，阳光不治，少腹控睾，引腰脊，上冲心，唾出清水，及为哕噫，甚则入心，善忘善悲。神门绝，死不治。"

"太阳之复"，即寒气来复。大凡水气先受土制，而后乃复也。水受土制，水不制火，故热气、火气偏胜，因水克火之制而出现寒气，即火热之气胜，到了一定程度就会出现寒气来复，天气由热变冷。

大凡太阳寒气之复，则寒气上行，出现雨露冰雹、禽类死亡的气候和物候。人病心胃生寒气，胸膈不宽，心痛痞满，头痛，容易伤悲，时常眩仆，纳食减少，腰臀部疼痛，屈伸不便。天寒地冻，冰厚而坚，阳光不温暖，少腹痛牵引睾丸并连腰脊，逆气上冲于心，以致唾出清水或呃逆嗳气，甚则邪气入心，善忘善悲。如果神门脉绝，多属不治之死证。

关于其治疗，该篇有"太阳之复，治以咸热，佐以甘辛，以苦坚之"的记述。"太阳之复"，意即寒气偏胜。"治以咸热，佐以甘辛，以苦坚之"，与前述"寒淫于内，治以甘热，佐以苦辛，以咸泻之，以辛润之，以苦坚之"及"寒淫于内，平以辛热，佐以甘苦，以咸泻之"之义基本相同。

第二十一节　运气布政之纪

五气与六气相加，三十年为一纪，六十年为一周。对此《素问·六元正纪大论》有详尽的论述。"六元"，即风、热、火、湿、燥、寒六气。"正纪"，指正常的变化规律。由于本篇内容主要是论述六十年中六气的变化规律，所以命名曰《六元正纪大论》。对于如何"推而次之，以其类序，分其部主，别其宗司，昭其气数，明其正化"，该篇中有"先立其年，以明其气，金、木、水、火、土运行之数，寒、暑、燥、湿、风、火临御之化，则天道可见，民气可调，阴阳卷舒，近而无惑"的论述。意思是运与气加临要"先立其年，以明其气"，即以干支先定出当年的具体年份，再根据不同年份来确定该年份的气化和物化现象。如何"先立其年"？《素问·六微旨大论》中有"天气始于甲，地气始于子，子甲相合，命曰岁立。谨候其时，气可与期"的记载。这里的"子甲相合，命曰岁立"，就是"先立其年"。"谨候其时，气可与期"，就是"以明其气"。这就是说，总结分析自然气候、物候以及人体病候发生和治疗规律的方法，首先就是运用干支定出具体年份，然后就可以根据《素问·天元纪大论》中所讲述的天干化五运、地支合三阴三阳六气等规律进行具体分析和推算。"寒、暑、燥、湿、风、火"，即六气。"临"，指降临，指"客气"。"御"，指驾驭，指主气。"化"，指生化。"寒、暑、燥、湿、风、火临御之化"，亦是承上句而言，意谓在确定了年份之后，即可据该年的地支推算该年度六气运行中的主气、客气、间气、司天、在泉、客主加临等的运行变化规律。"天道"，即自然变化规律。"民气"，指人身体健康状况。"卷"指收束，"舒"指舒张，"卷舒"，意即阴阳消长。"近"，远字的对应词，此处是针对前述之"天道玄运"而言。"天道可见，民气可调，阴阳卷舒，近而无惑。"全句意谓掌握了上述按干支分析计算五运六气的变化规律，则自然变化规律也就明白了，人因岁运岁气而发生的疾病，就可得以调治，阴阳盛衰也可为人所掌握，玄远的天道就可以因此而变得近而清楚。

综上所述，欲明运气加临之纪，首先要确定当年的年份，即"先立其年"。根据不同的年份，以确定各个年份的气化和物化现象，即"以明其气"。然后运用该年天干来推算该年度的岁运运行规律，即"金、木、水、火、土运行之数"。在确定年份后，再根据地支推算该年度六气运行中主气、客气、间气、司天、在泉、客主加临的运行变化规律，即"寒、暑、燥、湿、风、火临御之化"。《素问·六微旨大论》云："君位臣则顺，臣位君则逆；逆则病近，其害速，顺则其病远，其害微。""位"，即客主加临，将运与气的干支结合起来，以五运生克规律来推测运与气的盛衰及相互制约关系，运与气相临以顺逆为别，大凡气生运为顺化，气克运为天刑，运生气为小逆，运克气为不和。

一、辰戌之纪，太阳之政

六十年一甲子中，每一年的气候、物候及病候的发生均有其各自的特点。《素问·六元正纪大论》云："太阳之政奈何？岐伯曰：辰戌之纪也。""太阳之政"，系指太阳寒水司天的年份，它是以阳支辰戌来标志年份的。意谓凡逢年支为辰、戌的年份，均是太阳寒水司天之年。辰、戌在地支中为阳支，与其相合的年干为甲、丙、戊、庚、壬五阳干，故"太阳之纪"计有壬辰、壬戌、戊辰、戊戌、甲辰、甲戌、庚辰、庚戌、丙辰、丙戌十年。

1.辰戌之纪

（1）壬辰、壬戌之年

《素问·六气正纪大论》云："太阳、太角、太阴、壬辰、壬戌，其运风，其化鸣紊启坼，其变振拉摧拔，其病眩掉目瞑。太角初正、少徵、太宫、少商、太羽终。"

"太阳、太角、太阴、壬辰、壬戌"，表述了壬辰、壬戌之年，为太阳司天，太阴在泉，中运为太角布政之岁。"太阳"，指太阳寒水司天。"太角"，指木运太过。"太阴"，指太阴湿土在泉。"壬辰""壬戌"，指壬辰年和壬戌年。由于其年干都是"壬"，"丁壬化木"，所以都属于木运。"壬"在天干顺序上属于奇数为阳干，阳干为太过，所以在岁运上都属于木运太过之年。古人以五音建运，即以宫、商、角、徵、羽五音代表五运，其中以宫音代表土运，以商音代表金运，以角音代表木运，以徵音代表火运，以羽音代表水运。并以"太"代表太过，以"少"代表不及，认为太和少交替相随。由于壬辰、壬戌年都是木运太过之年，所以也是太角之年。壬辰年和壬戌年的年支是辰、是戌。辰戌太阳寒水司天，所以壬辰年和壬戌年为太阳寒水司天之年。太阳司天，一定是太阴在泉，所以壬辰、壬戌年又是太阴湿土在泉之年。

根据此段经文，通过壬辰、壬戌，先知道是什么年份。然后通过太角，就知道这两年是岁木太过之年。通过太阳、太阴，知道这两年是太阳寒水司天，太阴湿土在泉。因此对壬辰、壬戌两年的岁运为木，岁支为水，气生运，故为顺化之年。

"运"，指岁运。"风"，指风气偏胜。"其运风"，意谓壬辰、壬戌年，属于岁木太过之年，所以这一年，特别是这一年的春天，风气偏胜，气温偏高。

"化"，指生化。"鸣紊"，指风气偏胜时所出现的飘动摇荡的自然景象。"启坼"，指自然界在春天里所出现的萌动生长现象。"其化鸣紊启坼"，意谓岁木太过之年，春天里风气偏胜，自然界万物开始萌动生长。

"变"，指灾变。"其变振拉摧拔。"指岁木太过之年，风气偏胜，因此会出现狂风大作，摧屋拔树之灾害。

"眩"，指头晕。"掉"指抽搐。"目瞑"，指视物不清。"其病眩掉目瞑"，意谓岁木太过之年，风气偏胜，在临床上可出现眩掉目瞑等肝病证候。

"太角_{初正}、少徵、太宫、少商、太羽_终"，说明壬辰、壬戌年主运和客运的运行次序和变化。所谓"客运"，指一年之中五个运季，即春、夏、长夏、秋、冬等季节中的特殊气候变化。客运的计算方法是在每年岁运的基础之上进行的。每年值年的岁运就是当年客运的初运，以下按五行相生的次序依次推移。由于壬辰、壬戌年岁运是岁木太过，所以这两年的客运初运便是木运太过，亦即初运"太角"木运；二运便是火运，由于五音建运有个"太少相生"的问题，太过之后便是不及，所以二运的火运便是火运不及，故称"少徵"；三运是土运太过，即"太宫"；四运是金运不及，即"少商"；五运是水运太过，即太羽。因此形成了"太角、少徵、太宫、少商、太羽"顺序。所谓"主运"，即一年中五个运季的常规气候变化。五个运季的一般变化顺序即按木（风）、火（热）、土（湿）、金（燥）、水（寒）五行相生之序进行，年年如此。因此主运的计算方法很简单，即木为初运，火为二运，土为三运，金为四运，水为终运。因此，文中的这一段还可以表示主运的运行次序。"太角"右下方有"初正"二字，"初"字即表示主运中的初运。"正"字表示正角，以示与客运中的"太角"相区别。"太羽"右下方的"终"字，表示主运中的终运。主运在运行中没有太少之分，因此文中这一段在表示主运时，应读成"角、徵、宫、商、羽"。由于原文是把主客运合在一起叙述，于是形成本段表示文字。

（2）戊辰、戊戌之年

《素问·六气正纪大论》云："太阳、太徵、太阴、戊辰、戊戌_{同正徵}，其运热，其化暄暑郁燠，其变炎烈沸腾，其病热郁。

太徵、少宫、太商、少羽终、少角初。"

戊辰、戊戌年，年干都是戊，戊癸化火，戊是阳干，所以戊辰、戊戌年是岁火太过之年，亦即"太徵"之年。戊辰、戊戌年，年支是辰戌，辰戌太阳寒水司天，因此戊辰年、戊戌年是太阳寒水司天，太阴湿土在泉之年。"正徵"，即火运平气之年。"同正徵"，是说戊辰、戊戌年，从岁运来看虽然是火运太过之年，但是由于岁气是太阳寒水司天，太过的火运，受到了司天之气的克制，根据"运太过而被抑"乃可成平气的规律，所以戊辰、戊戌年就成了火运平气之年。这两年的岁运为火，岁支为水，气克运，故为天刑之年。

"热"，即天气炎热，火气偏胜。"其运热"，意即戊辰、戊戌年，属于岁火太过之年。在这两年中，特别是在这两年的夏天里天气偏热。但是由于这两年同"正徵"，可以成为平气之年，所以气候也可属于正常。

"暄暑"，指炎热。"郁燠"，指郁蒸。"其化暄暑郁燠"，意谓戊辰、戊戌这两年，在夏天里天气炎热，呈暑热郁蒸之候。

"变"，指灾变。"炎烈沸腾"，指天气酷热。"其变炎烈沸腾"，意谓戊辰、戊戌这两年，由于岁火太过，可以出现暴热天气。

"热郁"，即热郁结在里。"其病热郁"，意即戊辰、戊戌年，人体病候以里热证为主。

"太徵、少宫、太商、少羽终、少角初"，说明戊辰、戊戌年主运和客运的运行次序和变化。戊辰、戊戌年的客运是：初运火运太过，即"太徵"；二运土运不及，即"少宫"；三运金运太过，即"太商"；四运水运不及，即"少羽"；终运木运不及，亦即"少角"。主运仍然同其他年份一样，初运是角，二运是徵，三运是宫，四运是商，终运是羽，按木、火、土、金、水顺序依次运行。"少羽终"，是指主运的终运，意即主运的终运是水。

"少角初"，是指主运的初运，意即主运的初运是木，主运仍然是木（角）、火（徵）、土（宫）、金（商）、水（羽）依次运行不变。

本段在五音排列次序上少羽与少角相连，似乎有失五音建运太少相生规律，然从《素问·阴阳应象大论》中可知，五音太少相生表述的是主运的次序，而客运是每年轮转，是以每年的太运为初运，主运客运表述合一，则出现少羽、少角相连的现象。

（3）甲辰、甲戌之年

《素问·六元正纪大论》云："太阳、太宫、太阴、甲辰岁会同天符、甲戌岁会同天符，其运阴埃，其化柔润重泽；其变震惊飘骤；其病湿下重。太宫、少商、太羽终、太角初、少徵。"

"太阳、太宫、太阴、甲辰岁会同天符、甲戌岁会同天符"，意谓甲辰、甲戌年是土运太过之年，太阳寒水司天，太阴湿土在泉之年。"甲辰岁会""甲戌岁会"，意谓甲辰、甲戌年在计算上虽然是岁土太过之年，但由于甲辰、甲戌年的年干是甲，甲己化土，属于土运；年支是辰、是戌，辰、戌、丑、未的固有五行属性属土，大运与年支的固有五行属性相同，称为岁会，所以甲辰、甲戌两年又是岁会之年。甲辰、甲戌两年，大运是土运太过，其在泉之气的五行属性也是土，太过的中运之气与在泉的客气相合名曰同天符，因此，甲辰、甲戌两年又可以是同天符之年，故称"太过而加同天符"。

"阴埃"，张隐庵注云："云雨昏暝埃，乃湿土之气。"甲辰、甲戌之年，属于岁土太过之年，雨湿偏胜，故云："其运阴埃。"

"柔润"，指滋润。"重泽"，指水多。"其化柔润重泽"，意谓甲辰、甲戌这两年，由于土运太过，气候偏凉，雨水较多。

"震惊"，指雷声大作。"飘骤"，指狂风暴雨。"其变震惊飘骤"，意谓甲辰、甲戌年土运太过，雨湿过盛，因雷雨大作而成灾变。

"湿"，指人体在病因作用下而发生的液体潴留现象。"下重"，指下肢酸重或浮肿，也是属于"湿病"。"其病湿下重"，意谓甲辰、甲戌年，岁土太过，气候偏湿，临床上以湿病为多。

"太宫、少商、太羽_终、太角_初，少徵"，说明甲辰、甲戌两年主运和客运的运行次序。甲辰、甲戌年客运的初运为太宫，二运为少商，三运为太羽，四运为太角，终运为少徵。主运初运为角，终运为羽。

（4）庚辰、庚戌之年

《素问·六元正纪大论》云："太阳、太商、太阴、庚辰、庚戌，其运凉，其化雾露萧瑟，其变肃杀凋零，其病燥，背瞀胸满。太商、少羽_终、少角_初，太徵、少宫。"

"太阳、太商、太阴、庚辰、庚戌"，说明庚辰、庚戌年是岁金太过之年，亦即太商之年，太阳寒水司天，太阴湿土在泉之年。这两年岁运为金，岁支为水，金生水，运生气，故为小逆之年。

"凉"，即气候清凉。"其运凉"，意谓庚辰、庚戌年，属于金运太过之年，凉气偏胜，在这两年，特别是这两年的秋季，天气偏凉。

"雾露萧瑟"，指秋气清凉的自然景象。"其化雾露萧瑟"，意谓庚辰、庚戌年，秋天里天气偏凉，西风萧瑟，雾露早降。

"肃杀"，指肃清杀灭，此处是指秋季里的一片荒凉景象。"凋零"，指树凋叶落。"其变肃杀凋零"，意谓庚辰、庚戌年，金运太过，天气凉而过甚，就会过早地出现树凋叶落的荒凉景象。

"燥"，即干燥。"背瞀"，指背部闷满。"胸满"，指胸部满闷。"其病燥，背瞀胸满"，意谓庚辰、庚戌年，由于金运太过，人体容易发生干咳无痰、口燥咽干、胸背闷满等肺病证候。

"太商、少羽_终、少角_初，太徵、少宫"，表述了庚辰、庚戌年的客运初运为太商，二运少羽，三运少角，四运太徵，终运少宫。主运仍是初运角，二运徵，三运宫，四运商，终运羽。"少羽终"，指主运的终运为水。"少角初"，指主运的初运为木。

（5）丙辰、丙戌之年

《素问·六元正纪大论》云："太阳、太羽、太阴、丙辰天符、丙戌天符，其运寒，其化凝惨栗冽，其变冰雪霜雹，其病大寒留于溪谷。太羽终、太角初、少徵、太宫、少商。"

"太阳、太羽、太阴、丙辰天符、丙戌天符"，说明丙辰、丙戌是水运太过（太羽）之年，太阳寒水司天，太阴湿土在泉之年。由于丙辰、丙戌年，年干是丙，丙辛化水，丙为阳干，所以丙辰、丙戌年属于水运太过之年，即太羽之年。丙辰、丙戌年的年支是辰、戌，辰戌太阳寒水司天，岁运是水，司天之气也是水，岁运与司天之气的五行属性相同，运气同化，所以丙辰、丙戌又是天符之年。

"寒"，即寒冷。"其运寒"，意谓丙辰、丙戌年，水运太过，这两年中，特别是这两年的冬季，天气十分寒冷。

"凝惨栗冽"，描述天寒地冻，万物闭藏的严冬景象。"其化凝惨栗冽"，意谓丙辰、丙戌之年，冬季里天气十分寒冷。

"冰雪霜雹"，是指冬季里过度寒冷。"其变冰雪霜雹"，意谓丙辰、丙戌年，冬季特冷，冰雪成灾。

"大寒"，即气血凝泣之病。"溪谷"，《素问·气穴论》云："肉之大会为谷，肉之小会为溪。肉分之间，溪谷之会，以行荣卫，以会大气。""溪谷"，是人体肌肉的会合处，又是气血流行之处。"其病大寒留于溪谷"，意谓丙辰、丙戌年，由于水运太过，再加上司天之气又是水，属天符之年，因此人体容易感寒而使气血凝泣不通发生各种疾病。

"太羽终、太角初、少徵、太宫、少商"，说明丙辰、丙戌年的客运是初运太羽，二运太角，三运少徵，四运太宫，终运少商。其主运如常不变。"太羽终"，为主运之终运水。"太角初"，指主运之初运为木。

2. 太阳司天之政

《素问·六元正纪大论》云："凡此太阳司天之政，气化运行先天，天气肃，地气静。寒临太虚，阳气不令，水土合德，上应辰星、镇星。其谷玄黅，其政肃，其令徐。寒政大举，泽无阳焰，则火发待时。少阳中治，时雨乃涯。上极雨散，还于太阴，云朝北极，湿化乃布，泽流万物，寒敷于上，雷动于下，寒湿之气持于气交，民病寒湿，发肌肉痿，足痿不收，濡泻血溢。

初之气，地气迁，气乃大温，草乃早荣，民乃厉，温病乃作，身热，头痛，呕吐，肌腠疮疡。

二之气，大凉反至，民乃惨，草乃遇寒，火气遂抑，民病气郁中满，寒乃始。

三之气，天政布，寒气行，雨乃降，民病寒，反热中，痈疽注下，心热瞀闷，不治者死。

四之气，风湿交争，风化为雨，乃长乃化乃成，民病大热少气，肌肉痿，足痿，注下赤白。

五之气，阳复化，草乃长乃化乃成，民乃舒。

终之气，地气正，湿令行。阴凝太虚，埃昏郊野，民乃惨凄，寒风以至，反者孕乃死。

故岁宜苦以燥之温之，必折其郁气，先资其化源，抑其运气，扶其不胜，无使暴过而生其疾。食岁谷以全其真，避虚邪以安其正，适气同异，多少制之。同寒湿者燥热化，异寒湿者燥湿化，故同者多之，异者少之，用寒远寒，用凉远凉，用温远温，用热远热，食宜同法。有假者反常，反是者病，所谓时也。"

"凡此太阳司天之政，气化运行先天"，此乃言辰戌十年，其先天时而至之纪。"太阳司天之政"，指太阳寒水司天之年。"气化运行先天"，句中的"先天"二字，在运气学说中一般作"太过"或"早至"解，指气候"先天而至"，即"未至而至"，气候比季节来得早。这也就是《气交变大论》中所云："故太过者先天，不及者后天。"全句意谓六十年中属于太阳寒水司天的十年中都是岁运太过之年。

上述经文表述了凡是太阳寒水司天的年份，气化的运行比正常的天时早，天气清肃，地气安静，宇宙间充满寒气，阳气未能行令，水和土相配合发挥协同作用，在上应水星和土星。生长的谷物应为黑色和黄色，司天之政严肃，在泉之令徐缓。由于寒水之政大起，阳气不得伸张，故湖泽之中没有升腾阳气，被遏之火气只有待时而发。至少阳相火主治的时候（三之气），被郁的火气发挥作用，雨水及时下降，下半年三气终期，下雨稀少，太阴湿土行令，土地已润，天空云层稀薄，湿土之气运化四布，润泽灌溉万物，太阳寒水施发在上，少阴雷火震动在下，使湿气上蒸，寒气湿气相持于气交，所以人们多患寒湿，发为肌肉柔弱，两足痿软无力，不能收引，大便泄泻和失血。

初之气，由于上年在泉之气迁易，气候非常温暖，所以百草繁盛得很早，人易发生疫疠、温病等疾，而有发热、头痛、呕吐、肌肤疮疡等病候。

二之气，阳明燥金之气当令，所以很凉的天气反而到来，人们感到寒冷凄惨，草木遇到寒气，火气被抑而不能生长，人多患气郁于内之证，发生胸腹胀满的病候。

三之气，太阳寒水司天之气当令，寒气流行，因而雨水下降，夏季不热而反寒，人多患外寒内热之证，发生痈疽、下利以及心中烦热、神志昏蒙等病候。若不及时治疗，就会发生死亡。

四之气，客气为厥阴风木，主气为太阴湿土，风湿之气交争，风气转化为雨，万物因而开始成长、变化而成熟，人多患高热之证，发生呼吸气短，肌肉痿弱，两足痿软无力，赤白痢疾等病候。

五之气，少阴君火行令，火气复又旺盛，草木因此成长、变化而成熟，人们也感到舒畅而无疾病发生。

终之气，太阴湿土在泉之气当令，湿气运行，宇宙间阴气凝聚，尘土飞扬，郊野昏蒙，人们感到凄惨，寒气到来，湿土之气反为非时风木之气所胜，胎孕往往因此受损而陨落。

所以本年多发湿病与寒病，宜用苦燥以祛湿，苦温以祛寒，必须折减其造成气郁的胜气，资助不胜之气的生化之源，抑制其太过的运气，扶植其不胜的运气，不要使运气太过而致生疾患，饮食要选用与岁气相应的谷类以保全真气，避免虚邪侵袭，根据岁运六气的异同，选择药食气味的多少来调治它。"岁谷"，即适应当年气候特点生长较好的谷物。

二、卯酉之纪，阳明之政

1.卯酉之纪

《素问·六元正纪大论》云："阳明之政奈何？岐伯曰：卯酉之纪也。""阳明之政"，系指阳明司天的年份，它以阴支卯酉来标记，意谓凡是逢年支为卯酉的年份，均是阳明燥金司天之年。卯酉在地支中为阴支，与其相合的年干为乙、丁、己、辛、癸五阴干，故甲子六十年中，计有丁卯、丁酉、癸卯、癸酉、己卯、己酉、乙卯、乙酉、辛卯、辛酉十年。

（1）丁卯丁酉之年

《素问·六元正纪大论》云："阳明、少角、少阴，清热胜复同，同正商，丁卯岁会，丁酉。其运风清热。少角初正、太徵、少宫、太商、少羽终。"

"阳明、少角、少阴"，表述了丁卯、丁酉之年，阳明司天，少阴在泉，中运为少角布政。"阳明"，指阳明燥金司天。"少角"，指木运不及之年。"少阴"，指少阴君火在泉。全句意即后文所指之丁卯、丁酉两年是木运不及之年，司天之气是阳明燥金，在泉之气是少阴君火。

"清"，指清凉之气，此处是指阳明燥金司天之气。"热"，火热之气。"胜"，指偏胜。"复"，指恢复或报复。"清热胜复同"，意谓木运不及之年，春天里应温不温，天气偏凉，由于自然调节的原因，到了夏天天气又偏于炎热。也就是木运不及之年，金来乘木。阳明燥金司天之年，乘克更甚。由于胜复的原因，火又克金。张隐庵注云："丁主少角，即木运不及，故金之清气胜之。有胜必有复，火来复之。故为清热胜复同者，谓清热之气与风气同其运也。"

"正商"，即金运平气之年。"同正商"，意谓木运不及之年，金来乘木。如果再遇上阳明燥金司天之年，则克上加克，这一年的春天就会像金运平气之年的秋天一样，应温不温，应长不长，自然界一片清肃，严重反常。这与《五常政大论》中所述的"委和之纪……上商与正商同"完全一样。诚如王冰所注："上见阳明，则与平金岁化同，丁卯、丁酉岁，上见阳明。"

"岁会"，即岁会之年。凡是岁运与年支的固有五行属性相同的年份，就属于岁会之年。丁卯年的年干是丁，丁壬化木，属于木运。其年支是卯，寅卯属木。丁卯年岁运与年支五行属性相同，属于岁会之年，故曰："丁卯岁会。"丁酉和丁卯，从司天之气来说，卯酉阳明燥金司天，完全一样，但酉在五行属性上则属于金，与丁卯年不同，非岁会之年，所以丁酉分列在丁卯之后。

"其运风清热。""风"，指风气。风在五行归类上属于木。"清"，指凉气。清在五行归类上属于金。"热"，指火气。热在五行归类上属于火。"其运风清热"，意谓木运不及之年，春天里应温不温，天气偏凉，好像秋天一样。到了夏天由于自然调节的原因，反而要比一般天时偏热。王冰注云："不及之运，常兼胜复之气言之，风运气也，清胜气也，热复气也。"由此可知风、清、热三字，就是指运气、胜气、复气而言。

"少角初正、太徵、少宫、太商、少羽终"，此句表述了丁卯、丁酉年的客运初运是少角，二运是太徵，三运是少宫，四运是太商，终运是少羽，主运如常不变。"太羽终"，意谓主运为终运水；"少角初正"，意谓主运中的初运木，"正"字，表示正角。

（2）癸卯、癸酉之年

《素问·六元正纪大论》云："阳明、少徵、少阴，寒雨胜复同，同正商，癸卯同岁会、癸酉同岁会，其运热，寒雨。少徵、太宫、少商、太羽终、太角初。"

"阳明、少徵、少阴"，表述了癸卯、癸酉之年，为阳明司天少阴在泉，中运为少徵布政。"阳明"，指阳明燥金司天。"少徵"，指火运不及之年。"少阴"，指少阴君火在泉。全句意谓癸卯、癸酉年是火运不及之年，司天之气是阳明燥金，在泉之气是少阴君火。

"寒"，指寒冷之气。"雨"，指雨湿之气。"寒雨胜复同"，意谓火运不及之年，在夏天里应热不热，天气偏冷，由于自然调节机制的原因，到了冬天反而相对不冷，不下雪而下雨，天气较平常的冬天相对偏温。火运不及之年，水来乘火，所以夏天里偏冷。由于胜复原因，土又来克水，所以冬天里雨湿流行。故张隐庵注云："寒者，寒水之气，雨者，湿土之气，寒胜少徵，土来复之。"

"同正商"，意谓火运不及之年，火不能克金，如果再遇上这一年的司天之气是阳明燥金，那就完全由司天之气用事，因此这一年的夏天应热不热，应长不长，一片肃杀之象，好像秋天一样，属于严重反常。这与《五常政大论》中所述"伏明之际……上商与正商同"完全一致。故王冰注云："岁上见阳明，则与平金岁化同也，癸卯即癸酉岁上见阳明。"

"同岁会"，即同岁会之年。凡是岁运与同年的在泉之气在五行属性上相同，而且岁运又是属于不及的，就叫"同岁会"。

癸卯、癸酉年，年干是癸，戊癸化火，癸属于阴干，因此属于火运不及。癸卯、癸酉年的年支是卯酉，卯酉阳明燥金司天，少阴君火在泉。岁运是火，在泉之气是火，而且岁运又是火运不及之年，所以癸卯、癸酉年属于同岁会之年，故曰："癸卯同岁会，癸酉同岁会"。

"热"，指癸卯、癸酉年为火运不及。"寒"，指水来乘之。"雨"，指水乘太过，土气来复。意谓癸卯、癸酉两年夏天偏冷，冬天偏热，故云"其运热寒雨"。

"少徵、太宫、少商、太羽_终、太角_初。"癸卯、癸酉年的客运初运是少徵，二运是太宫，三运是少商，四运是太羽，终运是太角。"太角初"是指主运是以木运为初运，"太羽终"是指主运是以水运为终运，主运任何时候均按木、火、土、金、水顺序运行，始终不变。

（3）己卯、己酉之年

《素问·六元正纪大论》云："阳明、少宫、少阴，风凉胜复同，己卯、己酉，其运雨风凉。少宫、太商、少羽_终、少角_初、太徵。"

"阳明"，指阳明燥金司天。"少宫"，指土运不及之年。"少阴"，指少阴君火在泉。"阳明、少宫、少阴"，意谓己卯、己酉年是土运不及之年，司天之气是阳明燥金，在泉之气是少阴君火。

"风"，指风气偏胜，天气偏温。"凉"，指寒凉。"风凉胜复同"，意谓土运不及之年，在长夏季里，应湿不湿，风气偏胜，天气偏热。由于自然调节的原因，到了秋天反而相对寒凉。因五行生克制化规律，土运不及之年，木来乘土，所以长夏应湿不湿，雨水很少，出现旱象。由于胜复原因，金来克木，所以秋天里又比一般天时寒凉，故张隐庵注云："土运不及，风反胜之，清凉之金气来复。"

己卯年和己酉年，此两年年干是己，甲己化土，所以岁运是土运。己是阴干，属于不及，故这两年是土运不及。其年支是卯酉，卯酉属阳明燥金司天，少阴君火在泉，故这两年司天之气是阳明燥金，在泉之气是少阴君火。

"其运雨风凉。""雨"，指土运之气候特点。此处指己卯、己酉年为土运不及。"风"，指木，意即土运不及，木来乘之。"凉"，指金，意即木乘土太过，金气来复。故己卯、己酉两年中长夏雨少偏旱，秋天偏凉。

"少宫、太商、少羽终、少角初、太徵。"，己卯、己酉年的岁运，初运是少宫，二运是太商，三运是少羽，四运是少角，终运是太徵。"少角初"，指主运初运为木，"少羽终"，指主运终运为水，主运不变。

（4）乙卯、乙酉之年

《素问·六元正纪大论》云："阳明、少商、少阴，热寒胜复同，同正商，乙卯天符，乙酉岁会，太一天符，其运凉，热寒。少商、太羽终、太角初、少徵、太宫。"

"阳明"，指阳明燥金司天。"少商"，指金运不及。"少阴"，指少阴君火在泉。"阳明、少商、少阴"，意谓乙卯、乙酉两年是金运不及之年，司天之气是阳明燥金，在泉之年是少阴君火。

"热"，指火热之气。"寒"，指寒冷之气。"热寒胜复同"，意谓金运不及之年，秋天里应凉不凉，天气偏热。由于自然界自我调节机能的原因，到了冬天又会出现比一般冬天寒冷的天气变化。用五行概念来说，也就是金运不及之年，火来克金，所以秋天应凉不凉，天气偏热。但是由于胜复的原因，火克金太甚时，金之子水又可以来克火，以求全年气候相对协调，所以冬天又会特别寒冷。诚如张隐庵所注："火胜少商，寒气来复。"

"同正商"，意即金运不及之年，如果遇上阳明燥金司天，不及的金运，由于得到司天的金气相助，因而构成了金运平气，在这一年的秋天里气候可以完全正常。乙卯、乙酉两年，从岁运来说，是金运不及之年，但从岁气来说，是卯酉阳明燥金司天，"运不及而得助"，所以乙卯、乙酉年，实际上是平气之年。在阳明燥金司天的十年中，少角之年"同正商"，少徵之年"同正商"，少商之年"同正商"。但是，只有少商之年"同正商"是平气之年，其他均属反常。这是因为少商之年是金运不及之年，遇上阳明燥金司天，所以不及得助而构成平气。这也就是说金运不及之年，秋天里应凉不凉，天气偏热，但是如果可以构成平气的话，则这一年的秋天就同正常的秋天一样。其他两年则不然，少角之年，少徵之年，一个反映在春，应温不温，一个反映在夏，应热不热，如果再遇上阳明燥金司天，那就只能凉上加凉，春行秋令或夏行秋令，属于自然气候的严重反常。虽然原文都是"同正商"三字，但一属平气，一属反常，完全不同。

岁运与司天之气五行属性相同，即天符之年。乙卯年的年干是乙，乙庚化金；乙卯年的年支是卯，卯酉阳明燥金司天。岁运是金，司天之气也是金，岁运与岁气相同，因此乙卯年属于"天符"，故称"乙卯天符"。

岁运与年支的五行属性相同，即属岁会之年。乙酉年的年干是乙，乙庚化金，年支是酉，申酉属金。岁运是金，年支的五行属性也是金，岁运与年支的五行属性相同，因此乙酉年属于"岁会"，故谓"乙酉岁会"。乙酉年和乙卯年的司天之气完全一样，即乙酉年的司天之气也是金，所以乙酉年也是天符之年。既是天符又是岁会的年份，名曰"太一天符"，因此乙酉年也是太一天符之年，故谓"乙酉岁会，太一天符"。

"凉"，指金运，属西方秋爽之季，此处指乙卯、乙酉年金运不及。"热"，指火，意谓金运不及，火来乘之。"寒"，指水，意即火乘金太过，水气来复。"其运凉热寒"，意谓乙卯、乙酉两年中秋天偏热，冬天偏冷。

"少商、太羽终、太角初、少徵、太宫"，意谓乙卯、乙酉的客运初运是少商，二运是太羽，三运是太角，四运是少徵，终运是太宫。"太角初"，指主运初运为木。"太羽终"，指主运终运为水，主运五步不变。

（5）辛卯、辛酉之年

《素问·六元正纪大论》云："阳明、少羽、少阴，雨风胜复同，辛卯少宫同，辛酉、辛卯，其运寒，雨风。少羽终、少角初、太徵、少宫、太商。"

"阳明"，指阳明燥金司天。"少羽"，指水运不及。"少阴"，指少阴君火在泉。"阳明、少羽、少阴"，意谓辛酉、辛卯两年是水运不及之年，司天之气为阳明燥金，在泉之气谓少阴君火。

"雨"，指雨湿之气。"风"，指风气。"雨风胜复同"，意谓水运不及之年，冬天应冷不冷，雨湿流行，不下雪而下雨，天气偏湿。由于自然界自我调节机制的原因，到了第二年春天，风气偏胜，雨水相对减少。水运不及之年，土来克水，所以冬天雨水偏多，天气偏湿，但是由于胜复原因，土克水太甚时，木又来克土，以求气候协调有序，所以春天雨水又相对减少，故张隐庵注云："雨乃胜气，风乃复气。"

"辛卯"，即辛卯年。"少宫"，即土运不及之年。"辛卯少宫同"，意谓辛卯年在气候及物候变化上与土运不及之年相似。大凡属水运不及之年，由于土来乘之的原因，所以雨湿流行，但毕竟岁运是水运而非土运，所以它只能似土运主岁之年而又不能完全等同于土运主岁之年，这也就是该篇所谓的"从土化"，以及王冰所注的"水土各半化也"。应该说少羽之年都同少宫，也就是说辛卯、辛酉两年都与少宫同才是，故谓"辛卯少宫同"。

"寒"，指水运，此处指辛卯、辛酉水运不及。"雨"，指湿土。"其运寒雨风"，意谓水运不及之年，土来乘之。"风"，指木，意谓土乘水太过，则木气来复。亦即辛卯、辛酉两年，冬天多雨，次年春天多风。

"少羽终、少角初、太徵、少宫、太商"，表述了辛卯、辛酉年的客运初运是少羽，二运是少角，三运是太徵，四运是太宫，终运是太商。"少羽终"指主运终运为水。"少角初"，指主运初运为木。

2.阳明司天之政

《素问·六元正纪大论》云："凡此阳明司天之政，气化运行后天。天气急，地气明，阳专其令，炎暑大行，物燥以坚，淳风乃治。风燥横运，流于气交，多阳少阴，云趋雨府，湿化乃敷，燥极而泽。其谷白丹，间谷命太者。其耗白甲品羽，金火合德，上应太白、荧惑。其政切，其令暴，蛰虫乃见，流水不冰。民病咳嗌塞，寒热发暴，震栗癃闷，清先而劲，毛虫乃死，热后而暴，介虫乃殃。其发躁，胜复之作，扰而大乱，清热之气，持于气交。

初之气，地气迁，阴始凝，气始肃，水乃冰，寒雨化。其病中热胀，面目浮肿，善眠，鼽衄，嚏欠呕，小便黄赤，甚则淋。

二之气，阳乃布，民乃舒，物乃生荣。厉大至，民善暴死。

三之气，天政布，凉乃行，燥热交合，燥极而泽，民病寒热。

四之气，寒雨降，病暴仆，震栗，谵妄，少气，嗌干引饮，及为心痛，痈肿疮疡，疟寒之疾，骨痿，血便。

五之气，春令反行，草乃生荣，民气和。

终之气，阳气布，候反温，蛰虫来见，流水不冰，民乃康平，其病温。

故食岁谷以安其气，食间谷以祛其邪。岁宜以咸、以苦、以辛，汗之、清之、散之，安其运气，无使受邪，折其郁气，资其化源。以寒热轻重少多其制，同热者多天化，同清者多地化，用凉远凉，用热远热，用寒远寒，用温远温，食宜同法。有假者反之，此其道也。反是者，乱天地之经，扰阴阳之纪也。"

"凡此阳明司天之政，气化运行后天"，此言卯酉阳明燥金司天十年，气后天时而至之纪，是"阳明司天之政"。"后天"，此处指后天时而至。全句意谓阳明燥金司天的十年中，由于其年干是阴干，均属于岁运不及之年，所以各年的气候与季节不完全相应，即气候不与相应季节同时而来，应至而不至。

上述全段经文表述了凡是阳明司天的年份，气化运行比正常天时为迟，天气劲急，地气清明，阳气在天地间专权行令，充满着炎热之气，万物干燥而坚，和淳的风行使权力。风燥之气专横运行，流布与气交之中，阳气多而阴气少，到太阴土气当令之时，土湿之气上蒸，云行雨施，湿土之气才能敷布，极度干燥的气候变为润泽，正气所化的岁谷为红白二色，其间谷为感受间气而成熟的，白色的甲虫和多数的羽虫生育较少，且易损伤，金火互相配合发挥作用，其所相应的在上为金、火二星。天气行政急迫，地气发令急暴，蛰虫不伏藏，水流动而不结冰。人们发病为咳嗽，咽喉肿塞，急剧的发寒发热，寒栗振动，大小便不通。上半年清金之气劲而有力，毛虫死亡，下半年火热之气急暴，有介壳的虫类受到灾殃。金气和火气的发作都是急躁的，在胜复的关系中每纷扰而成大乱，清气和热气相持交争。

初之气，地气迁移，阴气凝聚，而天气肃杀，而出现流水冰冻，寒雨运化的物候。其病候多为内热胀满，面目浮肿，喜欢睡眠，鼻塞流涕，鼻血，喷嚏，呵欠，呕吐，小便颜色黄赤，甚至小便淋沥不畅。

二之气，阳气散布，人们感到很舒服，万物生长繁荣。若疫病流行，人会突然死亡。

三之气，燥金司天当令，凉气发布，而主气为少阳相火，所以燥气热气互相交合，三气终了交四气则干燥，到极点就会化为润泽，人们多患寒热病。

四之气，寒雨下降，会发生突然跌倒，寒冷发抖，神识不清，胡言乱语，气息低微，咽喉干燥，口渴引饮，以及心痛，痈肿溃疡，寒性疟疾，骨软无力，二便出血等病候。

五之气，厥阴风木之气加临，秋天反行春令，因此草又生长荣盛，人们很少生病。

终之气，阳气四布，气候反而温暖，应该蛰伏的虫类仍然活动于外，水流动而不能结冰，人们也因而安康，但是冬行夏令，易温病流行。

所以燥金卯酉之岁，应服食白色或红色的岁谷，以保全真气，食用因感间气而成熟的间谷以祛除邪气。本年份应用咸味清热，苦味去火，辛味润燥，用汗法以解在表之寒，清法以消除体内之邪，散法以疏解冬温之气，安定其不及的运气，避免感受邪气，以减弱郁遏之气，资助化生的泉源。根据寒热的轻重，决定方宜的多少，若运和气同热的应多以清凉之品调和，运与气同清的应多以火热之品调和。应用凉药时应避免清凉的天气，应用热药时应避免炎热的天气，应用寒药时应避免寒凉的天气，应用温药时应避免温暖的天气，饮食的宜忌也是同一法则。若天气反常，则不必拘此规定，可以灵活应用。这是适应自然的法则。如果违反了它，就会扰乱适应自然变化的法度和阴阳的规律。此处的"岁谷"，指适合感受当年司天在泉之气而生长的谷物。"间谷"，指感受左右间气而生长的谷物。

三、寅申之纪，少阳之政

《素问·六元正纪大论》云："少阳之政奈何？岐伯曰：寅申之纪也。""少阳之政"，系指少阳司天的年份。它是以阳支寅申为标志的年份，意谓凡是年支为寅申之年，均是少阳相火司天之年。寅申在地支中属阳支，与其相合的年干为甲、丙、戊、庚、壬五阳干，故少阳之政计有壬寅、壬申、戊寅、戊申、甲寅、甲申、庚寅、庚申、丙寅、丙申十年。

1.寅申之纪

（1）壬寅、壬申之年

《素问·六元正纪大论》云："少阳、太角、厥阴、壬寅同天符、壬申同天符，其运风鼓，其化鸣紊启坼，其变振拉摧拔，其病掉眩支胁惊骇。太角初正、少徵、太宫、少商、太羽终。"

"少阳、太角、厥阴"，表述了少阳之政，寅申之纪，其运为太角，司天为少阳，在泉为厥阴。"少阳"，指少阳相火司天。"太角"，指木运太过之年，此处是指壬寅、壬申年。"厥阴"，指厥阴风木在泉。

"壬寅""壬申"，年干是壬，丁壬化木，壬是阳干，所以壬寅、壬申属于木运太过之太角之年。壬寅、壬申年的年支是寅申，寅申少阳相火司天，厥阴风木在泉。壬寅、壬申年的岁运是木运太过，在泉之气是厥阴风木，岁运与在泉之气五行属性一致，根据"太过而加同天符"的规律，所以壬寅、壬申年又是同天符之年，故谓"壬寅同天符，壬申同天符"。因壬寅、壬申二年，为少阳相火之年，岁运为木，运气相临，为运生气，故又为小逆之年。

"运"，指岁运。"风"，指风气。"鼓"，指鼓动，此处指偏胜。"其运风鼓"，意谓壬寅、壬申年岁木太过，少阳相火司天，运气相互作用，木火相扇，风借火势，火借风威，因此这一年的春天天气风比较多，也比较热。

"其化鸣紊启坼，其变振拉摧拔，其病掉眩支胁惊骇"，表述了太角之年的病候，可参阅"辰戌之纪"一节中的讲解。

壬寅、壬申年的客运初运是太角，二运是少徵，三运是太宫，四运是少商，终运是太羽。"太角初正"，表示主运的初运是木。"太羽终"，表示主运的终运是水。主运仍按木、火、土、金、水之序运行不变。

（2）戊寅、戊申之年

《素问·六元正纪大论》云："少阳、太徵、厥阴、戊寅_{天符}、戊申_{天符}，其运暑，其化暄嚣郁燠，其变炎烈沸腾，其病上热郁，血溢，血泄，心痛。太徵、少宫、太商、少羽_终、少角_初。"

"少阳"，指少阳相火司天。"太徵"，即火运太过之年。"厥阴"，即厥阴风木在泉。"少阳、太徵、厥阴"，意谓戊寅、戊申两年岁运是火运太过之年，司天之气是少阳相火，在泉之气是厥阴风木。

戊寅、戊申年的年干是戊，戊癸化火，因此戊寅、戊申年岁运是火运。戊寅、戊申年的年支是寅申，寅申少阳相火司天。岁运是火，司天之气也是火，岁运与司天之气的五行属性相同，运气相临为同化，所以戊寅、戊申年是天符之年，故谓"戊寅天符，戊申天符"。

"暑"，即暑热。"其运暑"，与前述"其运热"同义，意谓戊寅、戊申年是岁火太过之年，这两年中，特别是这两年的夏天气候炎热。

"其化暄嚣郁燠，其变炎烈沸腾"，其解与"太徵"之年同。

"其病上热郁，溢血，血泄，心痛"，表述了少阳相火主政的病候情况。"上热郁"，即热盛于上。"溢血"，即血上溢，如鼻衄、呕血、肌衄、咳血等出血症状，都可以叫"溢血"。"血泄"，即血下泄，如便血、尿血、崩漏等出血症状，都可以叫"血泄"。"心痛"，即胸腹痛。"溢血"，多与热盛于上有关。"血泄"，多与热盛于下有关。"心痛"，多与血郁有关。全句意谓戊寅、戊申年，岁火太过，火热偏盛，迫血妄行，人体容易感受火邪而在临床上发生上述各种出血及心痛证候。

"太徵、少宫、太商、少羽_终、少角_初"，意思是戊寅、戊申年的客运初运是太徵，二运是少宫，三运是太商，四运是少羽，终运是少角。"少角初"，表示主运的初运为木。"少羽终"，表示主运的终运是水。主运以木、火、土、金、水为序，常年不变。

（3）甲寅、甲申之年

《素问·六元正纪大论》云："少阳、太宫、厥阴、甲寅、甲申，其运阴雨，其化柔润重泽，其变震惊飘骤。其病体重，胕肿，痞饮。太宫、少商、太羽终、太角初、少徵。"

"少阳"，指少阳相火司天。"太宫"，指土运太过之年。"厥阴"，指厥阴风木在泉。甲寅年和甲申年年干是甲，甲己化土，甲为阳干，所以这两年是土运太过之年，其司天之气为少阳相火，在泉之气为厥阴风木。

"其运阴雨，其化柔润重泽，其变震惊飘骤"，此乃岁运"太宫"之年的气候和物候。甲寅、甲申二年，为少阳相火之年，岁运为土，运气相临为气生运，故为顺化之年。此节是对土运太过之年的气候和物候特点的描述，其内容与"太阳之政"之甲辰、甲戌之年即中运"太宫"之年相同。"其运阴雨"，亦与"太阳之政"中甲辰、甲戌年之"其运阴埃"含义相同。

"体重"，即身体沉重。"胕肿"，即足肿。"痞饮"，即水饮内停。甲寅、甲申年，岁土太过，湿气偏胜，人体容易因湿胜而在临床上发生"体重，胕肿，痞饮"等病候。亦与"太阳之政"甲辰、甲戌年中之"其病湿下重"同义。

"太宫、少商、太羽终、太角初、少徵"，表示甲寅、甲申年的客运初运是太宫，二运是少商，三运是太羽，四运是太角，终运是少徵。"太角初"，表示主运的初运是木，"太羽终"，表示主运的终运是水。

（4）庚寅、庚申之年

《素问·六元正纪大论》云："少阳、太商、厥阴、庚寅、庚申同正商，其运凉，其化雾露清切，其变肃杀凋零，其病肩背胸中。太商、少羽终、少角初、太徵、少宫。"

"少阳"，指少阳相火司天。"太商"，指金运太过之年。"厥阴"，指厥阴风木在泉。庚寅年和庚申年，年干是庚，乙庚化金，庚为阳干，因此庚寅、庚申年属于岁金太过之年，其司天之气为少阳相火，在泉之气为厥阴风木。庚寅、庚申之岁运属金，岁支寅申属火，气克运，故为天刑之年。

"正商"，即金运平气之年。"同正商"，意谓庚寅、庚申年，虽属金运太过，但是由于这两年的年支是寅是申，寅申少阳相火司天，岁运太过之金运，会受到司天的火气的抑制，根据运太过而被抑可以构成平气的规律，所以庚寅、庚申两年还可以构成金运平气之年。此即《五常政大论》中所讲的"坚成之纪""上徵与正商同"。

"其运凉，其化雾露清切，其变肃杀凋零，其病肩背胸中"，此乃"太商"金运太过之年的气候、物候和人体病候的情况，与前述"太阳之政"庚辰、庚戌年中所描述的基本一样。此为"其化雾露清切"，彼为"其化雾露萧瑟"，此为"其病肩背胸中"，彼为"其病燥背胸满"，其义大致相同。

庚寅、庚申年的客运初运为太商，二运为少羽，三运为少角，四运为太徵，终运为少宫。"少角初"，表示主运的初运是木，"少羽终"，表示主运的终运是水。

（5）丙寅、丙申之年

《素问·六元正纪大论》云："少阳、太羽、厥阴、丙寅、丙申，其运寒肃，其化凝惨栗冽，其变冰雪霜雹，其病寒，浮肿。太羽_终、太角_初、少徵、太宫、少商。"

"少阳"，指少阳相火司天。"太羽"，指水运太过之年。"厥阴"，指厥阴风木在泉。丙寅年和丙申年的年干是丙，丙辛化水，丙为阳干，所以这两年是岁水太过之年，其司天之气是少阳相火，在泉之气是厥阴风木。丙寅、丙申之年，岁运属水，岁支属火，运克气，为不和之年。

"其运寒肃，其化凝惨栗冽，其变冰雪霜雹，其病寒，浮肿"，是对水运太过之年的气候、物候和人体病候现象的描述。其内容与前述"太阳之政"丙辰、丙戌年中太羽岁运的描述基本一致，此为"其运寒肃"，彼为"其运寒"，此为"其病寒浮肿"，彼为"其病大寒留于豀谷"。

丙寅、丙申年客运的初运是太羽，二运是太角，三运是少徵，四运是太宫，终运是少商。"太角初"，表示主运的初运为木，"太羽终"，表示主运的终运为水。

2.少阳司天之政

《素问·六元正纪大论》云："凡此少阳司天之政，气化运行先天，天气正，地气扰，风乃暴举，木偃沙飞，炎火乃流，阴行阳化，雨乃时应，火木同德，上应荧惑、岁星。其谷丹苍，其政严，其令扰。故风热参布，云物沸腾。太阴横流，寒乃时至，凉雨并起。民病寒中，外发疮疡，内为泄满，故圣人遇之，和而不争。往复之作，民病寒热疟泄，聋瞑呕吐，上怫肿色变。

初之气，地气迁，风胜乃摇，寒乃去，候乃大温，草木早荣，寒来不杀，温病乃起，其病气怫于上，血溢目赤，咳逆头痛，血崩胁满，肤腠中疮。

二之气，火反郁，白埃四起，云趋雨府，风不胜湿，雨乃零，民乃康。其病热郁于上，咳逆呕吐，疮发于中，胸嗌不利，头痛身热，昏愦脓疮。

三之气，天政布，炎暑至，少阳临上，雨乃涯。民病热中，聋瞑，血溢，脓疮，咳呕，鼽衄，渴，嚏，欠，喉痹，目赤，善暴死。

四之气，凉乃至，炎暑间化，白露降。民气和平，其病满身重。

五之气，阳乃去，寒乃来，雨乃降，气门乃闭，刚木早凋。民避寒邪，君子周密。

终之气，地气正，风乃至，万物反生，霜雾以行。其病关闭不禁，心痛，阳气不藏而咳。抑其运气，赞所不胜。必折其郁气，先取化源，暴过不生，苛疾不起。

故岁宜咸、宜辛、宜酸，渗之、泄之、渍之、发之，观气寒温以调其过。同风热者多寒化，异风热者少寒化。用热远热，用温远温，用寒远寒，用凉远凉，食宜同法，此其道也。有假者反之，反是者病之阶也。"

"少阳司天之政，气化运行先天"，此言寅申十年，气先天时而至之纪。"少阳司天之政"，即少阳相火司天之年。"先天"，指岁运太过，气候先天时而至。"气化运行先天"，意谓六十年中属于少阳相火司天的十年都是岁运太过之年。

综上所述，上段经文表述了凡是少阳司天的年份，气化运行比正常天时为早，天气正常，地气骚动，因而暴风发作，树木吹倒，沙尘飞扬，炎热之气流行，厥阴之气随从少阳之气而化，于是雨应时下降，火木协同发挥作用，其上应火星和木星，其应谷物为红色和深青色的，其行使职权是严肃的，发布命令是扰动的。风热之气互相参合散布，而云涌不息，于是太阴湿土之气逆行横流，寒气时常降临，凉雨时常降落。人们多病寒郁于内，外生疮疡，内生腹满泄泻。所以明达事理的人遇到这些情况，就调和其寒热，使不相交争。若反复发作，易使人们发寒热，疟疾，大便泄泻，耳聋，目瞑，呕吐，气血怫郁于上部，发生肿胀，皮肤变色等病候。

初之气，地气迁移，风气亢盛，有摇动之势，太阳寒水退位，气候非常温暖，草木很早就繁荣，虽有寒水侵袭，但并不受其影响，所以温热病开始发生。其发病气怫郁于上部，而见口鼻出血，眼睛发红，咳嗽气逆，头痛，血崩，胸胁胀满，肌肤生疮等病候。

二之气，由于客气太阴湿土加临，所以主时的少阴君火之气被郁遏，湿气蒸发上升，白雾四起，风气衰退，不能胜过雨湿之气，雨水因而下降，人们安康。其发病则为热气郁遏于上部，而见咳嗽、气逆、呕吐等病候，疮疡发生于内部，而见胸胁咽喉不利、头痛、发热、神识昏愦不清、脓疮等病候。

三之气，司天之气行使权力，炎暑之气到来，因为主气客气都是少阳相火布政，雨水穷尽而不降。人们多病火热证，而见耳聋、目瞑等病候，血热妄行而外溢，多见疮肿溃脓、咳嗽、呕吐、鼻塞流涕、鼻出血、口渴、喷嚏、呵欠、喉痹、眼睛红赤等病候，往往会突然死亡。

四之气，阳明清凉之客气与主时之太阴湿土到来，与主岁的风热之气相遇，所以有时清凉，有时炎热，值白露下降，人们就感到舒适。其发病为胀满，身体沉重。

五之气，阳气散去，太阳寒水之气到来，雨水下降，人身的腠理孔窍收敛，阳气闭藏，树木很早就凋零，人们应避免寒邪侵袭，懂得养生之道的人，居处周密，以避寒气。

终之气，在泉的厥阴之气迁正而当令，风气到来，所以万物反而有生长的趋势，时常有浓厚的雾露产生。其发病为腠理本应闭密而反发泄不禁，心痛，咳嗽。抑制其太过的运气，资助其所不胜之气，减弱其郁遏之气，调和其化生的泉源，于是猝暴太过之气不会发生，也就不会引起人们的重病了。

所以本年份适宜应用咸味、辛味和酸味，用渗、泄之法以清除火热，水渍或发汗之法以祛散风邪，根据运气的寒温，适当地调节其偏差。若岁运与司天在泉的风热之性相同的，应多用寒凉之品，不相同的可以少用。应用热药时应避免炎热的天气，应用温药时应避免温暖的天气，应用寒药时应避免寒冷的天气，应用凉药时应避免清凉的天气，饮食的宜忌也是同一法则，这是一般规律。若遇到反常的气候，就应当用不同的方法处理。

四、丑未之纪，太阴之政

《素问·六元正纪大论》云："太阴之政奈何？岐伯曰：丑未之纪也。""太阴之政"，系指太阴司天的年份，是以阴支丑未为标志。意谓凡是逢年支为丑未的年份，均是太阴湿土司天之年。丑未在地支中为阴支，与其相合的年干为乙、丁、己、辛、癸五阴干，故有丁丑、丁未、癸丑、癸未、己丑、己未、乙丑、乙未、辛丑、辛未十年。

1.丑未之纪

（1）丁丑、丁未之年

《素问·六元正纪大论》云："太阴、少角、太阳，清热胜复同，同正宫。丁丑、丁未，其运风清热。少角_{初正}、太徵、少宫、太商、少羽_终。"

"太阴、少角、太阳"，表述了丁丑、丁未年运气的大致情况。"太阴"，指太阴湿土司天。"少角"，指木运不及之年，此处指丁丑、丁未年。"太阳"，指太阳寒水在泉。

"清"，指清凉之气。"热"，指火热之气。"清热胜复同"，意谓木运不及之年，春天里应温不温，气候偏凉，夏天里气候又比一般年份炎热。这是木运不及之年在气候变化上的特点。详述可参阅"阳明司天之政"一节中"清热胜复同"条。

"正宫"，即土运平气之年。"同正宫"，意即木运不及之年，如果遇上太阴湿土司天，由于风气不及的原因，所以这一年的春天湿气偏胜，春行长夏之令，雨水偏多。由于"其不及则己所胜轻而侮之"，土就可以反侮风木，因而这一年春行长夏之令，湿邪偏胜，雨水增多。故云"同正宫"。

"丁丑、丁未"，即丁丑年和丁未年。"运"，指岁运。"风"，指风气不及。"清"，指清凉。"热"，指炎热。"丁丑、丁未，其运风清热"，意谓丁丑年和丁未年，从岁运来看，是属于木运不及之年。这一年的气候特点是风气不及，金气乘之，凉乃大行，春天里应温不温，气候偏凉，但是由于胜复的原因，清气偏胜则火气来复，所以夏天里又比较炎热。

"少角初正、太徵、少宫、太商、少羽终"，丁丑、丁未年的客运初运是少角，二运是太徵，三运是少宫，四运是太商，终运是少羽。"少角初正"，说明主运初运为木。"少羽终"，说明主运终运为水。

（2）癸丑、癸未之年

《素问·六元正纪大论》云："太阴、少徵、太阳，寒雨胜复同。癸丑、癸未，其运热寒雨。少徵、太宫、少商、太羽终、太角初。"

"太阴"，指太阴湿土司天。"少徵"，指癸丑、癸未年岁运为火运不及之年。"太阳"，指太阳寒水在泉。"太阴、少徵、太阳"，意谓癸丑、癸未年为太阴湿土司天，太阳寒水在泉之纪。

"寒"，指寒冷之气。"雨"，指雨湿之气。"寒雨胜复同"，意谓火运不及之年，在夏天里应热不热，冬天里应冷不冷。详述可阅"阳明司天之政"一节中"寒雨胜复同"条。

"癸丑、癸未"，指癸丑年和癸未年。"其运热寒雨"，指癸丑、癸未年岁运是火运不及之年，夏天里应热不热，气温偏寒，由于胜复原因，到了长夏气候又转为偏湿偏热。

"少徵、太宫、少商、太羽终、太角初"，说明癸丑、癸未年的客运初运是少徵，二运是太宫，三运是少商，四运是太羽，终运是太角。"太羽终"，说明主运终运是水运。"太角初"，说明主运初运是木运。

（3）己丑、己未之年

《素问·六元正纪大论》云："太阴、少宫、太阳，风清胜复同，同正宫。己丑太乙天符，己未太乙天符，其运雨风清。少宫、太商、少羽终、少角初、太徵。"

"太阴"，指太阴湿土司天。"少宫"，指岁运为土运不及之年，此处指己丑年、己未年。"太阳"，指太阳寒水在泉。"太阴、少宫、太阳"，意谓己丑、己未年为土运不及之年，太阴湿土司天，太阳寒水在泉。

"风"，指风气偏胜，气候偏温。"清"，指清凉。"风清胜复同"，意谓土运不及之年，长夏应湿不湿，降雨量少，风气偏胜，秋天气候偏凉。这是土运不及之年的气候特点。"风清胜复同"，可详阅在"阳明司天之政"一节中"风凉胜复同"条。

"正宫"，即土运平气之年。己丑年和己未年，虽然从年干来看是属于土运不及之年，但是由于这两年的年支是丑是未，丑未太阴湿土司天，"运不及而得助"，即可以构成平气，故己丑、己未年不及的土运，可以得到司天之气的帮助构成平气，所以己丑、己未年也是土运平气之年，故谓"同正宫"。

岁运与司天之气五行属性相同者谓之"天符"。岁运与年支的五行属性相同者谓之"岁会"。既是天符又是岁会者谓之"太乙天符"。己丑、己未年的年干是己，甲己化土，所以这两年的岁运是土运。己丑年、己未年的年支是丑、未，丑未太阴湿土司天，岁运是土，司天之气也是土，岁运与司天之气的五行属性相同，所以己丑年、己未年是天符之年。己丑年、己未年年支是丑是未，十二支中辰、戌、丑、未属于土。岁运是土，年支的五行属性也是土，岁运与年支的五行属性相同，所以己丑年、己未年又是岁会之年。由于己丑年、己未年既是天符之年，又是岁会之年，所以己丑年、己未年也是太乙天符之年。由于己丑年、己未年既是平气之年，也就是天符之年，也是岁会之年，也是太乙天符之年，因此己丑、己未年在气候变化上极不稳定。运气同化中，太乙天符之年变化最为剧烈。《六微旨大论》云："天符为执法，岁会为行令，太一天符为贵人。"又云："中执法者，其病速而危；中行令者，其病徐而持；中贵人者，其病暴而死。"

故己丑、己未年，气候变化剧烈，在疾病表现上也比较急重。

"雨"，指土运，此处指己丑、己未土运不及之年。"风"，指木。"清"，指金。"其运雨风清"，意谓己丑、己未年，土运不及，风木乘之，由于胜复原因，风气偏胜时，金气又必然来复，因此己丑、己未年的气候特点，表现出长夏季节雨水不多，风气偏胜，秋天又相对清凉。"其运雨风清"，可细阅在"阳明司天之政"节中之己卯、己酉之年"其运风雨凉"条。

"少宫、太商、少羽终、少角初、太徵"，表述了己卯、己酉年的客运初运是少宫，二运是太商，三运是少羽，四运是少角，终运是太徵。"少角初"，说明主运之初运为木运，"少羽终"，说明主运的终运为水。

（4）乙丑、乙未之年

《素问·六元正纪大论》云："太阴、少商、太阳，热寒胜复同。乙丑、乙未，其运凉热寒。少商、太羽终、太角初、少徵、太宫。"

"太阴"，指太阴湿土司天。"少商"，指金运不及之年。"太阳"，指太阳寒水在泉。"太阴、少商、太阳"，意谓乙丑、乙未年为金运不及之年，太阴湿土司天，太阳寒水在泉。

"热寒胜复同"，指金运不及之年的气候特点是秋天里应凉不凉，气候偏热。但是冬天又比较寒冷，详阅"阳明司天之政"节中"热寒胜复同"条。

"凉"，指金运，此处指乙丑、乙未年金运不及。"热"，指火热。"寒"，指寒水。"其运凉热寒"，意谓乙丑、乙未年金运不及，火来乘之，由于胜复原因，火气偏旺时，水气必然来复，因此乙丑、乙未年的秋天，应凉不凉，气候偏热，但是冬天又比一般年份寒冷。

"少商、太羽终、太角初、少徵、太宫"，意谓乙丑、乙未年的客运初运是少商，二运是太羽，三运是太角，四运是少徵，终运是太宫。"太角初"，指土运的初运是木运。"太羽终"，指土运的终运是水运。

（5）辛丑、辛未之年

《素问·六元正纪大论》云："太阴、少羽、太阳，雨风胜复同，同正宫。辛丑同岁会，辛未同岁会，其运寒雨风。少羽_终、少角初、太徵、少宫、太商。"

"太阴"，指太阴湿土司天。"少羽"，指水运不及之年，此处指辛丑年、辛未年。"太阳"，指太阳寒水在泉。"太阴、少羽、太阳"，意谓辛丑、辛未年是水运不及之年，太阴湿土司天，太阳寒水在泉。

"雨风胜复同"，表述了水运不及之年的气候特点，意谓辛丑、辛未之年是水运不及之年，水不及，土来乘之，故冬天应冷不冷，气候偏湿。又因水之子木来复之，故第二年春天风多雨少。

"正宫"，即土运平气之年。"同正宫"，意谓辛丑年和辛未年在气候上与土运平气之年相同。因为辛丑年和辛未年从岁运上来说是水运不及，从司天之气来说是太阴湿土司天，水不及则土来乘之，所以这一年湿气偏胜，特别是这一年的冬天，应冷不冷，湿胜雨多，好像土运平气之年的长夏季节那样。正如《气交变大论》所云："岁水不及，湿乃大行。"《五常政大论》所云："涸流之纪……上宫与正宫同。"

"辛丑同岁会，辛未同岁会，其运寒雨风"，表述了辛丑、辛未之年运气加临情况及气候特点。岁运与在泉之气属性相同，而且岁运属于不及者，谓之"同岁会"。辛丑、辛未年的年干是辛，丙辛化水，属于水运。辛为阴干，属于不及。辛丑、辛未年的年支是丑是未，丑未太阴湿土司天，太阳寒水在泉。岁运是水运不及，在泉之气也是水，所以辛丑年和辛未年是同岁会之年。辛丑年和辛未年这两年，其气候可以出现"同正宫"的气候变化，即冬季不寒而湿胜多雨，如同土运平气之年的长夏季节那样，也可以出现一切正常无偏胜的"同岁会"的气候变化。"寒"，指水运，此处指辛丑年和辛未年水运不及。"雨"，指土。"风"，指木。"其运寒雨风"，意谓辛丑年和辛未年水运不及，土来乘之，由于胜复原因，土气偏胜时，风气又必然来复。因此形成了辛丑年和辛未年的气候特点，即冬天里应冷不冷，雨水较多，但第二年春天风气偏胜，降雨量减少。

"少羽终、少角初、太徵、少宫、太商"，表述了辛丑年和辛未年的客运初运是少羽，二运是少角，三运是太徵，四运是少宫，终运是太商。"少角初"，说明主运的初运是木运。"少羽终"，说明主运的终运是水。主运仍按木、火、土、金、水之序运行，年年如此。

2.太阴司天之政

《素问·六元正纪大论》云："凡此太阴司天之政，气化运行后天，阴专其政，阳气退避，大风时起，天气下降，地气上腾，原野昏霭，白埃四起，云奔南极，寒雨数至，物成于差夏。民病寒湿腹满，身䐜愤，胕肿痞逆，寒厥拘急。湿寒合德，黄黑埃昏，流行气交，上应镇星、辰星。其政肃，其令寂，其谷黅玄。故阴凝于上，寒积于下，寒水胜火，则为冰雹，阳光不治，杀气乃行。故有余宜高，不及宜下，有余宜晚，不及宜早。土之利，气之化也，民气亦从之，间谷命其太也。

初之气，地气迁，寒乃去，春气正，风乃来，生布，万物以荣，民气条舒，风湿相薄，雨乃后。民病血溢，筋络拘强，关节不利，身重筋痿。

二之气，大火正，物承化，民乃和。其病温厉大行，远近咸若。湿蒸相薄，雨乃时降。

三之气，天政布，湿气降，地气腾，雨乃时降，寒乃随之。感于寒湿，则民病身重，胕肿，胸腹满。

四之气，畏火临，溽蒸化，地气腾，天气否隔，寒风晓暮，蒸热相薄，草木凝烟，湿化不流，则白露阴布，以成秋令。民病腠理热，血暴溢，疟，心腹满热，胪胀，甚则胕肿。

五之气，惨令已行，寒露下，霜乃早降，草木黄落，寒气及体，君子周密。民病皮腠。

终之气，寒大举，湿大化，霜乃积，阴乃凝，水坚冰，阳光不治。感于寒，则病人关节禁固，腰脽痛，寒湿持于气交而为疾也。必折其郁气，而取化源，益其岁气，无使邪胜，食岁谷以全其真，食间谷以保其精。

故岁宜以苦燥之、温之，甚者发之、泄之。不发不泄，则湿气外溢，肉溃皮坼，而水血交流。必赞其阳火，令御甚寒，从气异同，少多其判也。同寒者以热化，同湿者以燥化，异者少之，同者多之。用凉远凉，用寒远寒，用温远温，用热远热，食宜同法。假者反之，此其道也。反是者病也。"

"太阴司天之政，气化运行后天"，此言丑未十年，为不及之岁，气后天时而至之纪。"太阴司天之政"，即太阴湿土司天之年。凡是年支上逢丑、逢未之年都是太阴湿土司天之年。"气化运行后天"，指太阴湿土司天的十年中，各年气候与季节不完全相应，至而未至，均为不及之年。

上述经文表述了凡是太阴司天的年份，气化运行比正常天时为迟，阴气专权，阳气退避，时常有大风刮起，天气下降，地气升腾，原野昏暗，白色的云气四起，云南向奔驰，寒雨时降，万物在夏秋相交的时候才能成熟。人们多病寒湿腹胀，身体胀满，浮肿，痞塞，气逆不降，寒厥，手足拘急。寒湿交作，黑色和黄色的埃雾迷漫，流行于气交之际，其上应土星和水星。天气的行令严肃，地气寂静，其应运气而成熟的谷物是黄色和黑色。太阴湿气凝结于上，太阳寒气积聚于下，寒水胜火，则为冰雹，阳气被阴凝之气所抑，因此就呈现一片肃杀之气。在运气太过的年份，应在高地种植谷物，运气不及的年份，应在低下的土地种植谷物，有余的年份要种得晚，不及的年份要种得早。必须根据地利和天时的情况决定，人类亦必须及时地适应天时，间谷是感受太过的间气而成熟的。

初之气，地气迁移，寒气散去，春气降临，和风吹来，宇宙间充满生气，万物欣欣向荣，人们在这样的气候中生活感到舒畅。由于湿土之气司天，主客之气为风木之气主时，所以风湿之气相互作用不易下雨。人们多见出血性疾患及筋络拘急、关节不利、身体沉重、筋脉痿软等病候。

二之气，正当主客气均为少阴君火行令，万物由此得到化育，人们感到安和。因为火热之气散布，所以温疫病就大流行，远近各地都表现为一样的证候。湿气上蒸，和热气互相扭结，雨水就能及时下降。

三之气，司天之气行使权力，湿气下降，地气上腾，雨水应时下降，寒气亦随之而来。由于感受寒湿，所以发病多见身体沉重、浮肿、胸腹胀满等病候。

四之气，主时之气是太阴湿土，加临的客气是少阳相火，地气受火热之气熏蒸，湿润的地气上腾，与火气格拒而互不相合，所以早晚仍有寒风吹拂，蒸腾的湿气与热气互相扭结，如薄烟凝滞，笼罩在草木之间，湿气运化既不流动，则白露节气不能明显散布以行秋天的时令。人们多病肌肤郁热，突然大出血，疟疾，心腹饱满而热，腹部发胀之病候，甚至发生浮肿之候。

五之气，主客气都是阳明燥金之气，行使凄惨肃杀之政令，寒露既来，冷霜早降，草木枯黄，枝叶凋落，寒气侵犯人体，所以懂得养生之道的人就起居谨慎。人们的疾病多发生在皮肤和肌腠部分。

终之气，主客之气均为太阳寒水，故寒气大盛，冷霜积聚，阴气凝滞，水结成坚硬的冰，阳气被遏，不能行使职权。人们感受寒邪之后，发为关节强直，活动不利，腰和臀部疼痛等候，这是寒水之气持于气交而导致的疾病。要削弱其郁遏之气，以调和其化生之源泉，岁运不及的给以补益，以避免发生的邪害，服食岁谷以保全真气，服食间谷以保全精气。

因此该年当用苦味之品以燥湿温寒，甚至用发散和宣泄的方法。如果不发散宣泄，则湿气充溢于体表，会引起皮肤和肌肉溃烂，血水淋漓。故必须补益阳火，此即"益火之源以消阴翳"之谓。根据岁运与六气相同或差异的多少然后实施治疗，岁运与司天之气同寒的应以热化调和，同湿的以燥化调和，运气相同的应多投调和之品，不同的可以少投。应用凉药时应避免清凉的天气，应用寒药时应避免寒冷的天气，应用温药时应避免温暖的天气，应用热药时应避免炎热的天气，饮食的宜忌也是同一法则。若遇到反常的气候，就应用不同的方法处理，这是一般规律。假使违背这个法则，就容易导致疾病发生。

五、子午之纪，少阴之政

《素问·六元正纪大论》云："少阴之政奈何？岐伯曰：子午之纪也。""少阴之政"，系指少阴司天的年份，是以阳支子午为标志。意谓凡是年支为子午的年份，均是少阴君火司天之年。子午在地支中为阳支，与其相合的天干为甲、丙、戊、庚、壬五阳干，故有甲子、甲午、丙子、丙午、戊子、戊午、庚子、庚午、壬子、壬午十年。

1.子午之纪

（1）壬子、壬午之年

《素问·六元正纪大论》云："少阴、太角、阳明、壬子、壬午，其运风鼓，其化鸣紊启坼，其变振拉摧拔，其病支满。太角初正、少徵、太宫、少商、太羽终。"

"少阴、太角、阳明"，表述了壬子、壬午之年为少阴司天、阳明在泉、中运太角布政之岁。"少阴",指少阴君火司天。"太角",此处指壬子、壬午年木运太过之年。"阳明",指阳明燥金在泉。

"壬子、壬午",即壬子年和壬午年。丁壬化木,壬属阳干,所以壬子年和壬午年属木运太过之年。

"其运风鼓,其化鸣紊启坼,其变振拉摧拔,其病支满",此乃木运太过之年,风气偏盛时的自然气候、物候及人体疾病的临床病候,与前述太角之年完全相同。

"太角_{初正}、少徵、太宫、少商、太羽_终",壬子年和壬午年的客运初运是太角,二运是少徵,三运是太宫,四运是少商,终运是太羽。"太角初正",说明主运初运是木运。"太羽终",说明主运终运是水运。这两个年份,岁运为木运太过年,岁支为火运,运生气为小逆,故运气加临可出现异常的气候及病候。

(2)戊子、戊午之年

《素问·六元正纪大论》云:"少阴、太徵、阳明、戊子_{天符}、戊午_{太乙天符},其运炎暑,其化暄曜郁燠,其变炎烈沸腾,其病上热血溢。太徵、少宫、太商、少羽_终、少角_初。"

"少阴、太徵、阳明",表述了戊子、戊午年的司天之气同、在泉之气及岁运。"少阴",指少阴君火司天。"太徵",此处指戊子年和戊午年,为火运太过之年。"阳明",指阳明燥金在泉。

"戊子_{天符}、戊午_{太乙天符}",表述了运与气的同化情况。"戊子天符",即戊子年为天符之年。因为戊子年的岁运是戊,戊癸化火,其岁支是子,子午少阴君火司天,岁运与司天之气的五行属性相同,即为"天符"之年,故戊子年为天符之年。"戊午太乙天符",即戊午年为太乙天符之年。戊子年岁运与司天之气的五行均属于火,岁运与年支的五行属性相同应为"岁会"之年。既是天符,又是岁会,即属太乙天符之年,所以戊午年为太乙天符之年。

"其运炎暑，其化暄曜郁燠，其变炎烈沸腾，其病上热血溢"，这里表述了火运太过之年，火气偏胜时的自然气候和物候变化，以及人体的病候情况。此与前述之太徵之年完全一样。

"太徵、少宫、太商、少羽终、少角初"，此乃主客运的表示法，即戊子年和戊午年的客运初运是太徵，二运是少宫，三运是太商，四运是少羽，终运是少角。五运主运不变，"少角初"，说明主运初运是木，"少羽终"，说明主运终运是水。

（3）甲子、甲午之年

《素问·六元正纪大论》云："少阴、太宫、阳明、甲子、甲午，其运阴雨，其化柔润时雨，其变震惊飘骤，其病中满身重。太宫、少商、太羽终、太角初、少徵。"

"少阴、太宫、阳明"，表述了甲子、甲午年的司天、在泉及中运情况。"少阴"，指少阴君火司天。"太宫"，指甲子年和甲午年为土运太过之年。"阳明"，指阳明燥金在泉。

"甲子、甲午"，即甲子年和甲午年。这两年的年干是甲，甲己化土，甲为阳干，所以这两年是土运太过之年。这两年的年支是子是午，子午少阴君火司天。少阴司天，一定是阳明在泉，所以这两年是少阴君火司天，阳明燥金在泉。这两个年份岁运为土，年支为火，气生运，故运气加临为顺化之年。

"其运阴雨，其化柔润时雨，其变震惊飘骤，其病中满身重"，表述了甲子、甲午土运太过之年，湿气偏胜时的自然气候、物候变化以及人体所发生的病候。此文与前述太宫之年基本相同。如前述太宫之年中，太阳之政为"其运阴埃，其化柔润重泽。其变震惊飘骤，其病湿下重"；少阳之政为"其运阴雨，其化柔润重泽，其变震惊飘骤，其病体重，胕肿，痞饮"。唯其中"柔润重泽"一句，与此"柔润时雨"稍有不同。所谓"重泽"，指雨水偏多；"时雨"，指雨水及时，属于正常。土运太过之年，以雨水偏多为合理。

"太宫、少商、太羽终、太角初、少徵"，此乃甲子、甲午年的主客运表示法，即客运初运是太宫，二运是少商，三运是太羽，四运是太角，终运是少徵。"太角初"，说明主运初运是木。"太羽终"，说明主运终运是水。

（4）庚子、庚午之年

《素问·六元正纪大论》云："少阴、太商、阳明、庚子同天符、庚午同天符，同正商，其运凉劲，其化雾露萧瑟，其变肃杀凋零，其病下清。太商、少羽终、少角初、太徵、少宫。"

"少阴、太商、阳明"，乃谓庚子、庚午年的司天、在泉及中运的情况。"少阴"，指少阴君火司天。"太商"，指庚子年和庚午年为金运太过之年。"阳明"，指阳明燥金在泉。

"庚子同天符、庚午同天符"，表述了两个年份岁运属于太过，其五行属性又与同年在泉之气的五行属性相同，为同天符之年。庚子年、庚午年年干是庚，乙庚化金，庚为阳干，所以庚子、庚午年为金运太过之年。庚子、庚午年的年支是子是午，故子午岁为少阴君火司天、阳明燥金在泉之年。庚子、庚午年的在泉之气的五行属性是金。庚子、庚午年岁运是金运太过，在泉之气是金，所以庚子、庚午年是同天符之年。

"正商"，是与太商、少商相对而言，即金运平气之年。庚子、庚午年，为金运太过之年，但是由于庚子、庚午年是少阴君火司天，由于火可以克金，气克运而成天刑，因此太过的金运会受到司天的火气的克制，"运太过而被抑"，于是庚子、庚午年成为平气之年，故谓"同正商"。

"其运凉劲，其化雾露萧瑟，其变肃杀凋零，其病下清"，表述了金运太过之年，凉气偏胜时的自然气候、物候变化，以及人体所发生病候。此文与前述太商之年基本相同。不同点是，前文太商之年中，太阳之政为"其病燥，背䐃胸满"，少阳之政为"其病肩背胸中"，此处为"其病下清"。"清"，指清凉、清冷。

张介宾注云："下清，二便清泄及下体清冷也，金气之病。"此段经文虽与前文在提法上有所不同，但均属由于气候偏凉，金气凉邪致病，其病候均与肺有关，其病性均与凉有关。

"太商、少羽终、少角初、太徵、少宫"，表述了庚子、庚午年的客运初运是太角，二运是少羽，三运是少角，四运是太徵，终运是少宫。"少角初"，说明主运初运是木。"少羽终"，说明主运终运是水。五运的主运是每年不变的。

（5）丙子、丙午之年

《素问·六元正纪大论》云："少阴、太羽、阳明、丙子岁会、丙午，其运寒，其化凝惨溧冽，其变冰雪霜雹，其病寒下。太羽终、太角初、少徵、太宫、少商。"

"少阴、太羽、阳明"，乃言丙子、丙午之年的司天、在泉及中运的情况。"少阴"，为少阴君火司天。"太羽"，为水运太过之年。"阳明"，指阳明燥金在泉。

岁运与司天之气的五行属性相同的年份为岁会之年。丙子年的年干是丙，丙辛化水，所以丙子年的岁运为水运。丙子年的年支是子，子为北方水之正位，故子的五行属性为水。丙子年岁运的五行属性与年支的五行属性均属于水，故丙子年属于岁会之年。

"其运寒，其化凝惨溧冽，其变冰雪霜雹，其病寒下"，说明水运太过之年，寒气偏胜时的自然气候、物候变化，以及人体所发生的病候。此文与前述之太羽之年基本相同。不过太羽之年中，太阳之政为"其运寒，其化凝惨凛冽，其变冰雪霜雹，其病大寒留于溪谷"，少阳之政为"其运寒，其化凝惨凛冽，其变冰雪霜雹，其病寒下"，与此处"其病寒下"有所不同。"寒下"，张介宾注云："寒下，中寒卜利，腹足清冷也。"虽然前文与此处在提法上有所不同，但均属由于气候偏寒，人体感寒致病。其病候与肾有关，其病性均与寒有关。

"太羽终、太角初、少徵、太宫、少商",意谓丙子、丙午年的客运初运是太羽,二运是太角,三运是少徵,四运是太宫,终运是少商。"太角初",说明主运初运是木。"太羽终",说明主运终运是水。

2.少阴司天之政

《素问·六元正纪大论》云:"凡此少阴司天之政,气化运行先天,地气肃,天气明,寒交暑,热加燥,云驰雨府,湿化乃行,时雨乃降,金火合德,上应荧惑、太白。其政明,其令切,其谷丹白。水火寒热持于气交而为病始也,热病生于上,清病生于下,寒热凌犯而争于中,民病咳喘,血溢血泄,鼽嚏,目赤眦疡,寒厥入胃,心痛,腰痛,腹大,嗌干肿上。

初之气,地气迁,燥将去,寒乃始,蛰复藏,水乃冰,霜复降,风乃至,阳气郁,民反周密,关节禁固,腰脽痛,炎暑将起,中外疮疡。

二之气,阳气布,风乃行,春气以正,万物应荣,寒气时至,民乃和。其病淋,目瞑,目赤,气郁于上而热。

三之气,天政布,大火行,庶类蕃鲜,寒气时至,民病气厥心痛,寒热更作,咳喘,目赤。

四之气,溽暑至,大雨时行,寒热互至。民病寒热,嗌干,黄瘅,鼽衄,饮发。

五之气,畏火临,暑反至,阳乃化,万物乃生,乃长荣,民乃康。其病温。

终之气,燥令行。余火内格,肿于上,咳喘,甚则血溢。寒气数举,则霿雾翳,病生皮腠,内舍于胁,下连少腹而作寒中,地将易也。

必抑其运气,资其岁胜,折其郁发,先取化源,无使暴过而生其病也。食岁谷以全真气,食间谷以辟虚邪。岁宜咸以软之,而调其上;甚则以苦发之,以酸收之,而安其下;甚则以苦泄之。适气同异而多少之，同天气者以寒清化，同地气者以温热化。用热远热，用凉远凉，用温远温，用寒远寒，食宜同法。有假则反，此其道也。反是者病作矣。"

"凡此少阴司天之政，气化运行先天"，此乃言子午十年，先天时而至之纪。"少阴司天之政"，即少阴君火司天之年。"气化运行先天"，即气候比季节来得早，未至而至，亦即太过之年的气候特点。全句意谓少阴君火司天的十年，都是岁运太过之年。

上述经文表述了凡是少阴司天的年份，气化运行比正常天时为早，地气严肃，天气明朗，寒气与暑气相交，热气和燥气相加，湿气化令能以行使，雨水及时下降，金火互相配合发挥作用，其上应的为火、金二星。司天之政光明，在泉之气急迫，其在谷物为红色和白色。水火寒热互争持于气交而发生疾病，热病发于上部，清寒之病生于下部，寒热之气互犯争于中部，所以致民病咳嗽，喘息，血液上溢，大便出血，鼻塞流涕，喷嚏，眼睛红赤，眼角溃疡，寒气厥逆入于胃部，心痛，腰痛，腹部胀大，咽喉干燥，上部肿胀。

初之气，地气迁移，去岁少阳在泉之气即将散去，本年太阳寒水之气开始散布，虫类因此又蛰藏，河水冻结成冰，寒霜又复下降，风气到来，阳气被寒郁遏，人们生活应注意起居周密。如果遭受寒邪侵袭，就会发生关节运动不便，腰臀部疼痛等病候。炎热即将到来的时候，内部和外部容易产生疮肿溃疡之候。

二之气，少阴君火之阳气敷布，客气厥阴的风气流动，春天的气候降临，万物欣欣向荣，寒气时常到来，而人们觉得安和。其发病则为小便淋沥不利，眼睛视物模糊，或发生两目红赤等病候，气分郁遏于上部而有发热之候。

三之气，司天和主气行使权力，君相二火当令，火气旺盛，万物生长茂盛，但时常有寒气侵犯。人们发病为厥逆，心痛，发寒发热，咳嗽气喘，眼目红赤等候。

四之气，主客之气都系太阴湿土，时处司天、在泉气交之间，故见潮湿而又炎热的气候，大雨时常下降，寒热交互并至。人们病见寒热，咽喉干燥，黄疸，鼻塞流涕，鼻出血，水饮病发作之病候。

五之气，少阳相火加临，气候当凉反热，阳气运化，万物生长繁荣，人们安康。其发病多为温病。

终之气，阳明燥气主政，清凉之气敷布。体内余热格拒而不能发散，于是上部发生肿胀，咳嗽气喘，甚则血液上涌等候。主气太阳寒水之气流行，自然界晦暗，烟雾弥漫，此时发病在外则生于皮肤，在内则停留于胁肋，向下牵连到少腹部寒冷。

其治必须抑制其运气的有余，扶助其岁气的所胜，削弱其郁发，故首先要调和其化生的泉源，以避免因太过而发生病变。服食岁谷以保全其真气，食间谷以预防邪气的侵袭。本年份应该用咸寒之品以软坚，而调和其上部的火气，甚至用苦味来发泄它，用酸味来收敛它，安和其下部的燥气，甚至用苦味来宣泄邪气。根据运气的异同，决定用多用少，若岁运与司天的热气相同的，应以清和之法，与在泉的清凉之气相同，则以温法调之。用热药时要避免炎热的天气，用凉药时要避免清凉的天气，用温药时要避免温暖的天气，用寒药时要避免寒冷的天气，饮食的宜忌也是同一法则。若遇到反常的气候，就应用不同的方法处理，这是常规的临证法则。如果不是这样，容易导致疾病的发生。

六、巳亥之纪，厥阴之政

《素问·六元正纪大论》云："厥阴之政奈何？岐伯曰：巳亥之纪也。""厥阴之政"，系指厥阴风木司天的年份，是以阴支巳亥为标志，意谓凡是逢年支为巳亥的年份，均是厥阴风木司天之年。巳亥在地支中为阴支，与其相合的年干为乙、丁、己、辛、癸五阴干，故有乙巳、乙亥、丁巳、丁亥、己巳、己亥、辛巳、辛亥、癸巳、癸亥十年。

1.巳亥之纪

（1）丁巳、丁亥之年

《素问·六元正纪大论》云："厥阴、少角、少阳，清热胜复同，同正角。丁巳天符、丁亥天符，其运风清热。少角_{初正}、太徵、少宫、太商、少羽_终。"

"厥阴、少角、少阳"，表述了丁巳、丁亥之年为厥阴风木司天，少阳相火在泉，中运为少角布政。"厥阴"，指厥阴风木司天。"少角"，指木运不及之年，此处指丁巳、丁亥年。"少阳"，指少阳相火在泉。

"清热胜复同"，指春天不温、夏天偏热反常的气候变化。

"正角"，即木运平气之年。"同正角"，意谓木运不及之年，如果遇上司天之气属木，由于"运不及而得助"的原因，则可以构成平气。丁巳、丁亥年，丁为阴干，所以属于木运不及之年。丁巳、丁亥年属于风木司天之年。木运不及而得到司天风木之气相助，所以丁巳、丁亥年也可以是平气之年，故谓"同正角。"

岁运与司天之气在五行属性上相同就是天符之年。丁巳、丁亥年岁运是木，司天之气也是木，岁运与司天之气相同，所以丁巳、丁亥年是天符之年。

"其运风清热"，指丁巳、丁亥年气候特点是春天里应温不温，夏天里比较炎热。

"少角_{初正}、太徵、少宫、太商、少羽_终"，丁巳、丁亥年的客运初运是少角，二运是太徵，三运是少宫，四运是太商，终运是少羽。"少角初正"，意谓主运初运是木运。"少羽终"，意谓主运终运是水。

（2）癸巳、癸亥之年

《素问·六元正纪大论》云："厥阴、少徵、少阳，寒雨胜复同。癸巳同岁会，癸亥同岁会，其运热寒雨。少徵、太宫、少商、太羽终、太角初。"

"厥阴",指厥阴风木司天。"少徵",指火运不及之年,此处指癸巳、癸亥年。"少阳",指少阳相火在泉。

"寒雨胜复同",意谓火运不及之年的气候特点是夏天里应热不热,冬天里应冷不冷。

"癸巳同岁会,癸亥同岁会",表述了运与气相临同化情况。岁运不及之年,其岁运与该年在泉之气的五行属性相同者为同岁会之年。癸巳、癸亥年的年干是癸,戊癸化火,癸为阴干,所以癸巳、癸亥年属于火运不及之年。癸巳、癸亥年年支是巳是亥,巳亥厥阴风木司天,少阳相火在泉,岁运是火,运不及,在泉之气是火,因此癸巳、癸亥年是同岁会之年。

"其运热寒雨",指癸巳、癸亥年夏天里应热不热,长夏季节偏湿偏热。

"少徵、太宫、少商、太羽终、太角初",说明癸巳、癸亥年的客运初运是少徵,二运是太宫,三运是少商,四运是太羽,终运是太角。"太角初",说明主运初运是木运。"太羽终",说明主运终运是水。

（3）己巳、己亥之年

《素问·六元正纪大论》云:"厥阴、少宫、少阳,风清胜复同,同正角。己巳、己亥,其运雨风清。少宫、太商、少羽终、少角初、太徵。"

"厥阴",指厥阴风木司天。"少宫",指土运不及之年,此处指己巳、己亥年。"少阳",指少阳相火在泉。

"风清胜复同",指己巳、己亥年的气候特点是长夏应湿不湿,降雨量少,风气偏胜,秋天里气候偏凉。

"正角",即木运平气之年。"同正角",意谓己巳、己亥年,土运不及,风乃大行,加上又逢厥阴风木司天,因此这两年的长夏气候同木运平气之年的春季相似,风气偏胜,应湿不湿,降雨量少。此亦《五常政大论》中所谓之"卑监之纪，上角与正角同"。

"其运雨风清"，指己巳、己亥年土运不及，风木乘之，因此其气候特点是长夏季节雨水不多，风气偏胜，秋天又相对清凉。

"少宫、太商、少羽终、少角初、太徵"，说明己巳、己亥年的客运初运是少宫，二运是太商，三运是少羽，四运是少角，终运是太徵。"少角初"，说明主运初运是木。"少羽终"，说明主运终运是水。

（4）乙巳、乙亥之年

《素问·六元正纪大论》云："厥阴、少商、少阳、热寒胜复同，同正角。乙巳、乙亥，其运凉热寒。少商、太羽终、太角初、少徵、太宫。"

"厥阴"，指厥阴风木司天。"少商"，是指乙巳、乙亥年，为金运不及之年。"少阳"，指少阳相火在泉。

"热寒胜复同"，指金运不及之年的气候特点是秋天里应凉不凉，气候偏热，而冬天里有较一般年份偏冷。

"正角"，即木运平气之年。"同正角"，意谓乙巳、乙亥年为金运不及之年，但乙巳、乙亥年是风木司天，运不及，则气反侮运，因此运从气化，亦即这一年的岁运以气为主。所以金运不及之年在气候上与木运平气之年相似，亦即这一年的秋天应凉不凉，气候偏温，秋行春令，和正常的春天气候一样。此亦即《五常政大论》中之"从革之纪，上角与正角同"之谓。

"其运凉热寒"，指乙巳、乙亥年金运不及，火来乘之，水又来复的自然现象。亦即乙巳、乙亥年的气候特点是秋天里应凉不凉，气候偏热，冬天又比一般年份寒冷。

"少商、太羽终、太角初、少徵、太宫"，说明乙巳、乙亥年的客运初运是少商，二运是太羽，三运是太角，四运是少徵，终运是太宫。"太角初"，说明主运的初运是木。"太羽终"，说明主运的终运是水。

（5）辛巳、辛亥之年

《素问·六元正纪大论》云："厥阴、少羽、少阳，雨风胜复同。辛巳、辛亥，其运寒雨风。少羽终、少角初、太徵、少宫、太商。"

"厥阴"，指厥阴风木司天。"少羽"，指辛巳、辛亥年为水运不及之年。"少阳"，指少阳相火在泉。丙辛化水，辛巳、辛亥之年，岁运属水，巳亥岁支属木，运生气，故这两个年份属小逆之年。

"雨风胜复同"，指水运不及之年，冬天应冷不冷，气候偏湿，第二年春天风多雨少的气候特点。

"其运寒雨风"，意谓辛巳、辛亥年水运不及，土来乘之，土气偏胜时，木气又必然来复，因此辛巳、辛亥年的气候特点是冬天不冷，雨水较多，第二年春天风气偏胜，雨水减少。

"少羽终、少角初、太徵、少宫、太商"，说明辛巳、辛亥年的客运初运是少羽，二运是少角，三运是太徵，四运是少宫，终运是太商。"少角初"，说明主运是木。"少羽终"，说明主运终运是水。

2.厥阴司天之政

《素问·六元正纪大论》云："凡此厥阴司天之政，气化运行后天。诸同正岁，气化运行同天。天气扰，地气正，风生高远，炎热从之，云趋雨府，湿化乃行，风火同德，上应岁星、荧惑。其政挠，其令速，其谷苍丹，间谷言太者，其耗文角品羽。风燥火热，胜复更作，蛰虫来见，流水不冰。热病行于下，风病行于上，风燥胜复形于中。

初之气，寒始肃，杀气方至。民病寒于右之下。

二之气，寒不去，华雪水冰，杀气施化，霜乃降，名草上焦，寒雨数至，阳复化。民病热于中。

三之气，天政布，风乃时举。民病泣出，耳鸣，掉眩。

四之气，溽暑湿热相薄，争于左之上。民病黄疸，而为
胕肿。

五之气，燥湿更胜，沉阴乃布，寒气及体，风雨乃行。

终之气，畏火司令，阳乃大化，蛰虫出现，流水不冰，地气
大发，草乃生，人乃舒。其病温疠。必折其郁气，资其化源，赞
其运气，无使邪胜。

岁宜以辛调上，以咸调下，畏火之气，无妄犯之。用温远
温，用热远热，用凉远凉，用寒远寒，食宜同法。有假反常，此
之道也。反是者病。"

"凡此厥阴司天之政，气化运后天"，此言巳亥十年，气后
天时而政之纪。"同天"，即气候物候变化与天时一致。王冰云：
"太过岁，运化气行先天时。不及岁，化生成后天时。同正岁，
化生成与天二十四气迟速同，无先后也。"运气学说中五运有
"三气之纪"的内容，即把各个年份区分成平气、不及、太过三
类。在具体运算中，按年干的阴阳来计算，阳干属太过之运，阴
干属不及之运。于是各个年份有了太过和不及两类。只有在运
气相合时，其中属于"运不及而得助"或"岁会"及"同岁会"
之年，才是平气之年。平气之年也就是这里所谓的"正岁"。由
此可知，在甲子一周年中，不论是属于"气化运行先天"的太过
之年，或者是属于"气化运行后天"的不及之年，它们之中也都
有"正岁"。这也就是说在岁运太过或不及之年中，也都有气候
与季节一致的正常年份，故谓："诸同正岁，气化运行同天。"

上述经文表述了凡是厥阴司天的年份，气化运行比正常天时
为迟。若逢平气，则气化运行同于天时。风木司天，天气扰乱，
少阳在泉，地气正常，风气发生于司天，在泉炎热之气从之，湿
土之气敷布化育，风火配合发挥作用，其上应木星和火星。风行

使的职权是扰乱，火令急速，感受司天在泉之气而成熟的谷物是青色和红色，间谷是感受太过的间气而成熟的，角虫和羽虫的生长受到影响。风燥火热，彼此胜复交争，所以应该蛰伏的虫类反而活动于外，水流动而不能结冰。人患热病多发生在下部，风病多发生在上部，风燥与火热之气互相胜复交争于中部。

初之气，阳明清凉之气加临，寒气严肃，杀气方来，人们右下部多生寒病。

二之气，太阳寒水之气加临，所以寒气不去，雪花纷飞，河水结冰，肃杀之气施化，寒霜下降，芳草为之枯焦，寒雨数度下降，阳气又复散发。人们发病为热邪郁于内部。

三之气，司天之气行使权力，风气时起。人们发病为眼睛流泪，耳内鸣响，头昏目眩。

四之气，气候炎热而又潮润，湿热相互交结，争扰于左上部。人们发病为黄疸，或为浮肿。

五之气，燥气湿气互相胜复，主客二气性均清寒，所以阴沉之气散布，寒气袭人，风雨流行。

终之气，客气少阳相火当令，阳气旺盛，蛰伏的虫类出来活动，流水不能结冰，地中阳气发泄，百草重又生长，人们感到舒畅。其发病则为温病疫疠。必须削弱其郁遏之气，补助其化生的泉源，赞助其不及的运气，不要使邪气偏胜。

因此本年份应用辛味之品调和在上的风气，以咸味之品来调和在下的火气，不要轻易地触犯少阳相火之气。用温药时避免温暖的天气，用热药时避免炎热的天气，用凉药时要避免清凉的天气，用寒药时要避免寒冷的天气，饮食的宜忌也是同一法则。若遇到反常的天气，就应以不同的方法来处理，这是一般的规律。若不这样做，就容易导致疾病发生。

第二十二节　运气同化之纪

　　《素问·六元正纪大论》云："气用有多少，化洽有盛衰，衰盛多少，同其化也。""气用"，指气候的变化时生物的作用和影响。"化"，指化生。"洽"，有协调、相合之义。此段经文表述了为什么自然变化规律，有时与实际情况不尽相符，这是因为六气对自然界的作用和影响有多有少、有盛有衰的差别。由于有盛衰的差别，而衰的方面又常被盛的方面同化，于是该篇又提出了"同化何如"的问题。对此，在该篇中岐伯对云："风温春化同，热曛昏火夏化同，胜与复同，燥清烟露秋化同，云雨昏暝埃长夏化同，寒气霜雪冰冬化同，此天地五运六气之化，更用盛衰之常也。"意谓天地五运六气的化洽、盛衰互用的一般规律是：风温之气与春天的木气同化，热熏昏火之气与夏天的火气同化，胜气与复气也有同化，燥清烟露之气与秋天的金气同化，云雨昏埃之气与长夏的土气同化，寒霜冰雪之气与冬天的水气同化。这就是一年中天气地气气交同化规律。

一、同化之年

　　主运、客运、主气、客气在六十年的周期变化中，相互间除互为生克、互为消长外，尚有二十多年的同化关系，此称"运气同化"，即运与气属同类而化合之义。如上文所云，木同火化，火同暑化，土同湿化，金同燥化，水同寒化。又因运有太过、不及之分，气有司天、在泉之别，故而有天符、岁气、同天符、同岁会、太乙天符之别。

1.天符之年

中运之气与司天之气在五行上相符合的，就叫作天符。《素问·天元纪大论》称"应天为天符"。《素问·六微旨大论》云："土运之岁，上见太阴；火运之岁，上见少阳、少阴；金运之岁，上见阳明；木运之岁，上见厥阴；水运之岁，上见太阳。"所谓"上见"，系指司天之气而言。在甲子一周六十年中，逢天符者，计有乙卯、乙酉、丙辰、丙戌、丁巳、丁亥、戊子、戊午、戊寅、戊申、己丑、己未十二年。此即《素问·六元正纪大论》所云："五运行同天化者命曰天符。"

对此《素问·六元正纪大论》云："戊子、戊午太徵上临少阴，戊寅、戊申太徵上临少阳，丙辰、丙戌太羽上临太阳，如是者三。丁巳、丁亥少角上临厥阴，乙卯、乙酉少商上临阳明，己丑、己未少宫上临太阴，如是者三。"

此段经文表述了戊子、戊午年是火运太过，上临少阴司天；戊寅、戊申年火运太过，上临少阳司天；丙辰、丙戌年水运太过，上临太阳司天。这是太过而司天的三种同化天符之年。丁巳、丁亥年是木运不及，上临厥阴司天；乙卯、乙酉是金运不及，上临阳明司天；己丑、己未年是土运不及，上临太阴司天。这是不及而与司天的三种同化天符之年。

2.岁会之年

中运与岁支之气相同，便是岁会，此即《素问·天元纪大论》称"承岁为岁直"。如《素问·六微旨大论》云："木运临卯，火运临午，土运临四季，金运临酉，水运临子，所谓岁会，气之平也。"所谓"临"，是指中运与年支五行属性相同而本运临本气。卯为东方木的正位，午为南方火的正位，酉为西方金的正位，子为北方水的正位，辰、戌、丑、未都是土运寄旺之位。凡此丁卯、戊午、甲辰、甲戌、己丑、己未、乙酉、丙子八年，都是岁会之年，此即《素问·六元正纪大论》所谓的"同地化者"。

3.同天符之年

凡逢阳年，太过的中运之气与在泉之客气相合，叫作同天符。

《素问·六元正纪大论》云："甲辰、甲戌太宫，下加太阴；壬寅、壬申太角，下加厥阴；庚子、庚午太商，下加阳明，如是者三。"又云："太过而加，同天符。"

上述经文表述了甲辰、甲戌年土运太过，下加太阴在泉；壬寅、壬申年木运太过，下加厥阴在泉；庚子、庚午年金运太过，下加阳明在泉。这是太过的岁运与在泉之气相同的三种情况。在泉虽为客气，因行于中运之下，所以皆曰"下加"，以司天在上，中运居中，在泉在下，甲辰、甲戌、壬寅、壬申、庚子、庚午六年，阳运与在泉本气同化，故曰"太过而加，同天符"。

4.同岁会之年

凡逢阴年，不及之中运与在泉之客气相同，叫作同岁会。《素问·六元正纪大论》云："癸巳、癸亥少徵，下加少阳；辛丑、辛未少羽，下加太阳；癸卯、癸酉少徵，下加少阴，如是者三。"

上述经文表述了癸巳、癸亥年火运不及，下加少阳在泉；辛丑、辛未年水运不及，下加太阳在泉；癸卯、癸酉年火运不及，下加少阴在泉。这是不及的岁运与在泉之气相同的三种情况。盖因不及中运与在泉之客气相同，故曰"不及而加，同岁会"。即癸巳、癸亥、辛丑、辛未、癸卯、癸酉六年，为同岁会之年。

5.太乙天符之年

既为天符，又为岁会，便叫作太乙天符。如戊午、乙酉、己丑、己未四年，天符中有之，岁会中亦有之，也就是天气、中运、岁支三者之气都会合了。所以《素问·天元纪大论》说"三合为治"。

二、同化的意义

《素问·六微旨大论》云:"非其位则邪,当其位则正。邪则变甚,正则微。"于是有了"非其位"与"当其位"的问题。

"当其位",就是值年的中运(仅称大运、岁运)五行属性与年支五行的属性相同,即岁会之年。凡属岁会之年,气候比较正常,人体较少生病,故该篇有"木运临卯,火运临午,土运临四季,金运临酉,火运临子,所谓岁会,气之平也"之论,意谓凡属岁会之年,气候变化无特殊,人体疾病也无特殊,基本正常,此即"当其位则正""正则微"之意,亦即"岁位为行令""中行令者,其病徐而持"之谓。

"非其位",就是值年中运的五行属性与年支五行属性不同,而与当年司天之气的五行属性相同,即天符之年。凡属天符之年,在气候变化上比较激烈,人体发病比较凶猛,即"非其位则邪""邪则变甚"之意。该篇又云:"土运之岁,上见太阴;火运之岁,上见少阳、少阴;金运之岁,上见阳明;木运之岁,上见厥阴;水运之岁,上见太阳。""天与会也,故《天元册》曰天符。""天符为执法……中执法者,其病速而危。"《六微旨大论》云:"天符为执法,岁会为行令,太乙天符为贵人。"关于"邪之中也",该篇续云:"中执法者,其病速而危。""时行令者,其病徐而持。""中贵人者,其病暴而死。"从此段经文中可知太乙天符之年患病最剧,为什么太乙天符为贵人呢?《素问·六元正纪大论》云:"应天为天符,承岁为岁直,三合为治。""三合为治"为太乙天符的内容。故"三合为治""太乙天符为贵人"当理解成太乙天符之年的气候变化和人体疾病的情况,介于天符于岁会之间为好。"贵人",贵人者,得人扶持也。"三合为治",治者,不乱也。

第二十三节　运气行主岁之纪

"五运气行主岁之纪"，语出《素问·六元正纪大论》。"五运"，指木、火、土、金、水五运。"气"，指风、寒、暑、湿、燥、火六气。"行"，指运行与变化。"岁"，指有关年份。"纪"，指规律。全句意谓五运六气主岁，各有其固有的变化规律。该篇并以干支次序介绍了六十年一甲子中各年份的气候特点及药食所宜等。本节着重介绍岁运和岁气在不同变化中的常数问题，即岁运太过之年用成数，岁运不及之年用生数。由此可见，使用数字来概括和表示自然界复杂的气候和物候的变化，寓有"法于阴阳，和于术数"的中医学术思想内涵。故该篇之末有"凡此定期之纪，胜复正化皆有常数，不可不察。故知其要者，一言而终，不知其要，流散无穷，此之谓也"之论。本节与"运气布政"一节的区别，是介绍岁运和岁气在不同变化中的常数问题。广义的"常数"，即生成数，又分为生数与成数。其源于《易》之河洛原理。《易·系辞》云："天一，地二，天三，地四，天五，地六，天七，地八，天九，地十……河出图，洛出书，圣人则之。"又云："天数五，地数五，五位相得，而各有合。"对此，《类经图翼》云："河图以天一生水，一得五而六，故地以六成之而居北；地二生火，二得五而七，故天以七成之而居南；天三生木，三得五而八，故地以八成之而居东；地四生金，四得五而九，故天以九成之而居西；天以五生土，五得五为十，故地以十成之而居中。生数为主而居内，成数为配而居外。此河图之常数也。"由此可知，河图是古代算盘之源，河图是算法（加减）之源。大凡岁运太过之年用成数，岁运不及之年用生数，岁运的常数比较复杂，要综合分析方可确定。

一、甲子、甲午之岁

《素问·六元正纪大论》云：“甲子、甲午岁，上少阴火，中太宫土运，下阳明金。热化二，雨化五，燥化四，所谓正化日也。其化上咸寒，中苦热，下酸热，所谓药食宜也。”

“甲子、甲午岁”，即甲子年、甲午年。此是按干支顺序排列的。

“上少阴火，中太宫土运，下阳明金”，意谓甲子、甲午年为土运太过之年，少阴君火司天，阳明燥金在泉。“上”，指司天之气。“少阴火”，即少阴君火。“中”，指中运，即岁运。“太宫”，即土运太过。“下”，指在泉之气。“阳明金”，即阳明燥金。

甲子、甲午年为少阴君火司天，少阴主热，因此，甲子、甲午年上半年天气偏热，万物感热气而化生。“二”，为火之生数，故谓“热化二”。

甲子、甲午年为土运太过之年。土主湿，因此甲子、甲午年长夏季节这一段时间，湿气偏盛，雨水偏多，万物感雨湿之气而化生。“五”，为土之生数，故谓“雨化五”。

甲子、甲午年为阳明燥金在泉，阳明主凉、主燥，因此，甲子、甲午年下半年天气偏凉、偏燥，万物感凉气、燥气而化生。“四”，为金之生数，故谓“燥化四”。

所谓“正化”，即各个年份气候上的正常变化。诚如唐·王冰所云：“正气化也。”高士宗在王注基础上进一步作了阐明，注云：“此热化、雨化、燥化，乃上中下之气，所谓正化日也。”意谓在甲子、甲午年中出现热化、雨化、燥化的气候、物候现象，是甲子、甲午年岁运、岁气变化之常。

“其化上咸寒，中苦热，下酸热，所谓药食宜也”，表述了甲子、甲午年的药食之所宜。“上咸寒”，指上半年由于少阴司天，天气偏热，所以在疾病治疗及饮食调理上以味咸性寒的药物或食物为适宜。"中苦热",指岁运由于属于土运太过之年,长夏季节,雨湿流行,所以在疾病治疗及饮食调理上,以味苦性热的药物或食物为适宜。因为苦可泻热,热可燥湿。"下酸热",指下半年由于阳明在泉,天气偏凉、偏燥,所以在疾病治疗及饮食调理上,以味酸性热的药物或食物为适宜。因为酸可化阴津以润燥,热可化阳气以胜凉。此即甲子、甲午年中药物及饮食所宜。

二、己丑、己未之年

《素问·六元正纪大论》云:"乙丑、乙未,上太阴土,中少商金运,下太阳水。热化寒化胜复同,所谓邪气化日也。灾七宫,湿化五,清化四,寒化六,所谓正化日也。其化上苦热,中酸和,下甘热,所谓药食宜也。"

"上太阴土",指太阴湿土司天。"中少商金运",指金运不及。"下太阳水",指太阳寒水在泉。"上太阴土,中少商金运,下太阳水",意谓乙丑、乙未年为金运不及之年,太阴湿土司天,太阳寒水在泉。

"热化",指金运不及之年,金运不及,火来乘之。故秋天里应凉不凉,比较炎热。"寒化",指金运不及之年,火来乘金,但是火气过于偏盛时,由于气候自然调节的原因,寒气又要来复,这一年的冬天又会出现天气偏冷的现象。故谓"热化寒化胜复同"。

"所谓邪气化日",意谓"热化寒化胜复"现象,是一种反常的气候变化。"邪气",即反常之气,此处是指反常的气候变化。

乙丑年、乙未年,为中运金运不及之年,金位西方,故自然灾害主要发生在西方。"灾",即灾害。"七宫",根据《灵枢·九宫八风》中九宫图,金位居西方。对此张介宾注云:"七,西方兑宫也,金运不及,故灾及之。"

乙丑、乙未年为太阴司天，太阴主湿，因此乙丑、乙未年上半年天气偏湿，这一段时间万物感湿气而化生。"湿化"，是指乙丑、乙未年的司天之气而言。"五"，为土之生数，故谓"湿化五"。

乙丑、乙未年为金运不及之年，金主清凉、主燥，金运不及，意味着乙丑、乙未年秋季应凉不凉，应燥不燥，秋季生物的正常生长受到影响。"清化"，是指乙丑、乙未年的岁运而言。"四"，为金之生数，故谓"清化四"。这里虽然也叫"清化"，但由于是金运不及之年，所以这里也应以清化不及来理解。所以这里也就同时指出"热化寒化胜复同"以及"所谓邪气化日"的问题，因此应与前述太过之年有所区别。

乙丑、乙未年为太阳在泉，太阳主寒，因此乙丑、乙未年下半年天气温偏寒，万物因过于寒冷而停止生长。"寒化"，是指乙丑、乙未年的在泉之气而言。"六"，为水的成数，故谓"寒化六"。

"其化上苦热，中酸和，下甘热，所谓药食宜也"，表述了乙丑、乙未年药食所宜。"上苦热"，指上半年由于太阴司天，气候偏湿，所以在疾病的治疗及饮食调理上以味苦性温的药物或食物为适宜，因为苦可燥湿，温可化湿。"中酸和"，指岁运由于是金运不及之年，应凉不凉，应收不收，所以在疾病的治疗及饮食调养上以味酸而性平和的药物或食物为适宜，因为味酸的药物或食物可以收敛阳气。"下甘热"，指下半年太阳在泉，气候偏寒，所以在疾病的治及饮食调理上以味甘性温的药物或食物为适宜，因为甘热可散寒温中。

三、丙寅、丙申之年

《素问·六元正纪大论》云："丙寅、丙申岁，上少阳相火，中太羽水运，下厥阴木。火化二，寒化六，风化三，所谓正化日也。其化上咸寒，中咸温，下辛温，所谓药食宜也。"

"上少阳相火"，指少阳相火司天。"中太羽水运"，指水运太过。"下厥阴木"，指厥阴风木在泉。"上少阳相火，中太羽水运，下厥阴木"，意谓丙寅、丙申之年为水运太过之年，少阳相火司天，厥阴风木在泉。

丙寅、丙申年为少阳相火司天，少阳主火，因此丙寅、丙申年上半年气候炎热，万物感此炎热之气而化生。"二"，为火之生数，故谓"火化二"。

丙寅、丙申年为水运太过之年，水主寒，因此丙寅、丙申年的冬天，天气严寒，万物因气候过于寒冷而停止生长。"六"，为水之成数，故谓"寒化六"。至于本节其他气候变化均用生数，而此处独用成数的原因，与前述"寒化六"之义相同。因为每年的冬天，由于主气是太阳寒水，本来就偏于寒冷，现在再加上岁运为水运太过，所以寒上加寒，因此这里也用水的成数而不用水的生数以示极寒。

丙寅、丙申年为厥阴风木在泉，厥阴主风，因此丙寅、丙申年的下半年，风气偏盛，天气偏温，万物感风气而化生。"三"，为木的生数，风生木，故谓"风化三"。应该指出，丙寅、丙申年，从岁运来说是水运太过，冬天应该严寒，但从岁气来说，在泉之气是厥阴风木，天气偏温，风气偏盛。运气相合，因此气候变化可能不太剧烈。

"其化上咸寒，中咸温，下辛温，所谓药食宜也"，表述了丙寅、丙申年之药食所宜。"上咸寒"，指上半年由于少阳相火司天，天气偏热，所以在疾病的治疗及饮食调理上以味咸性寒的药物或食物为适宜，因为咸可泻热，寒能降火。"中咸温"，指岁运由于是水运太过之年，天气偏寒，寒能伤肾，所以在疾病的治疗及饮食调理上以味咸性温的药物或食物为适宜，因为咸能入肾，温可散寒。"下辛温"，指下半年由于厥阴风木在泉，风气偏盛，天气偏温。按照"热无犯热""寒无犯寒"的治疗原则，对疾病的治疗及饮食的调理应该以味辛性凉的药物或食物为适宜。

四、丁卯、丁酉之年

《素问·六元正纪大论》云："丁卯岁会、丁酉岁，上阳明金，中少角木运，下少阴火。清化热化胜复同，所谓邪气化日也。灾三宫，燥化九，风化三，热化七，所谓正化日也。其化上苦小温，中辛和，下咸寒，所谓药食宜也。"

"上阳明金"，指阳明燥金司天。"中少角木运"，指木运不及。"下少阴火"，指少阴君火在泉。"上阳明金，中少角木运，下少阴火"，意谓丁卯、丁酉年为木运不及之年，阳明燥金司天，少阴君火在泉。且丁卯年，中运与岁支之气同，故又为岁会之年。

"清化"，指木运不及之年，春天里应温不温，天气偏凉，即木气不及金来乘之。"热化"，指木运不及之年，金来乘木，但是金气过于偏盛时，由于自然气候自调的原因，火气又要来复，这一年的夏天又会出现偏热的现象，故谓"清化热化胜复同"。

根据《灵枢》九宫图，木位居东方，木之生数为三，故云"灾三宫"。意谓丁卯、丁酉年，自然灾害主要发生在东方。张介宾注云："灾，伤也，东方震宫，木正之方也，木运不及，故东方受灾。"

丁卯、丁酉年为阳明燥金司天，阳明主凉、主燥，因此丁卯、丁酉年上半年天气偏凉、偏燥，万物感此凉燥之气为化生。"九"为金之成数，故谓"燥化九"。至于此处用金的成数而不用生数的原因，当与岁运为木运不及有关。因为木运不及之年，金来乘之，春天里应温不温，天气偏凉，再加上阳明司天，则必然是凉上加凉，金气偏盛，所以原文在这里用金之成数而不用生数。

丁卯、丁酉年为木运不及之年，木主风、主温，木运不及意味着丁卯、丁酉年的春季，应温不温，天气偏凉，春季生物的萌芽生长现象受到影响。"三"，为木之生数，故谓"风化三"。

丁卯、丁酉年为少阴君火在泉，少阴主热，万物因感此火热之气而生长。"七"，为火之成数，故谓"热化七"。至于此处为什么用成数而不用生数的原因，与前文所述"清化热火胜复同"有关。因为岁木不及之年，再加上阳明燥金司天，天气很凉，由于胜复原因，火来克金，天气又出现炎热。再加上在泉之气又是少阴君火，热上加热，所以原文在此用火的成数而不用火的生数以表示下半年十分炎热。

"其化上苦小温，中辛和，下咸寒，所谓药食宜也"，表述了丁卯、丁酉之年药食所宜。"上苦小温"，指上半年由于阳明燥金司天，天气偏凉，所以在疾病的治疗及饮食调理上以味苦性温的药物或食物为适宜，因为温可以胜凉。"中辛和"，指岁运由于是木运不及之年，天气应温不温，肝气不及，所以在治疗及饮食调理上以用味辛性较温和的药物或食物为适宜，因为"肝欲散，急食辛以散之"。"下咸寒"，指下半年由于少阴君火在泉，天气偏热，所以在疾病治疗及饮食调理上以味咸性寒的药物或食物为适宜，因为寒可胜热。

五、戊辰、戊戌之年

《素问·六元正纪大论》云："戊辰、戊戌岁，上太阳水，中太徵火运，下太阴土。寒化六，热化七，湿化五，所谓正化日也。其化上苦温，中甘和，下甘温，所谓药食宜也。"

"上太阳水"，指太阳寒水司天。"中太徵火运"，指火运太过。"下太阴天"，指太阴湿土在泉。"上太阳水，中太徵火运，下太阴土"，意谓戊辰、戊戌年为火运太过之年，太阳寒水司天，太阴湿土在泉。

"寒化"，指戊辰、戊戌年为太阳寒水司天，太阳主寒，因此，戊辰、戊戌年上半年天气寒冷，万物因天气寒冷而在化生上受到影响。"六"，为水之成数，故谓"寒化六"。这里之所以用水之成数而不用水之生数，是因为水气太过的原因。因为戊辰、戊戌为火运太过之年，火运太过，水气必然来复以求协调，而戊辰、戊戌年又是太阳寒水司天之年，水上加水，故此处用水的成数而不用水的生数以表示水气偏盛。

戊辰、戊戌年为火运太过之年，火主热，因此，戊辰、戊戌年的夏天天气炎热，万物感炎热之气而生长。"七"，为火之成数，故谓"热化七"。由于戊辰、戊戌年是火运太过之年，根据"太过者，其数成"的原则，所以此处用火之成数。

戊辰、戊戌年为太阴湿土在泉，太阴主湿，因此戊辰、戊戌年的下半年，湿气偏盛，雨水偏多，万物感此雨湿之气而化生。"五"，为土之生数。故谓"湿化五"。

"其化上苦温，中甘和，下甘温，所谓药食宜也"，表述了戊辰、戊戌年的药食所宜。"上苦温"，指上半年由于太阳寒水司天，天气偏寒，所以在疾病的治疗及饮食调理方面，以味苦性温的药物及食物为适宜，因为寒可伤肾，而苦可以坚肾，温可以散寒。"中甘和"，指岁运由于是火运太过之年，天气偏热，所以在疾病的治疗及饮食调理方面，以味甘性寒而较平和的药物及食物为适宜，因为甘寒可以清热。关于要用"甘和"的原因，是因为太阳司天，水气偏盛，"火化减半"，天气并不大热，因此不宜重剂而以"甘和"为宜。"下甘温"，指下半年由于太阴湿土在泉，湿气偏盛，所以在疾病的治疗及饮食调理上以味甘性温的药物及食物为适宜，因为湿可伤脾，甘可补脾，温可化湿。

六、己巳、己亥之年

《素问·六元正纪大论》云："己巳、己亥岁，上厥阴风木，中少宫土运，下少阳相火。风化清化胜复同，所谓邪气化日也。

灾五宫，风化三，湿化五，火化七，所谓正化日也。其化上辛凉，中甘和，下咸寒，所谓药食宜也。"

"上厥阴风木"，指厥阴风木司天。"中少宫土运"，指土运不及。"下少阳相火"，指少阳相火在泉。"上厥阴风木，中少宫土运，下少阳相火"，意谓己巳、己亥年为土运不及之年，厥阴风木司天，少阳相火在泉。

"风化"，指厥阴风木之气。"清化"，指阳明燥金之气。"风化清化胜复同"，意谓己巳、己亥年为土运不及之年，土运不及，木来承之，于是这一年的长夏季节风气偏盛，雨水减少。但是由于胜复的原因，风气偏盛时，清金之气又必然来复，因此到了秋季，气候又较一般年份清凉，故谓"风化清化胜复同"。

"五宫"，即五行中土位九宫图中宫，代表中央。"灾五宫"，意谓己巳、己亥年，为少宫土运不及之年，自然灾害主要发生在中央地区，或长夏季节。

己巳、己亥年为厥阴风木司天，厥阴主风、主温，于是己巳、己亥年，上半年风气偏盛，天气偏温，万物因气候温暖、风气偏盛而生长。"三"，为木之生数，故谓"风化三"。因为厥阴风木司天，风气偏盛主要在上半年，由于胜复原因，到秋季天气又转偏凉，因此风气、温气不致过极，故用木之生数而不用木之成数。

己巳、己亥年为土运不及之年，土运不及，风乃大行，于是这两年的长夏季节雨水不多，应湿不湿，出现旱象，万物因雨水不足而在生化上受到影响。"五"，为土之生数，故谓"湿化五"。

己巳、己亥年为少阳相火在泉，少阳主火、主热，于是己巳、己亥年下半年火气偏盛，天气偏热，万物因天气偏热而生长。"七"，为火之成数，故谓"火化七"。己巳、己亥年从全年来说，上半年天气偏温，下半年天气偏热，故全年偏于温热，所以此处用火的成数以表示火气偏盛。

"其化上辛凉，中甘和，下咸寒，所谓药食宜也"，表述了己巳、己亥年的药食所宜。"上辛凉"，指上半年由于厥阴风木司天，天气偏温，风气偏盛，所以在疾病的治疗及饮食调理方面，以味辛性凉的药物及食物为适宜，盖辛可以疏风，凉可以胜温，此即《至真要大论》中所谓的"风淫于内，治以辛凉"。"中甘和"，指岁运由于是土运不及之年，所以在疾病的治疗及饮食调理方面，以味甘性和的药物及食物为适宜，因为甘为土之味，土气不及，所以需要用补土的甘味药物及食物来加以补益。"下咸寒"，指下半年由于少阳相火在泉，火气偏盛，所以在疾病的治疗及饮食调理方面以味咸性寒的药物及食物为适宜。因为咸可以胜火，寒可以胜热。

七、庚午、庚子之年

《素问·六元正纪大论》云："庚午同天符、庚子岁同天符，上少阴火，中太商金运，下阳明金。热化七，清化九，燥化九，所谓正化日也。其化上咸寒，中辛温，下酸温，所谓药食宜也。"

"上少阴火"，指少阴君火司天。"中太商金运"，指金运太过。"下阳明金"，指阳明燥金在泉。"上少阴火，中太商金运，下阳明金"，意谓庚午、庚子年为金运太过之年，少阴君火司天，阳明燥金在泉。且二年中运为金运太过，在泉之气为阳明燥金，故为同天符之年。

庚午、庚子年为少阴君火司天，少阴主热，因此庚午、庚子年上半年天气偏热，万物感此火热之气而生长。"七"，为火之成数，故谓"热化七"。因为庚午、庚子年为金运太过之年，而且庚午、庚子年的在泉之气又是阳明燥金，因此，这两年凉气偏盛。由于亢害承制的原因，所以火气必然来克以求自调，因此火气也就必然偏盛，万物才能生长，所以此处用火之成数而不用火之生数。

庚午、庚子年为金运太过之年，金主凉、主燥，因此庚午、庚子年的秋天来得早，天气特别清凉而干燥，万物感此凉燥之气而影响正常生长和收成。"九"，为金之成数，故谓"清化九"。之所以此处用金之成数，是因为庚午、庚子年为金运太过的缘故。

庚午、庚子年为阳明燥金在泉，因此庚午、庚子年的下半年天气偏凉、偏燥，万物生长收成因此而受到影响。"九"，为金之成数，故谓"燥化九"。因为庚午、庚子年为金运太过之年，在泉之气又是阳明燥金，全年总的来说凉燥之气偏盛，故用金之成数。

"其化上咸寒，中辛温，下酸温，所谓药食宜也"，表述了庚午、庚子年药食所宜。"上咸寒"，指上半年由于少阴君火司天，天气偏热，寒可胜热，故对疾病的治疗及饮食调理以味咸性寒的药物及食物为适宜。"中辛温"，指岁运由于是金运太过之年，天气偏凉，温可胜凉，故对疾病的治疗及饮食调理以味辛性温的药物及食物为适宜。"下酸温"，指下半年阳明燥金在泉，天气偏凉，故对疾病的治疗及饮食调理以味酸性温的药物及食物为适宜，因为金可胜木，凉可伤肝，而酸可补肝，温可胜凉。

八、辛未、辛丑之年

《素问·六元正纪大论》云："辛未同岁会、辛丑岁同岁会，上太阴土，中少羽水运，下太阳水。雨化风化胜复同，所谓邪气化日也。灾一宫，雨化五，寒化一，所谓正化日也。其化上苦热，中苦和，下苦热，所谓药食宜也。"

"上太阴土"，指太阴湿土司天。"中少羽水运"，指水运不及。"下太阳水",指太阳寒水在泉。"上太阴土,中少羽水运,下太阳水",意即辛未、辛丑年为水运不及之年,太阴湿土司天,太阳寒水在泉。且该二年乃水运不及之年,下加太阳寒水在泉,故又为同岁会之年。

"雨化",指太阴湿土之气。"风化",指厥阴风木之气。"雨化风化胜复同",意即辛未、辛丑年为水运不及之年。水运不及,土来承之,因此这一年的客运初运及冬季出现湿气偏盛的现象。但是由于胜复原因,湿气偏盛时,风气又必然来复,因此有时又可以出现风气偏盛的气候变化。

九宫图中"一宫"代表北方坎水位之生数。"灾一宫",意谓辛未、辛丑年自然灾害主要发生在北方地区,或发生于冬季。

辛未、辛丑年为太阴湿土司天,太阴主湿,因此辛未、辛丑年上半年湿气偏盛,万物感此雨湿之气而化生。"五",为土之生数,故谓"雨化五"。

辛未、辛丑年为水运不及之年,水主寒,因此辛未、辛丑年冬令来迟,应寒不寒,万物亦因此而应藏不藏,在化生上受到影响。"一",为水之生数,故谓"寒化一。"由于辛未、辛丑年为水运不及之年,所以此处用水之生数而不用水之成数。

"其化上苦热,中苦和,下苦热,所谓药食宜也",表述了辛未、辛丑年的药食所宜。"上苦热",指上半年由于太阴湿土司天,天气偏湿,所以在疾病的治疗及饮食调理上,以味苦性热的药物及食物为适宜,因为苦可燥湿,热可化湿。"中苦和",指岁运由于水运不及之年,应寒不寒,天气偏热,湿热交蒸,所以在疾病的治疗及饮食调理方面,以味苦而性平和的药物及食物为适宜,因为苦可燥湿,苦可清热。"下苦热",指太阳寒水在泉,天气本应寒冷,但由于岁运属水运不及,湿乃大行,所以在对疾病的治疗及饮食调养方面,亦以味苦性热的药物及食物为适宜。因为苦可燥湿,热可胜寒,热可化湿。总的来说,辛未、辛丑年天气变化以湿热为主，所以在药物及食物上，亦以苦温、苦热为主。

九、壬申、壬寅之年

《素问·六元正纪大论》云："壬申同天符、壬寅岁同天符，上少阳相火，中太角木运，下厥阴木。火化二，风化八，所谓正化日也。其化上咸寒，中酸和，下辛凉，所谓药食宜也。"

"上少阳相火"，指少阳相火司天。"中太角木运"，指木运太过。"下厥阴木"，指厥阴风木在泉。"上少阳相火，中太角木运，下厥阴木"，意即壬申、壬寅年为木运太过之年，少阳相火司天，厥阴风木在泉。且该二年中运为太角太过，在泉之气为厥阴风木，运气相同，故为同天符之年。

壬申、壬寅年为少阳相火司天，少阳主火，因此壬申、壬寅年上半年天气偏热，万物感此火热之气而化生。"二"，为火之生数，故谓"火化二"。因为少阳相火司天，天气变化上由温而热，火气并非极盛，所以此处只用火之生数而不用火之成数。

壬申、壬寅年为木运太过之年，木主风、主温，因此壬申、壬寅年春令来早，风气偏盛，天气偏温，万物感此偏盛之气而化生。"八"，为木之成数，故谓"风化八"。由于壬申、壬寅年为木运太过之年，所以用木之成数而不用木之生数。壬申、壬寅年的在泉之气为厥阴风木，岁运为木运太过，因此壬申、壬寅年下半年也是风气偏盛，天气偏温，应寒不寒，应藏不藏，因此其常数也应列木之成数，即"风化八"。

"其化上咸寒，中酸和，下辛凉，所谓药食宜也"，表述了壬寅、壬申年的药食之所宜。"上咸寒"，指上半年由于少阳相火司天，天气偏热，所以对疾病的治疗及饮食调理，当以味咸性寒的药物及食物为适宜，因为咸可胜火，寒可胜热。"中酸和"，指岁运由于是木运太过之年，风气偏盛，天气偏温，人体相应肝气偏盛，所以在对疾病的治疗及饮食调理，当以味酸而性平和的药物及食物为适宜，因酸可泄肝，酸可养肝。"下辛凉"，指下半年由于厥阴风木在泉，因为辛可疏风，凉可胜温，所以对疾病的治疗与饮食调理，当以味辛性凉的药物及食物为适宜。

十、癸酉、癸卯之年

《素问·六元正纪大论》云："癸酉同岁会、癸卯岁同岁会，上阳明金，中少徵火运，下少阴火。寒化雨化胜复同，所谓邪气化日也。灾九宫，燥化九，热化二，所谓正化日也。其化上苦小温，中咸温，下咸寒，所谓药食宜也。"

"上阳明金"，指阳明燥金司天。"中少徵火运"，指火运不及。"下少阴火"，指少阴君火在泉。"上阳明金，中少徵火运，下少阴火"，意即癸酉、癸卯年为火运不及之年，阳明燥金司天，少阴君火在泉。该二年中运为火运不及，下加少阴君火在泉，运气相同，故又为同岁会之年。

"寒化"，指太阳寒水之气。"雨化"，指太阳湿土之气。"寒化雨化胜复同"，意谓癸酉、癸卯年为火运不及之年，火运不及，水来承之，因此这一年的客运初运所属一段时间及夏季可以出现暴寒的气候变化。但是由于胜复原因，寒气偏盛时，湿气又必然来复，因此有时又可以出现天气偏湿、偏热的气候变化，故谓"寒化雨化胜复同"。

《灵枢》九宫图中"九宫"，代表南方离位。"灾九宫"，意谓癸酉、癸卯年自然灾害主要发生在南方地区或发生在夏季。

癸酉、癸卯年为阳明燥金司天，阳明主凉、主燥，因此癸酉、癸卯年上半年天气偏凉、偏燥，万物因天气偏凉、偏燥而在生长上受到影响。"九"，为金之成数，故谓"燥化九"。因为癸酉、癸卯年为火运不及之年，火运不及，应热不热，天气必然相对偏寒，再加上阳明司天，天气又凉，所以此处用金之成数而不用金之生数。

癸酉、癸卯之年，火运不及，因此这两年夏令来迟，应热不热，万物因应热不热、天气偏凉而影响生长。"二"，为火之生数，故谓"热化二"。由于癸酉、癸卯年属于火运不及之年，所以此处用火之生数表示火运不及。

"其化上苦小温，中咸温，下咸寒，所谓药食宜也"，表述了癸酉、癸卯年之药食所宜。上半年由于阳明燥金司天，天气偏凉。同时上半年主气的初之气是厥阴风木，二之气是少阴君火，三之气是少阳相火，主气偏温、偏热。虽然客气的司天之气是阳明燥金，天气偏凉，应该用偏温的药物和食物来加以矫正，但是由于主气偏温，也要适当考虑主气而不能用大温大热的药物和食物，所以对疾病的治疗及饮食调理，以味苦性小温的药物及食物为适宜。"中咸温"，指由于癸酉、癸卯年是火运不及之年，天气偏凉，应热不热，人体心气不足，所以对疾病的治疗及饮食调理，以味咸性温的药物及食物为适宜，因为咸可以补心，温可以胜凉。"下咸寒"，指下半年由于少阴君火在泉，天气偏热，所以对疾病的治疗及饮食调理，以味咸性寒的药物及食物为适宜，因为咸可以胜火，寒可以泻热。

十一、甲戌、甲辰之年

《素问·六元正纪大论》云："甲戌岁会同天符、甲辰岁会同天符，上太阳水，中太宫土运，下太阴土。寒化六，湿化五，正化日也。其化上苦热，中苦温，下苦温，药食宜也。"

"上太阳水"，指太阳寒水司天。"中太宫土运"，指土运太过。"下太阴土"，指太阴湿土在泉。"上太阳水，中太宫土运，下太阴土"，意谓甲戌、甲辰年是土运太过之年，太阳寒水司天，太阴湿土在泉。该二年中运为土运太过之年，岁支土运，故为岁会之年。又因中运与在泉之气同，故又为同天符之年。

甲戌、甲辰年为太阳寒水司天，太阳主寒，故甲戌、甲辰年上半年寒气偏盛，天气偏寒，万物因天气偏凉、应温不温而影响生长。"六"，为水之成数，故谓"寒化六"。由于甲戌、甲辰年岁运为土运太过之年，因此这一年的客运初运所属一段时间中及长夏季节湿气偏盛，雨水增多，湿为阴邪，再加上太阳司天，所以上半年天气较一般年份偏冷，所以这里用水之成数表示上半年天气寒凉。

甲戌、甲辰年为土运太过之年，因此这一年的长夏和客运初运所属时间中雨湿偏盛，万物感此雨湿之气而化生。"五"，为土之生数，故谓"湿化五"。此节亦未列在泉之气的常数。这是因为甲戌、甲辰年太阴湿土在泉，下半年天气偏湿，其常数与岁运的常数相同，所以从略。

"其化上苦热，中苦温，下苦温，药食宜也"，表述了甲戌、甲辰年药食之所宜。"上苦热"，指上半年由于太阳寒水司天，天气偏寒，再加上岁运为土运太过，客运湿气偏盛，天气以寒湿为特点，所以在对疾病的治疗及饮食调理，以味苦性热的药物及食物为适宜，因为苦可燥湿，热可散寒。"中苦温"，指甲戌、甲辰年土运太过，湿气偏盛，所以对疾病的治疗及饮食调理，以味苦性温的药物及食物为适宜，因为苦可燥湿，温可化湿。"下苦温"，指甲戌、甲辰年太阴湿土在泉，湿气偏盛，与岁运相同，所以对疾病的治疗及饮食调理，以味苦性温的药物及食物为适宜。

十二、乙亥、乙巳之年

《素问·六元正纪大论》云："乙亥、乙巳岁，上厥阴木，中少商金运，下少阳相火。热化寒化胜复同，邪气化日也。灾七宫，风化八，清化四，火化二，正化度也。其化上辛凉，中酸和，下咸寒，药食宜也。"

"上厥阴木"，指厥阴风木司天。"中少商金运"，指金运不及。"下少阳相火"，指少阳相火在泉。"上厥阴木，中少商金运，下少阳相火"，意即乙亥、乙巳年是金运不及之年，厥阴风木司天，少阳相火在泉。

"热化"，指少阴君火或少阳相火之气。"寒化"，指太阳寒水之气。"热化寒化胜复同"，意谓乙亥、乙巳年金运不及，则火来乘之，因此这一年的秋天应凉不凉，天气偏寒。但是由于胜复原因，水气必然来复，因此这一年的冬天又会出现偏寒的天气变化。

九宫图"七宫"，代表西方金位。"灾七宫"，意即乙亥、乙巳年自然灾害主要发生在西方地区或发生在金秋之季。

乙亥、乙巳年的司天之气为厥阴风木，厥阴主风、主温，因此乙亥、乙巳年上半年风气偏盛，天气偏温，万物感此偏盛之风气而化生。"八"，为木之成数，故谓"风化八"。由于乙亥、乙巳年为金运不及之年，金不及则不能制木，再加上厥阴风木司天，所以风气因失制必然更加偏盛，所以这里用木之成数而不用木之生数表示风气太过。

乙亥、乙巳年为金运不及之年，金主凉、主燥，因此乙亥、乙巳年的秋天，应凉不凉，应收不收，万物因此而影响正常生长收成。"四"，为金之生数，故谓"清化四"。由于乙亥、乙巳年是金运不及，所以这里用金之生数而不用金之成数。

乙亥、乙巳年的在泉之气为少阳相火，少阳主火、主热，因此乙亥、乙巳年下半年天气应该偏热，万物因天气应寒不寒、应藏不藏而影响其正常生化。"二"，为火之生数，故谓"火化二"。少阳主火，下半年火气偏盛，本来应该用火的成数，即"火化七"，但这里何以用生数而不用成数，这是因为乙亥、乙巳年为金运不及之年，金运不及，火来乘之，火气偏盛，水又来复，因此乙亥、乙巳年的冬天，由于复气的原因，又会出现相对寒冷，所以尽管少阳相火在泉，但由于复气原因，两相抵消，所以也就不会太热，因此这里只用火之生数而不用火之成数。

"正化"，即气候的正常变化。"正化度"，即"正化日"，意谓上述的一些气候变化，都是这一年度的正常变化。

"其化上辛凉，中酸和，下咸寒，药食宜也"，表述了乙亥、乙巳年药食所宜。"上辛凉"，指上半年由于厥阴风木司天，风气偏盛，天气偏温，所以对疾病的治疗及饮食调理，以味辛性凉的药物及食物为适宜，因为辛可散风，凉可胜温。"中酸和"，指乙亥、乙巳年岁运为金运不及，天气偏温，人体肝气偏盛，所以对疾病的治疗及饮食调理，以味酸性和的药物及食物为适宜，因为酸可以泻肝，可以养肝。"下咸寒"，指乙亥、乙巳年少阳相火在泉，天气偏热，所以对疾病的治疗及饮食调理，以味咸性寒的药物及食物为适宜，因为咸可以泻火，寒可以胜热。

十三、丙子、丙午之年

《素问·六元正纪大论》云："丙子_{岁会}、丙午岁，上少阴火，中太羽水运，下阳明金。热化二，寒化六，清化四，正化度也，其化上咸寒，中咸热，下酸温，药食宜也。"

"上少阴火"，指少阴君火司天。"中太羽水运"，指水运太过之年。"下阳明金"，指阳明燥金在泉。"上少阴火，中太羽水运，下阳明金"，意谓丙子、丙午年为水运太过之年，少阴君火司天，阳明燥金在泉。又因丙子年，中运为水，岁运亦为水，故丙子年又为岁会之年。

丙子、丙午年为少阴君火司天，少阴主热，因此丙子、丙午年上半年天气偏热，万物感此偏盛之热气而化生。"二"，为火之生数，故谓"热化二"。由于丙子、丙午年岁运为水运太过，运气相合，水可以克火，因此丙子、丙午年虽然是少阴君火司天，但火气不会太过，所以此处用火之生数而不用火之成数。

丙子、丙午年的岁运为水运太过，水主寒，因此丙子、丙午年冬天特别寒冷。"六"，为水之成数，故谓"寒化六"。由于丙子、丙午年的水运太过之年，所以此处用水之成数而不用水之生数。

丙子、丙午年为阳明燥金在泉，阳明主凉、主燥，因此丙子、丙午年下半年天气偏凉。"四"，为金之生数，故谓"清化四"。

"其化上咸寒，中咸热，下酸温，药食宜也"，表述了丙子、丙午年药食所宜。"上咸寒"，指丙子、丙午年为少阴君火司天，上半年天气偏热，所以对疾病的治疗及饮食的调理，以味咸性寒的药物及食物为适宜，因为咸可以胜火，寒可以胜热。"中咸热"，指丙子、丙午年水运太过，本年客运初运所属时间及冬季气候特冷，寒能伤肾、伤心，所以对疾病治疗及饮食调理，以味咸性热的药物及食物为适宜，因为咸能入肾，咸能补心，热可胜寒。"下酸温"，指丙子、丙午年阳明燥金在泉，下半年天气偏凉、偏燥，凉可伤肝，燥可胜风，所以对疾病的治疗及饮食的调理，以味酸性温的药物及食物为适宜，因为酸可以养肝，温可以胜凉。

十四、丁丑、丁未之年

《素问·六元正纪大论》云："丁丑、丁未岁，上太阴土，中少角木运，下太阳水。清化热化胜复同，邪气化度也。灾三宫，雨化五，风化三，寒化一，正化度也。其化上苦温，中辛温，下甘热，药食宜也。"

"上太阴土"，指太阴湿土司天。"中少角木运"，指木运不及。"下太阳水"，指太阳寒水在泉。"上太阴土，中少角木运，下太阳水"，意谓丁丑、丁未年为木运不及之年，太阴湿土司天，太阳寒水在泉。

"清化"，指阳明燥金之气。"热化"，指少阴君火或少阳相火之气。丁丑、丁未年为木运不及之年，木运不及，金来乘之，因此丁丑、丁未年春季虽然一般说来天气偏凉，应温不温，但是由于金气偏盛，火气必然来复，因此丁丑、丁未年的夏季又可能出现偏热现象以求自调，故谓"清化热化胜复同"。

"邪气"，即反常之气，此处是指反常的气候变化。"度"，即日。"邪气化度"，即邪气化日，意即前述之"清化热化胜复"现象。这虽然是一种自调现象，但毕竟是一种反常的气候变化，这种反常的气候变化，尤以岁运不及之年表现明显。所以六十年气候变化中，凡提"邪气化日"或"邪气化度"者，均见于岁运不及之年。

九宫图中的"三宫"，代表东方木位。"灾三宫"，意即丁丑、丁未年，自然灾害主要发生在东方地区或发生在春季。

"雨化"，指丁丑、丁未年的司天之气。丁丑、丁未年太阴湿土司天，上半年天气偏湿，降雨量多。"五"，为土之生数，故谓"雨化五。"

"风化"，指丁丑、丁未年的岁运。丁丑、丁未年为木运不及之年，春天应温不温，应生不生，天气偏凉。"三"，为木之生数，故谓"风化三"。由于丁丑、丁未年为木运不及，所以此处只用木之生数而不用木之成数。

"寒化"，指丁丑、丁未年的在泉之气。丁丑、丁未年太阳寒水在泉，下半年天气偏寒。本来此处应该用水之成数以示寒气太过，但是由于丁丑、丁未年"清化热化胜复同"，火气来复，因此这一年冬天寒气不会太盛，所以这里仍用水之生数。故谓"寒化一"。

"其化上苦温，中辛温，下甘热，药食宜也"，表述了丁丑、丁未年的药食所宜。"上苦温"，指丁丑、丁未年太阴湿土司天，上半年湿气偏盛，所以对疾病的治疗及饮食调理，以味苦性温的药物及食物为适宜，因为苦可燥湿，温可化湿。"中辛温"，指丁丑、丁未年，木运不及，应温不温，天气偏凉，人体肝气不及，疏泄失职，因此对疾病的治疗及饮食调理，以味辛性温的药物及食物为适宜，因为辛可以疏风，温可胜凉。"下甘热"，指丁丑、丁未年太阳寒水在泉，天气偏寒，所以对疾病的治疗及饮食的调理，以味甘性热的药物及食物为宜，因为甘可补中，热可胜寒。

十五、戊寅、戊申之年

《素问·六元正纪大论》云："戊寅、戊申岁天符，上少阳相火，中太徵火运，下厥阴木。火化七，风化三，正化度也。其化上咸寒，中甘和，下辛凉，药食宜也。"

"上少阳相火"，指少阳相火司天。"中太徵火运"，指火运太过。"下厥阴木"，指厥阴风木在泉。"上少阳相火，中太徵火运，下厥阴木"，意谓戊寅、戊申年为火运太过之年，少阳相火司天，厥阴风木在泉。戊申年，中运为火运太过，司天为少阳相火，中运与司天同气，故为天符之年。

戊寅、戊申年为少阳相火司天，上半年天气偏热。"七"，为火之成数，故谓"火化七。"由于戊寅、戊申年从岁运来说火运太过，从司天之气来说少阳相火司天，所以火气特盛，因此用火之成数表示火气太过。此处未列戊寅、戊申等的岁运常数，是因戊寅、戊申年为火运太过，其常数亦应为火之成数，与司天之气的常数相同。

"风化"，指戊寅、戊申年的在泉之气。戊寅、戊申年为厥阴风木在泉，天气偏温，风气偏盛。"三"，为木之生数，故谓"风化三"。戊寅、戊申年为火运太过，少阳相火司天，厥阴风木在泉，全年天气以温热为特点，此处应列木之成数，"风化七"始为合理，但此处原文用木之生数，表示风气不及，可能与胜复有关，因为亢害承制，火气偏盛，水气必来承之，由于自调原因，所以戊寅、戊申年下半年不会太热。

"其化上咸寒，中甘和，下辛凉，药食宜也"，表述了戊寅、戊申年的药食所宜。"上咸寒"，指戊寅、戊申年由于少阳相火司天，天气偏热，所以对疾病的治疗及饮食调理，以味咸性寒的药物及食物为适宜，因为咸寒可以清热泻火。"中甘和"，指戊寅、戊申年由于火运太过，夏季特热，所以对疾病的治疗及饮食调理，以味甘性寒的药物及食物为适宜，因为甘寒可以养阴清热。"下辛凉"，指戊寅、戊申年厥阴风木在泉，天气偏温，风气偏盛，所以对疾病的治疗及饮食调理，以味辛性凉的药物及食物为适宜，因为辛可疏风，凉可胜温。

十六、己卯、己酉之年

《素问·六元正纪大论》云："己卯、己酉岁，上阳明金，中少宫土运，下少阴火。风化清化胜复同，邪气化度也。灾五宫，清化九，雨化五，热化七，正化度也。其化上苦小温，中甘和，下咸寒，药食宜也。"

"上阳明金"，指阳明燥金司天。"中少宫土运"，指土运不及。"下少阴火"，指少阴君火在泉。"上阳明金，中少宫土运，下少阴火"，意谓己卯、己酉年为土运不及之年，阳明燥金司天，少阴君火在泉。

"风化"，指厥阴风木之气。"清化"，指阳明燥金之气。"风化清化胜复同"，意谓己卯、己酉年岁土不及，风乃大行，该年长夏季节，应湿不湿，雨量减少，风气偏盛，由于胜复原因，风气偏盛，金气必然来复，因此该年秋季，天气又比一般年份偏凉。

九宫图中的"五宫"，代表中央土位。"灾五宫"，意谓己卯、己酉年自然灾害主要发生在中央地区，或发生在长夏季节。

己卯、己酉年为阳明燥金司天，上半年天气偏凉。"九"，为西方金之成数，故谓"清化九"。由于己卯、己酉年在复气上有一个清气来复的问题，所以己卯、己酉年上半年金气偏胜，故用金之成数九，而不用金之生数四表示清凉之气太过。

"雨化"，指己卯、己酉年的岁运。己卯、己酉年的岁运为岁土不及，这两年长夏季节，应湿不湿，雨水减少，风气偏盛，出现旱象。"五"，为中央土之生数，故谓"雨化五。"

"热化"，指己卯、己酉年为少阴君火在泉，下半年天气偏热。"七"，为南方火之成数，故谓"热化七。"

"其化上苦小温，中甘和，下咸寒，药食宜也"，表述了己卯、己酉年的药食所宜。"上苦小温"，指己卯、己酉年阳明燥金司天，上半年天气偏凉，故对疾病及饮食的调理，以味苦性小温的药物及食物为适宜，与癸卯、卯酉年"其化上苦小温"完全一样，可参看前解。"中甘和"，指己卯、己酉年岁运不及，甘为土之味，故对疾病的治疗及饮食调理以味甘性和的药物及食物为宜。"下咸寒"，指己卯、己酉年少阴君火在泉，下半年天气偏热，故对疾病的治疗及饮食的调理以味咸性寒的药物及食物为宜。

十七、庚辰、庚戌之年

《素问·六元正纪大论》云："庚辰、庚戌岁，上太阳水，中太商金运，下太阴土。寒化一，清化九，雨化五，正化度也。其化上苦热，中辛温，下甘热，药食宜也。"

"上太阳水"，指太阳寒水司天。"中太商金运"，指金运太过。"下太阴天"，指太阴湿土在泉。"上太阳水，中太商金运，下太阴土"，意谓庚辰、庚戌年为金运太过之年，太阳寒水司天，太阴湿土在泉。

"寒化"，指庚辰、庚戌年的司天之气。庚辰、庚戌年太阳寒水司天，上半年天气偏寒。"一"，为北方水之生数，故谓"寒化一"。主气初之气为厥阴风木,二之气少阴君火,三之气少阳相火,从主气来说上半年一般偏于温热,所以尽管客气是太阳寒水司天,但由于主气偏于温热,同时司天之气所在的三之气主气是少阳相火,故上半年气候不会太寒,用水之生数而不用水之成数表示寒气不会太过。

庚辰、庚戌年为金运太过之年,秋季偏凉、偏燥。"九"为西方金之成数,故谓"清化九"。盖因庚辰、庚戌年金运太过,故用金之成数表示清气偏盛。

"雨化",指庚辰、庚戌年的在泉之气。庚辰、庚戌年太阴湿土在泉,下半年天气偏湿,降雨量多。"五",为中央土之生数,故谓"雨化五。"

"其化上苦热,中辛温,下甘热,药食宜也",表述了庚辰、庚戌年的药食所宜。"上苦热",指庚辰、庚戌年太阳寒水司天,天气偏寒,所以对疾病的治疗及以饮食的调理以味苦性热的药物及食物为宜。"中辛温",指庚辰、庚戌年岁金太过,秋季天气偏凉,所以对疾病的治疗及饮食的调理以味辛性温的药物及食物为宜,盖因辛可疏风,温可胜凉。"下甘热",指庚辰、庚戌年太阴湿土在泉,天气偏湿,所以对疾病的治疗及饮食的调理以味甘性热的药物及食物为宜,因为甘可入脾,热可化湿。

十八、辛巳、辛亥之年

《素问·六元正纪大论》云:"辛巳、辛亥岁,上厥阴木,中少羽水运,下少阳相火。雨化风化胜复同,邪气化度也。灾一宫,风化三,寒化一,火化七,正化度也。其化上辛凉,中苦和,下咸寒,药食宜也。"

"上厥阴木",指厥阴风木司天。"中少羽水运",指水运不及。"下少阳相火",指少阳相火在泉。"上厥阴木,中少羽水运,下少阳相火",意谓辛巳、辛亥年为水运不及之年,厥阴风木司天，少阳相火在泉。

"雨化"，指太阴湿土之气。"风化"，指厥阴风木之气。辛巳、辛亥年，水运不及，土来乘之，土气偏盛，木又来复。这种气候变化及自调现象，即"雨化风化胜复同"。

九宫图中的"一宫"，代表北方坎水位。"灾一宫"，指辛巳、辛亥年自然灾害主要发生在北方地区或冬季。

辛巳、辛亥年厥阴风木司天，上半年风气偏盛，天气偏温。"三"，为木之生数，故谓"风化三"。辛巳、辛亥年为岁水不及之年，岁水不及，湿乃大行，土气偏盛，"气有余则制己所胜而侮所不胜"，上半年虽然是厥阴司天，但风气受土气的反侮，所以不至于过盛，故用木之生数而不用木之成数。

辛巳、辛亥年岁运为岁水不及之年，冬天里应冷不冷，应藏不藏。"一"，为水之生数。故谓"寒化一"。盖因辛巳、辛亥年为岁水不及之年，故此处用水之生数而不用水之成数。

"火化"，指辛巳、辛亥年少阳相火在泉，下半年天气偏热。"七"，为火之成数，故谓"火化七"。辛巳、辛亥年在泉之气是火，岁运又是岁水不及，应冷不冷，应藏不藏，也就是说天气偏温，故此处用火之成数表示火气太过，天气偏热，冬行夏令。

"其化上辛凉，中苦和，下咸寒，药食宜也"，表述了辛巳、辛亥年有药食所宜。"上辛凉"，指辛巳、辛亥年厥阴风木司天，上半年天气偏温，风气偏盛，对疾病的治疗及饮食的调理，以味辛性凉的药物及食物为适宜。"中苦温"，指辛巳、辛亥年水运不及，冬令天气偏热，应藏不藏，人体肾藏失职，相火妄动，故对疾病的治疗及饮食的调理，以味苦性和的药物及食物为适宜，因为苦可坚肾，苦可泻火。此即《素问·藏气法时论》中所云："肾欲坚，急食苦以坚之，用苦补之。""下咸寒"，指辛巳、辛亥年少阳相火在泉，天气偏热，火气太过，在对疾病的治疗及饮食的调理，以味咸性寒的药物及食物为适宜，因为咸可泻火，寒可胜热。

十九、壬午、壬子之年

《素问·六元正纪大论》云："壬午、壬子岁，上少阴火，中太角木运，下阳明金。热化二，风化八，清化四，正化度也。其化上咸寒，中酸凉，下酸温，药食宜也。"

"上少阴火"，指少阴君火司天。"中太角木运"，指木运太过。"下阳明金"，指阳明燥金在泉。"上少阴火，中太角木运，下阳明金"，意谓壬午、壬子年为木运太过之年，少阴君火司天，阳明燥金在泉。

壬午、壬子年少阴君火司天，上半年天气偏热。"二"，为火之生数，故谓"热化二"。

壬午、壬子年的岁运为岁木太过之年，春季里风气偏盛，天气偏温。"八"，为木之成数，故谓"风化八"。盖因壬午、壬子年为岁运太过之年，故此处用木之成数。

壬午、壬子年阳明燥金在泉，下半年天气偏凉、偏燥。"四"，为金之生数，故谓"清化四"。由于壬午、壬子年岁木太过，少阴君火司天，全年风火用事，故下半年虽属阳明燥金在泉，但亦不至太凉，所以此处用金之生数而不用金之成数。

"其化上咸寒，中酸凉，下酸温，药食宜也"，表述了壬午、壬子年的药食所宜。"上咸寒"，指壬午、壬子年少阴君火司天，上半年天气偏热，所以对疾病的治疗及饮食的调理，以味咸性寒的药物及食物为宜。"中酸和"，指壬午、壬子年为岁木太过之年，风气偏盛，天气偏温，所以对疾病的治疗及饮食的调理，以味酸性凉的药物及食物为宜。"下酸温"，指壬午、壬子年阳明燥金在泉，下半年天气偏凉，所以对疾病的治疗及饮食的调理，以味酸性温的药物及食物为宜。

二十、癸未、癸丑之年

《素问·六元正纪大论》云："癸未、癸丑岁，上太阴土，中少徵火运，下太阳水。寒化雨化胜复同，邪气化度也。灾九宫，雨化五，火化二，寒化一，正化度也。其化上苦温，中咸温，下甘热，药食宜也。"

"上太阴土"，指太阴湿土司天。"中少徵火运"，指火运不及。"下太阳水"，指太阳寒水在泉。"上太阴土，中少徵火运，下太阳水"，意谓癸未、癸丑年为火运不及之年，太阴湿土司天，太阳寒水在泉。

"寒化"，指太阳寒水之气。"雨化"，指太阴湿土之气。癸未、癸丑年，火运不及，水来乘之，水气偏盛，土气来复，故谓"寒化雨化胜复同"。

九宫图中的"九宫"，代表南方离火位。"灾九宫"，意谓癸未、癸丑年自然灾害主要发生于南方地区，或发生炎热的夏季。

"雨化"，指癸未、癸丑年的司天之气。癸未、癸丑年太阴湿土司天，上半年天气偏湿，"五"，为土之生数，故谓"雨化五。"

癸未、癸丑年为岁火不及之年，夏天里应热不热，应长不长。"二"，为火之生数，故谓"火化二"。盖因癸未、癸丑年是岁火不及之年，故此处用火之生数表示火气不及。

癸未、癸丑年太阳寒水在泉，下半年天气偏寒。"一"，为北方坎水之生数，故谓"寒化一"。盖因癸未、癸丑年为岁火不及之年，岁火不及，水来乘之，土来复之。太阴湿土在六步主时中属于四之气，主湿、主热。由于土气来复的原因，下半年又可以出现湿热偏盛的现象，冬天里可以出现应寒不寒的气候变化，故此处用"寒化一"，而不用"寒化六"。

"其化上苦温，中咸温，下甘热，药食宜也"，表述了癸未、癸丑年药物及食物所宜。"上苦温",指癸未、癸丑年太阴湿土司天,上半年天气偏湿,故对疾病的治疗及饮食的调理,以味苦性温的药物及食物为适宜。"中咸温",指癸未、癸丑年,岁火不及,夏天里应热不热,故对疾病的治疗及饮食调理以味咸性温的药物及食物为宜。"下甘热",指癸未、癸丑年太阳寒水在泉,下半年天气偏寒,同时由于复气的影响,天气同时出现偏湿的变化,故对疾病的治疗及饮食的调理,以味甘性热的药物及食物为宜。

二十一、甲申、甲寅之年

《素问·六元正纪大论》云:"甲申、甲寅岁,上少阳相火,中太宫土运,下厥阴木。火化二,雨化五,风化八,正化度也。其化上咸寒,中咸和,下辛凉,药食宜也。"

"上少阳相火",指少阳相火司天。"中太宫土运",指土运太过。"上厥阴木",指厥阴风木在泉。"上少阳相火,中太宫土运,下厥阴木",意谓甲申、甲寅岁为土运太过之年,少阳相火司天,厥阴风木在泉。

甲申、甲寅年为少阳相火司天,上半年天气偏热。"二",为火之生数,故云"火化二"。盖因甲申、甲寅年岁运为土运太过,这两年中的长夏季节及初运这一段时间中,湿气偏盛,降雨量多,因此,这两年虽然是少阳司天,但是天气不会太热,故用火之生数表示火气并不太过。

"雨化",指甲申、甲寅年的岁运。甲申、甲寅年为岁土太过之年,长夏季节天气偏湿,降雨量多。"五",为土之生数,故谓"雨化五。"

甲申、甲寅年为厥阴风木在泉,下半年风气偏盛,天气偏温。"八",为木之成数,故谓"风化八"。盖因甲申、甲寅年为少阳相火司天,风乘火势,火助风威,温热同类,所以下半年气候特热，故用木之成数表示温热太过。

"其化上咸寒，中咸和，下辛凉，药食宜也"，表述了甲申、甲寅年的药物及食物所宜。"上咸寒"，指甲申、甲寅年少阳相火司天，天气偏热，故对疾病的治疗及饮食的调理，以味咸性寒的药物及食物为宜。"中咸和"，指甲申、甲寅年岁运为土运太过之年，天气偏湿，故对疾病的治疗及饮食的调理以味咸性平的药物及食物为宜。"下辛凉"，指甲申、甲寅年厥阴风木在泉，天气偏温，所以在对疾病的治疗及饮食调理，以味辛性凉的药物及食物为宜，此即"风淫于内，治以辛凉"之意。

二十二、乙酉、乙卯之年

《素问·六元正纪大论》云："乙酉太—天符、乙卯岁天符，上阳明金，中少商金运，下少阴火。热化寒化胜复同，邪气化度也。灾七宫，燥化四，清化四，热化二，正化度也。其化上苦小温，中苦和，下咸寒，药食宜也。"

"上阳明金"，指阳明燥金司天。"中少商金运"，指金运不及。"下少阴火"，指少阴君火在泉。"上阳明金，中少商金运，下少阴火"，意谓乙酉、乙卯年为金运不及之年，阳明燥金司天，少阴君火在泉。这二年中运金运不及，司天为阳明燥金，二者同气，故为天符之年。乙酉年，岁支酉为西方金，故又为岁会之年。鉴于乙酉年既为天符，又为岁会，故为太乙天符。

"热化"，指少阴君火或少阳相火之气。"寒化"，指太阳寒水之气。"热化寒化胜复同"，意谓乙酉、乙卯年，金运不及，火来乘之，火气偏盛，水气来复。

九宫图中的"七宫"，指西方金位。"灾七宫"，意谓乙酉、乙卯年自然灾害主要发生在西方地区，或发生与金秋之季。

乙酉、乙卯年阳明燥金司天，上半年天气偏凉、偏燥。"四"，为金之生数，故谓"燥化四"。盖因乙酉、乙卯年岁金不及，火来乘之，故上半年天气不致太凉，因而用金之生数而不用金之成数。

乙酉、乙卯年为岁金不及之年，秋天里天气应凉不凉。"四"，为金之生数，故谓"清化四"。盖因乙酉、乙卯年金运不及，故此处用金之生数表示岁金不及。

乙酉、乙卯年少阴君火在泉，下半年天气偏热。"二"，为火之生数，故谓"热化二"。盖因乙酉、乙卯年下半年水气来复，故乙酉、乙卯年虽然是少阴在泉，但由于水可以克火，故下半年天气不致太热，因此用火之生数而不用火之成数。

"其化上苦小温，中苦和，下咸寒，药食宜也"，表述了乙酉、乙卯年的药物及饮食所宜。"上苦小温"，指乙酉、乙卯年阳明燥金司天，上半年天气偏凉，故对疾病的治疗及饮食的调理，以偏温的药物及食物为适宜。因上半年主气偏温，同时在岁运上还有个火来乘金的问题，故在药食方面又不能太温，故谓"苦小温"。"中苦和"，指乙酉、乙卯年岁金不及，火气来乘，天气偏热，故对疾病的治疗及饮食的调理，以味苦性和的药物及食物为适宜。"下咸寒"，指乙酉、乙卯年，少阴君火在泉，下半年天气相对偏热，故对疾病的治疗及饮食的调理，以味咸性寒的药物及食物为宜。

二十三、丙戌、丙辰之年

《素问·六元正纪大论》云："丙戌天符、丙辰岁天符，上太阳水，中太羽水运，下太阴土。寒化六，雨化五，正化度也。其化上苦热，中咸温，下甘热，药食宜也。"

"上太阳水"，指太阳寒水司天。"中太羽水运"，指水运太过。"下太阴土"，指太阴湿土在泉。"上太阳水，中太羽水运，下太阴土"，意谓丙戌、丙辰年为水运太过之年，太阳寒水司天，太阴湿土在泉。这二年中运为水运，司天为太阳寒水，故这二年为天符之年。

丙戌、丙辰年太阳寒水司天，上半年天气偏寒。"六"，为水之成数，故谓"寒化六"。盖因丙戌、丙辰年，岁运是水运太过，司天之气又是寒水，故用水之成数。

丙戌、丙辰年在泉之气为太阴湿土，下半年天气偏湿。"五"，为土之生数，谓云"雨化五"。本节未列岁运常数，盖因丙戌、丙辰年岁水太过，其常数应为"寒化六"，与司天之气的常数相同，故略。

"其化上苦热，中咸温，下甘热，药食宜也"，表述了丙戌、丙辰年的药物及饮食所宜。"上苦热"，指丙戌、丙辰年太阳寒水司天，上半年天气偏寒，所以对疾病的治疗及饮食的调理，以偏热药物及食物为宜。"中咸温"，指丙戌、丙辰年的岁运为水运太过，冬令特别寒冷，故对疾病的治疗及饮食的调理，以味咸性温的药物及食物为宜。"下甘热"，指丙戌、丙辰年太阴湿土在泉，下半年天气偏湿，故对疾病的治疗及饮食的调理，以味甘性热的药物及食物为宜。

二十四、丁亥、丁巳之年

《素问·六元正纪大论》云："丁亥天符、丁巳岁天符，上厥阴木，中少角木运，下少阳相火。清化热化胜复同，邪气化度也。灾三宫，风化三，火化七，正化度也。其化上辛凉，中辛和，下咸寒，药食宜也。"

"上厥阴木"，指厥阴风木司天。"中少角木运"，指木运不及。"下少阳相火"，指少阳相火在泉。这二年中运为木运，司天之气为厥阴风木，运与司天同气，故为天符之年。

"清化"，指阳明燥金之气。"热化"，指少阴君火或少阳相火之气。丁亥、丁巳年岁木不及，金来乘之，金气偏盛，火气来复，故云"清化热化胜复同"。

九宫图中的"三宫",指东方巽木位。"灾三宫",意即丁亥、丁巳年自然灾害主要发生在东方地区,或发生在春季。

丁亥、丁巳年厥阴风木司天,上半年天气偏温,风气偏盛。"三",为木之生数,故谓"风化三"。盖因丁亥、丁巳年为木运不及之年,厥阴风木司天,恰好构成平气,风气不致过甚,故用木之生数。

"火化",指丁亥、丁巳年的在泉之气。丁亥、丁巳年少阳相火在泉,下半年天气偏热。"七"为火之成数,故谓"火化七"。盖因丁亥、丁巳年厥阴风木司天,少阳相火在泉,风火同气,温热相类,故下半年天气相对偏热,故此处用火之成数表示火气太过。本节亦未列岁运常数,盖因丁亥、丁巳年岁木不及,常数应为"风化三",而与司天之气的常数相同,所以从略。

"其化上辛凉,中辛和,下咸寒,药食宜也",表述了丁亥、丁巳年的药物及食物所宜。"上辛凉",指丁亥、丁巳年厥阴风木司天,上半年天气偏温,风气偏盛,故对疾病的治疗及饮食的调理,以味辛性凉的药物及食物为宜。"中辛和",指丁亥、丁巳年为岁木不及之年,春季应温不温,风气不及,故对疾病的治疗及饮食的调理,以味辛性温的药物及食物为宜,盖因丁亥、丁巳年厥阴风木司天,运不及而得助,可以构成平气,因此又不宜过用辛温,故原文谓"中辛和",即以辛平的药物为适宜。"下咸寒",指丁亥、丁巳年少阳相火在泉,天气偏热,故对疾病的治疗及饮食的调理,以味咸性寒的药物及食物为宜。

二十五、戊子、戊午之年

《素问·六元正纪大论》云:"戊子^{天符}、戊午岁^{太乙天符},上少阴火,中太徵火运,下阳明金。热化七,清化九,正化度也。其化上咸寒,中甘寒,下酸温,药食宜也。"

"上少阴火",指少阴君火司天。"中太徵火运",指火运太过。"下阳明金"，指阳明燥金在泉。戊子、戊午年为火运太过之年，少阴君火司天，阳明燥金在泉。这二年中运与司天之气同，故为天符之年。又因戊午年中运与岁支同气，又为岁会，故戊午年则为太乙天符之年。

"热化"，指戊子、戊午年少阴君火司天，上半年天气偏热。"七"，为火之成数，故谓"热化七"。盖因戊子、戊午年岁运为火运太过，司天之气又是少阴君火，故此处用火之成数表示火气太过。

"清化"，指戊子、戊午年的在泉之气。戊子、戊午年阳明燥金在泉，上半年天气偏凉。"九"金之成数，故谓"清化九"。盖因戊子、戊午年岁火太过，少阴君火司天，上半年火气偏盛，因为胜复的原因，火气偏盛，水气必然来复，此即《素问·五常政大论》中所讲的"不恒其德，则所胜来复"，故下半年特别是冬季又可以比一般年份寒冷。再加上阳明燥金在泉，寒凉同类，故此处用金之成数表示寒凉太过。本节亦未列岁运常数，盖因戊子、戊午年岁火太过，岁运常数应为"热化七"，与司天之气相同，故略。

"其化上咸寒，中甘寒，下酸温，药食宜也"，表述了戊子、戊午年的药物及饮食所宜。"上咸寒"，指戊子、戊午年少阴君火司天，上半年天气偏热，故对疾病的治疗及饮食的调理，以味咸性寒的药物及食物为宜。"中甘寒"，指戊子、戊午年岁火太过，夏季特热，故对疾病的治疗及饮食的调理，以味甘性寒的药物及食物为适宜。"下酸温"，指戊子、戊午年阳明燥金在泉，下半年天气偏凉，故对疾病的治疗及饮食的调理，以味酸性温的药物及食物为宜。

二十六、己丑、己未之年

《素问·六元正纪大论》云："己丑^{太一天符}、己未岁^{太一天符}，上太阴土，中少宫土运，下太阳水。风化清化胜复同，邪气化度也。灾五宫，雨化五，寒化一，正化度也。其化上苦热，中甘和，下甘热，药食宜也。"

"上太阴土"，指太阴湿土司天。"中少宫土运"，指土运不及。"下太阳水"，指太阳寒水在泉。己丑、己未年为土运不及之年，太阴湿土司天，太阳寒水在泉。这二年既是天符之年，又为岁会之年，故又称太乙天符之年。

"风化"，指厥阴风木之气。"清化"，指阳明燥金之气。"风化清华胜复同"，意谓己丑、己未年岁土不及，木来承之，木气偏盛，金气来复，故谓"风化清华胜复同"。

九宫图中的"五宫"，指中央土方位。"灾五宫"，意谓己丑、己未年自然灾害主要发生在中央地区，或发生在长夏季节。

"雨化"，指己丑、己未年太阴湿土司天，上半年天气偏湿。"五"，为土之生数，故谓"雨化五。"

"寒化"，指己丑、己未年为太阳寒水在泉，下半年天气偏寒。"一"，为水之生数，故谓"寒化一。"

"其化上苦热，中甘和，下甘热，药食宜也"，表述了己丑、己未年的药物及饮食所宜。"上苦热"，指己丑、己未年太阴湿土司天，上半年天气偏湿，对于疾病的治疗及饮食的调理，以味苦性热的药物及食物为宜。"中甘和"，指己丑、己未年岁土不及，对疾病的治疗及饮食的调理，以味甘性和的药物及食物为宜。"下甘热"，指己丑、己未年太阳寒水在泉，下半年天气偏冷，对疾病的治疗及饮食的调理，以味甘性热的药物及食物为宜。

二十七、庚寅、庚申之年

《素问·六元正纪大论》云："庚寅、庚申岁，上少阳相火，中太商金运，下厥阴木。火化七，清化九，风化三，正化度也。其化上咸寒，中辛温，下辛凉，药食宜也。"

"上少阳相火"，指少阳相火司天。"中太商金运"，指金运太过。"下厥阴木"，指厥阴风木在泉。庚寅、庚申年为金运太过之年，少阳相火司天，厥阴风木在泉。

"火化"，指庚寅、庚申年少阳相火司天，上半年天气偏热。"七"，为火之成数，故谓"火化七"。盖因上半年主气本来偏温、偏热，加炎少阳司天，主气客气均属温热，故此处用火之成数表示火气太过。

"清化"，指庚寅、庚申年岁金太过，秋季天气偏凉。"九"为金之成数，故谓"清化九"。盖因庚寅、庚申年为金运太过之年，故原文此处用金之成数表示金气太过。

"风化"，指庚寅、庚申年厥阴风木在泉，下半年偏温。"三"为木之生数，故谓"风化三"。盖因庚寅、庚申年金运太过，秋天天气偏凉，加之上下半年主气偏于寒凉，尽管厥阴在泉，但天气不会太温，故而此处用木之生数表示风气不及。

"其化上咸寒，中辛温，下辛凉，药食宜也"，表述了庚寅、庚申年的药物及饮食所宜。"上咸寒"，指庚寅、庚申年少阳相火司天，上半年天气偏热，故对疾病的治疗及饮食的调理，以味咸性寒的药物及食物为宜。"中辛温"，指庚寅、庚申年为岁金太过之年，秋季偏凉，对疾病的治疗及饮食的调理，以味辛性温的药物及食物为宜。"下辛凉"，指庚寅、庚申年厥阴风木在泉，下半年天气偏温，对疾病的治疗及饮食的调理，以味辛性凉的药物及食物为宜。

二十八、辛卯、辛酉之年

《素问·六元正纪大论》云："辛卯、辛酉岁，上阳明金，中少羽水运，下少阴火，雨化风化胜复同，邪气化度也。灾一宫，清化九，寒化一，热化七，正化度也。其化上苦小温，中苦和，下咸寒，药食宜也。"

"上阳明金"，指阳明燥金司天。"中少羽水运"，指水运不及。"下少阴火"，指少阴君火在泉。辛卯、辛酉年为水运不及之年，阳明燥金司天，少阴君火在泉。

"雨化"，指太阴湿土之气。"风化"，指厥阴风木之气。"雨化风化胜复同"，意谓辛卯、辛酉年水运不及，土来乘之，土气偏盛，风气来复，故谓"雨化风化胜复同"。

九宫图中的"一宫"，即北方坎水方位。"灾一宫"，意谓辛卯、辛酉年自然灾害主要发生在北方地区，或冬季。

"清化"，指辛卯、辛酉年阳明燥金司天，上半年天气偏凉。"九"为金之成数，故谓"清化九"。

"寒化"，指辛卯、辛酉年为岁水不及之年，冬季应寒不寒。"一"为水之生数，故谓"寒化一"。盖因辛卯、辛酉年岁水不及，故此处用水之生数以示水气不及。

"热化"，指辛卯、辛酉年少阴君火在泉，下半年天气偏热。"七"为火之成数。故谓"热化七"。盖因辛卯、辛酉年水运不及，冬季偏于温暖，加之上少阴在泉，故下半年天气偏于温热，故此处用火之成数以示火气太过。

"其化上苦小温，中苦和，下咸寒，药食宜也"，表述了辛卯、辛酉年的药食所宜。"上苦小温"，指辛卯、辛酉年阳明燥金司天，上半年天气偏凉，故对疾病的治疗及饮食的调理，以偏温为适宜。"中苦和"，指辛卯、辛酉年岁水不及，冬令应冷不冷，对疾病的治疗及饮食的调理，以味苦性和的药物及食物为宜。"下咸寒"，指辛卯、辛酉年少阴君火在泉，下半年天气偏热，对疾病的治疗及饮食的调理，以味咸性寒的药物及食物为宜。

二十九、壬辰、壬戌之年

《素问·六元正纪大论》云："壬辰、壬戌岁，上太阳水，中太角木运，下太阴土。寒化六，风化八，雨化五，正化度也。

其化上苦温，中酸和，下甘温，药食宜也。"

"上太阳水"，指太阳寒水司天。"中太角木运"，指木运太过。"下太阴土"，指太阴湿土在泉。壬辰、壬戌年为木运太过之年，太阳寒水司天，太阴湿土在泉。

"寒化"，指壬辰、壬戌年太阳寒水司天，上半年天气偏冷。"六"为水之成数，故谓"寒化六"。

"风化"，指壬辰、壬戌年为岁木太过之年，春天偏温，风气偏盛。"八"为木之成数，故谓"风化八"。盖因壬辰、壬戌年为木运太过之年，故此处用木之成数。

"雨化"，指壬辰、壬戌年太阴湿土在泉，下半年天气偏湿。"五"为土之生数，故谓"雨化五"。

"其化上苦温，中酸和，下甘温，药食宜也"，表述了壬辰、壬戌年的药物及食物所宜。"上苦温"，指壬辰、壬戌年太阳寒水司天，上半年天气偏寒，故对疾病的治疗及饮食的调理，以偏温为宜。"中酸和"，指壬辰、壬戌年岁木太过，春季风气偏盛，天气偏温，对疾病的治疗及饮食的调理，以味酸性和的药物及食物为宜。"下甘温"，指壬辰、壬戌年太阴湿土在泉，下半年天气偏湿，对疾病的治疗及饮食的调理，以味甘性温的药物及食物为宜。

三十、癸巳、癸亥之年

《素问·六元正纪大论》云："癸巳同岁会，癸亥岁同岁会，上厥阴木，中少徵火运，下少阳相火。寒化雨化胜复同，邪气化度也。灾九宫，风化八，火化二，正化度也。其化上辛凉，中咸和，下咸寒，药食宜也。"

"上厥阴木"，指厥阴风木司天。"中少徵火运"，指火运不及。"下少阳相火"，指少阳相火在泉。癸巳、癸亥年为火运不及之年，厥阴风木司天，少阳相火在泉。这二年之中气为火运不及，在泉之气为少阳相火，故癸巳、癸亥年为同岁会之年。

"寒化"，指太阳寒水之气。"雨化"，指太阴湿土之气。"寒化雨化胜复同"，意即癸巳、癸亥年，火运不及，水来乘之，水气偏盛，土来复之。

九宫图中的"九宫"，指南方火位。"灾九宫"，意谓癸巳、癸亥年自然灾害主要发生在南方地区，或发生在夏季。

"风化"，指癸巳、癸亥年厥阴风木司天，上半年天候偏温，风气偏盛。"八"为木之成数，故谓"风化八"。由于上半年主气偏于温热，再加上厥阴司天，天气偏温，故此处用木之成数表示温热太过。

癸巳、癸亥年岁火不及，夏季应热不热。"二"为火之生数，故谓"火化二"。癸巳、癸亥年为岁火不及，故此处用火之生数表示。此处未列癸巳、癸亥年在泉之气的常数，可能由于癸巳、癸亥年为岁火不及之年，岁火不及，水来乘之，冬季偏冷，虽然少阳在泉，但火气亦不致太过，故在泉之气的常数应为火之生数，与岁运常数相同，故从略。

"其化上辛凉，中咸和，下咸寒，药食宜也"，表述了癸巳、癸亥年的药物及饮食所宜。"上辛凉"，指癸巳、癸亥年厥阴风木司天，上半年天气偏温，风气偏盛，故对疾病的治疗及饮食的调理，以味辛性凉为适宜。"中咸和"，癸巳、癸亥年岁火不及，夏令应热不热，人体心气不及，对疾病的治疗及饮食的调理，以味咸性和药物及食物为宜。"下咸寒"，指癸巳、癸亥年少阳相火在泉，天气相对偏热，对疾病的治疗及饮食的调理，以味咸性寒的药物及食物为宜。

第二十四节 六气升之不前之纪

大凡五运太过之年，其气先节气而至，导致气交不能前进，中运阻滞，要升的不能升，于是有了升之不前的年份。故《素问·本病论》云："气交有变，是为天地机。""有五运太过，而先天而至者，即交不前，但欲升而不得其升，中运抑之。"六十年一甲子，六气升之不前之纪，计有庚辰、庚戌、辛巳、辛亥、壬子、壬午、辛丑、辛未、戊申、戊寅、己卯、己酉十二年。

一、辰戌之岁，厥阴风木升之不前

1.气候、物候与病候

《素问·本病论》云："辰戌之岁，木气升之，主逢天柱，胜而不前。又遇庚戌，金运先天，中运胜之，忽然不前。木运升天，金乃抑之，升而不前，即清生风少，肃杀于春，露霜复降，草木乃萎。民病温疫早发，咽嗌乃干，四肢满，肢节皆痛。久而化郁，即大风摧拉，折陨鸣紊。民病卒中偏痹，手足不仁。"

"天柱"，金星的别名，此处代表在天的金气。意谓辰戌之年，太阳当迁正升天，为司天之气。厥阴木气当从去岁卯酉年在泉之右间，上升为辰戌年司天之左间。若遇到在天的金气过盛，而辰戌年厥阴风木之气就不能前进。故云："辰戌之岁，木气升之，主逢天柱，胜而不前。"

"又遇庚戌，金运先天，中运胜之，忽然不前"，意谓若又遇到庚戌之年，岁运为金运之气太过，先天时而至，金胜克木，使木气不能前进。故庚辰、庚戌两年，必为辰戌岁升之不前之年。

庚戌年木气本来是要上升的，却碰到在天的金气和中见金运的抑制，木气就不能上升和前进，于是就产生清凉之气的气候特点，风气反而减少，春天见到秋令肃杀之气，天降霜露，草木枯萎的物候。故云："木运升天，金乃抑之，升而不前，即清生风少，肃杀于春，露霜复降，草木乃萎。"

"民病温疫早发，咽嗌乃干，四肢满，肢节皆痛。久而化郁，即大风摧拉，折陨鸣紊。民病卒中偏痹，手足不仁"，此乃庚辰、庚戌升之不前之年的病候。此时，患瘟疫易于流行，人们出现咽喉发干，四肢胀满，肢节均痛。但木郁既久，必定化郁为通，气象出现大风怒吼，拔倒树木，声音紊乱。人们的疾病，也易产生卒中，半身麻痹，手足不仁。

2.针刺之法

《素问·刺法论》云：（辰戌岁）"木欲升而天柱窒抑之，木欲发郁，亦须待时，当刺足厥阴之井。"升者自右而升于天，凡旧岁在泉之右间，必升于新岁司天之左间。天柱，金星也。辰戌岁，木欲上升，而金气盛而抑之，而木不能前而暴郁为害。木郁欲发，必待其得位之时而后作。木郁不升，则人病在肝，故云"当刺足厥阴之井"大敦穴。张景岳有"刺三分，留六呼，得气急出之，先刺左，后刺右"之刺法。

二、巳亥之岁，少阴君火升之不前

1.气候、物候与病候

《素问·本病论》云："巳亥之岁，君火升天，主窒天蓬，胜之不前。又厥阴未迁正，则少阴未得升天。水运以至其中者，君火欲升，而中水运抑之，升之不前，即清寒复作，冷生旦暮。民病伏阳，而内生烦热，心神惊悸，寒热间作。日久成郁，即暴热乃至，赤风肿翳，化疫。温疠暖作，赤气彰而化火疫。皆烦而躁渴，渴甚，治之以泄之可止。"

"窒"，窒郁。"天蓬"，水星的别名，此处代表在天的水气。巳亥之年，是由去岁辰戌年份递进的。巳亥之年，少阴君火应从上年之辰戌年在泉之右间，上升为今年巳亥甲司天之左间，若遇到在天的水气过盛，巳亥年少阴君火之气则不能前进。故云："巳亥之岁，君火升天，主窒天蓬，胜之不前。"

"又厥阴未迁正，则少阴未得升天"，意谓巳亥阴年，气多不及，故司天厥阴木气未得迁正中位，少阴君火更不能上升至司天之左间。

辛巳、辛亥之年，虽为水运不及之年，亦能抑制君火，故因水运在中，君火要升，受了水运的抑制，而升之不前，因此在气候方面仍是清冷，早上和晚上更甚。故谓："水运以至其中者，君火欲升，而中水运抑之，升之不前，即清寒复作，冷生旦暮。"大凡辛巳、辛亥二年，必为巳亥岁少阴君火升之不前之年。

"民病伏阳，而内生烦热，心神惊悸，寒热间作，日久成郁，而暴热乃至，赤风肿翳，化疫。温疠暖作，亦气彰而化火疫。皆烦躁渴，渴甚，治之以泄之可止"，意谓此时人们多病阳气遏伏，内热烦闷，心神惊悸，寒热交作，日久成郁，一旦开通，气候便陡然转为暴热，风火之气聚积于上，容易化成疫疠。大凡温病疫疠，都是因暖而作，赤色之气显著，就化成火疫。病见心烦躁动口渴，口渴甚者，用清泄的方法治疗，则诸症可止。

2.针刺之法

《素问·刺法论》云："火欲升而天蓬窒抑之，火欲发郁，亦须待时，君火相火，同刺包络之荥。"天蓬，水星也。巳亥岁，君火当升为天之左间，而水盛抑之，则火郁不生为害，火郁之发，必待其得位时而作。火郁不升，则人病在心，凡病在心者，皆在于心之包络，故云"同刺包络之荥"劳宫穴。景岳有"刺三分，留六呼，得气急出之，先左后右"之刺法。

三、子午之岁，太阴湿土升之不前

1.气候、物候与病候

《素问·本病论》云："子午之岁，太阴升天，主窒天冲，胜之不前。又或遇壬子，木运先天而至者，中木运抑之也，升天不前，即风埃四起，时举埃昏，雨湿不化。民病风厥涎潮，偏痹不随，胀满。久而伏郁，即黄埃化疫也。民病夭亡，脸肢府黄疸满闭。湿令弗布，雨化乃微。"

"天冲"，木星的别名，表示巳亥之年在天之木气。子午之年，太阴湿土当从去岁乙亥年在泉之右间上升为子午年司天之左间，若遇到巳亥之年在天木气过盛，子午年太阴湿土之气则不能前进，故云："子午之岁，太阴升天，主窒天冲，胜之不前。"

"又或遇壬子，木运先天而至者，中木运抑之也，升天不前，即风埃四起，时举埃昏，雨湿不化"，此乃子午岁升之不前之候。壬为阳木有余，又若遇到壬木运太过，其气先天时而至，则土被木克，滞而不前，就要风尘四起，天昏地暗，没有雨水下降。大凡壬子、壬午两年，必为太阴湿土升之不前之年。

"民病风厥涎潮，偏痹不随，胀满。久而伏郁，即黄埃化疫也"，此乃子午岁升之不前之病候。"风厥"，厥之因风而致者。"涎潮"，口涎上涌如潮。子午岁，人们易生风厥、涎潮、半身不遂、胀满等病。土气久郁，郁极则发，就要化成疫疠。

"民病夭亡，脸肢府黄疸满闭。湿令弗布，雨化乃微"，此乃子午岁升之不前另一部分气候与病候。该岁人病多夭折，脸部和四肢发黄，成为黄疸，六腑亦胀满闭塞。在气候上，湿令未能布化，雨水就会很少下降。

2.针刺之法

《素问·刺法论》云："土欲升而天冲窒抑之，土欲发郁，亦须待时，当刺足太阴之俞。"天冲者，木星也。子午岁，湿土当升为天之左间，而木盛抑之，则土郁为害而发待时。土郁不升，则病在脾，故云"当刺足太阴之俞"太白穴，景岳有"刺二分，留七呼，气至急出之，先左后右"之刺法。

四、丑未之年，少阳相火升之不前

1.气候、物候与病候

《素问·本病能论》云："丑未之年，少阳升天，主窒天蓬，胜之不前。又或遇太阴未迁正者，即少阴未升天也，水运以至者，升天不前，即寒雾反布，凛洌如冬，水复涸，冰再结，暄暖乍作，冷复布之，寒暄不时。民病伏阳在内，烦热生中，心神惊骇，寒热间争，以久成郁，即暴热乃生，赤风肿翳，化成疫疠，乃化作伏热内烦，痹而生厥，其则血溢。"

"天蓬"，水星的别名，此处代表在天之水气。丑未之年，太阴当迁正司天，而少阳相火当有由去岁子午岁在泉之右间上升为丑未岁司天之左间，若遇到在天水气过盛，丑未年少阳相火之气则不能前进，故云："丑未之年，少阳升天，主窒天蓬，胜之不前。"

"或遇太阴未迁正者，即少阴未升天也，水运以至存，升天不前，即寒露反布，凛洌如冬，水复涸，冰再结，暄暖乍作，冷复布之，寒暄不时"，意谓若遇到由去年未能退位的少阴，以致太阴不能就位，少阳亦无从升天。若逢辛丑、辛未年，皆水运之年，则相火被抑制，就不能升天而前进，这时反见霜雪雨露，寒冷如冬，河水干涸，或冻结成冰，有时忽然天暑地热，可是马上又转为寒冷逼人，气候寒暖不时。大凡辛丑、辛未两年，必为少阳相火升之不前之年。

"民离伏阳在内，烦热生中，心神惊骇，寒热间争"，此乃丑未岁升之不前所见的病候。人们生病大都是伏火在内，心中烦热，惊骇不安，寒热交作。

"以久成郁，即暴热乃生，赤风肿翳，化成疫疠，乃化作伏热内烦，痹而生厥，其则血溢。"意谓郁久必复，到了一定的时候，气候转为暴热，风火之气聚积于上，变生疫疠，于是有伏热内烦，四肢麻痹而厥冷，更严重的有出血症状。

2.针刺之法

《素问·刺法论》云："火欲发郁，亦须待时，君火相火，同刺包络之荥。"意谓刺手厥阴包络之荥穴劳宫。针刺手法同已亥岁。

五、寅申之年，阳明燥金升之不前

1.气候、物候与病候

《素问·病能论》云："寅申之年，阳明升天，主窒天英，胜之不前。又或遇戊申、戊寅，火运先天而至，金欲升天，火运抑之，升之不前，即时雨不降，西风数举，咸卤燥生。民病上热，喘嗽，血溢。久而化郁，即白埃翳雾，清生杀气。民病胁满悲伤，寒鼽嚏，嗌干，手坼，皮肤燥。"

"天英"，火星的别名，此处代表在天的火气。寅申之年，阳明燥金应从去岁丑未年在泉之右间上升为寅申年司天之左间，若遇到在天火气过盛，寅申年阳明燥金之气则不能前进，故云："寅申之年，阳明升天，主窒天英，胜之不前。"

"又或遇戊申、戊寅，火运先天而至，金欲升天，火运抑之，升之不前，即时雨不降，西风数举，咸卤燥生。"意谓又若遇到戊申、戊寅年，戊为阳火有余，火运太过，其气先天时而至，金被火克，虽欲上升，仍然是不能前进，西风时时怒吼，燥气也产生了。大凡戊申、戊寅两年，必为寅申岁阳明燥金升之不前之年。

"民病上热，喘嗽，血溢。久而化郁，即白埃翳雾，清生杀气。民病胁满悲伤，寒鼽嚏，嗌干，手拆，皮肤燥。"此乃寅申岁升之不前所见的气候、物候和病候。此时人们多病热在上、咳喘、出血。久郁之后，白埃之气飞扬，肃杀之气弥漫。人病多胸胁苦满，易于悲伤，鼻塞流涕，两手干裂，皮肤干燥。

2.针刺之法

《素问·刺法论》云："金欲升而天英窒抑之，金欲发郁，亦须待时，当刺手太阴之经。""天英"，火星也。寅申岁，燥金当升为天之左间，而火盛抑之，则金郁为害，待时而发。金郁不升，则人病在肺，故刺手太阴之经穴经渠。景岳有"刺三分，留三呼，气至急出之，先左后右"之刺法。

六、卯酉之年，太阳寒水升之不前

1.气候、物候与病候

《素问·本病论》云："卯酉之年，太阳升天，主窒天芮，胜之不前。又遇阳明未迁正者，即太阳未升天也，土运以至，水欲升天，土运抑之，升之不前，即湿而热蒸，寒生两间。民病注下，食不及化。久而成郁，冷来客热，冰雹卒至。民病厥逆而哕，热生于内，气痹于外，足痿酸疼，反生心悸，懊热，暴烦而复厥。"

"天芮"，土星的别名，此处代表在天的土气。卯酉之年，太阳寒水应从寅申之年在泉之右间上升为卯酉之年司天之左间，若遇到在天的土气过盛，水气不能前进，故云："卯酉之岁，太阳升天，主窒天芮，胜之不前。"

"又遇阳明未迁正者，即太阳为升天也，土运以至，水欲升天，土运抑之，升之不前，即湿而热蒸，寒生两间。"意谓遇到阳明未得正司中位，就使太阳无从上升，己卯、己酉土运之年，土运已到，寒水要升，受了土运的抑制，也就不能前进，于是湿气与热气互相蒸郁，寒气生于左右间气之位。大凡己卯、己酉两年，必为卯酉岁太阳寒水升之不前之年。

"民病注下，食不及化。久而成郁，冷来客热，冰雹卒至"，此乃卯酉之岁，升之不前所见的气候、物候及病候。该岁人病多急剧的泄泻，饮食不消化。久郁之后，冷气胜过热气，则会陡然降下冰雹。

"民病厥逆而哕，热生于内，气痹于外，足痿酸疼，反生心悸，懊热，暴烦而复厥。"意谓人病多生厥气上逆而打呃，热气生于内，阳气痹于外，足痿酸疼，反见心悸懊热，暴烦而又厥逆。

2.针刺之法

《素问·刺法论》云："水欲升而天芮窒抑之，水欲发郁，亦须待时，当刺足少阴之合。""天芮"，土星也。卯酉岁，寒水当升为司天之左间，而土盛抑之，则水郁为害，待时而作。水郁不升，人病在肾，故云"当刺足少阴之合"阴谷穴。景岳有"刺四分，留三呼，气至急出之，先左后右"之刺法。

第二十五节 六气降之不下之纪

天地之气交替变化，是天地之气运转的机理，由于中运的阻碍，就有了降之不下之纪。在六十年一甲子中，六气降之不下之纪，有乙丑、乙未、丙申、丙寅、丁卯、丁酉、丙辰、丙戌、癸巳、癸亥、甲子、甲午十二年。

一、丑未之岁，厥阴风木降之不下

1.气候、物候与病候

《素问·本病论》云："丑未之岁，厥阴降地，主窒地晶，胜而不前。又或遇少阴未退位，即厥阴未降下，金运以至中，金运承之，降之未下，抑之变郁，木欲降下，金承之，降而不下，苍埃远见，白气承之，风举埃昏，清燥行杀，霜露复下，肃杀布令。久而不降，抑之化郁，即作风燥相伏，暄而反清，草木萌动，杀霜乃下，蛰虫未见，惧清伤脏。"

"地晶"，金星之别名，西方金司之星。"丑未之岁，厥阴降地，主窒地晶，胜而不前"，意谓丑未之年，厥阴风木当从去岁子午年司天右间下降为今岁丑未年在泉左间，因遇到去岁子午年在地的金气(阳明燥金在泉)，木气受制而不能行进。

"又或遇少阴未退位，即厥阴未降下，金运以至中，金运承之，降之未下，抑之变郁，木欲降下，金承之，降而不下，苍埃远见，白气承之，风举埃昏，清燥行杀，霜露复下，肃杀布令。"意谓又或遇到上年子午岁气有余，司天少阴未退位，厥阴就无从下降，而乙丑、乙未年在中的金运已至，因金运下承，致降而不下，阻抑于中，久之变而成郁。由于木欲下降，金运相承，使它不能下降，青色的尘埃远见，白色之气相承接，风吹尘埃而天昏地暗,清凉秋燥行肃杀之令,霜和露复又下降,于是出现肃杀气候。大凡乙丑、乙未金运之年,必为厥阴风木降之不下之年。

"久而不降,抑之化郁,即作风燥相伏,暄而反清,草木萌动,杀霜乃下,蛰虫未见,惧清伤脏。"意谓丑未岁因木气久而不降,抑郁日久,就要化成燥气伏于风内,气候应该温暖而反见清冷,草木应该发芽生长,可是严霜又至,蛰虫也未见出现,人们亦惧怕清冷之气伤害内脏。

2.针刺之法

《素问·刺法论》云:"(丑未岁)木欲降而地晶窒抑之,降之郁发,散而可得位,降而郁发,暴如天间之待时也,降而不下,郁可速也,降可折其所胜也,当刺手太阴之所出,刺手阳明之所入。"降者自天而入于地,大凡旧岁司天之右间,必降为新岁在泉之左间,其有被郁不降而病者,可刺治先防。地晶,金星也。丑未岁,厥阴风木当由去岁司天之右间降为今岁地之左间,因旧岁阳明燥金在泉之气滞留,降不得入,则郁发为变,必得郁散,木乃得位。其为害同司天之间气应升不升一样,即应降不降,而很快郁滞形成疾病,当速刺之。木郁不降,肝胆受病,当治金之盛气,因肺与大肠属金,故刺手太阴之所出少商穴,刺一分,留三呼,气至急出之,又刺手阳明之所入曲池穴,刺五分,留七呼,气至急出之。

二、寅申之岁,少阴君火降之不下

1.气候、物候与病候

《素问·本病论》云:"寅申之岁,少阴降地,土窒地玄,胜之不入,又或遇丙申、丙寅,水运太过,先天而至,君火欲降,水运承之,降而不下,即彤云才见,黑气反生,暄暖如舒,寒常布雪,凛冽复作,天云惨凄,久而不降,伏之化郁,寒胜复热，赤风化疫。民病面赤、心烦、头痛、目眩也，赤气彰而温病欲作也。"

"地玄"，水星之别名。"寅申之岁，少阴降地，主窒地玄，胜之不入"，意谓寅申之年，少阴君火当从丑未年司天右间下降为寅申年在泉左间，若遇到去岁丑未年太阳寒水在泉，使火受水制而不能行进。

"又或遇丙申、丙寅，水运太过，先天而至，君火欲降，水运承之，降而不下，即彤云才见，黑气反生，暄暖如舒，寒常布雪，凛冽复作，天云惨凄。"意谓丙为阳水，或遇到丙申、丙寅之年，水运之气太过，先期而至，少阴君火要下降，逢到水运的相克，不能下降，火气方始出现，水气反而到来，本来气候温暖，可是却很寒冷，时常下雪，寒风凛冽，天云阴惨凄凉。大凡丙申、丙寅水运之年，必为少阴君火降之不下之年。

"久而不降，伏之化郁，寒胜复热，赤风化疫"，意谓寅申岁，少阴君火久伏而不降，则化为郁气，郁伏已久，一旦开通，寒到了极点，就复而生热，风火化成疫疠。

"民病面赤、心烦、头痛、目眩也，赤气彰而温病欲作也"，意谓寅申岁人们多病面赤、心烦、头痛、目眩等病，火气过分显露，是湿热病将要发生的征兆。

2.针刺之法

《素问·刺法论》云：（寅申岁）"火欲降而地玄窒抑之，降而不入，抑之郁发，散而可矣，当折其所胜，可散其郁，当刺足少阴之所出，刺足太阳之所入。""地玄"，水星也。寅申岁少阴君火当由去岁丑未年司天之右间降为今岁寅申年在泉之左间，辰戌岁少阳当降为新岁在泉之左间，而水盛窒之，故郁发为变，必散，当制水之盛。肾与膀胱在五行属水，故刺足少阴所出涌泉穴，刺三分，留三呼，气至而出之；刺足太阳所入之委中穴，刺五分，留七呼，气至急出之。

三、卯酉之岁，太阴湿土降之不下

1.气候、物候与病候

《素问·本病论》云："卯酉之岁，太阴降地，主窒地苍，胜之不入，又或少阳未退位者，即太阴未得降也。或木运以至，木运承之，降而不下，即黄云见而青霞彰，郁蒸作而大风，雾翳埃胜，折陨乃作。久而不降也，伏之化郁，天埃黄气，地布湿蒸。民病四肢不举，昏眩，肢节痛，腹满填臆。"

"地苍"，木星。"卯酉之岁，太阴降地，主窒地苍，胜之不入"，意谓卯酉之年，太阴湿土当从寅申年司天右间下降为卯酉年在泉左间，若遇到去岁寅申年在泉之气为厥阴风木，使土受木制而不能行进。

"又或少阳未退位者，即太阴未得降也。或木运以至，木运承之，降而不下，即黄云见而青霞彰，郁蒸作而大风，雾翳埃胜，折陨乃作。"全句意谓上年寅申年，岁气有余，故少阳相火未能退位，太阴不能下降；或者丁卯、丁酉年，中运木运相袭，欲降不下，于是黄云出现，青霞显露，郁滞成风，尘埃飞扬如雾，甚至折损树木。大凡丁卯、丁酉木运之年，必为太阴湿土降之不下之年。

"久而不降也，伏之化郁，天埃黄气，地布湿蒸。"如果太阴久久不得入地，郁伏既久，则天上有黄色之气弥漫，地下有湿气熏蒸。

"民病四肢不举，昏眩，肢节痛，腹满填臆"，意谓卯酉岁太阴不降，可出现肢不能举动、头目昏眩、肢节疼痛、胸腹胀满等病候。

2.针刺之法

《素问·刺法论》云：（卯酉岁）"土欲降而地苍窒抑之，降而不下，抑而郁发，散而可入，当折其胜，可散其郁，当刺足厥阴之所出，刺足少阳之所入。""地仓"，木星也。卯酉岁，太阴由去岁司天之右间当降为今岁在泉之左间，而木盛窒之，欲其郁发，当速刺之。土郁不降，则脾胃受病，故当折木之盛。肝胆在五行属木，故刺足厥阴之所出大敦穴，刺三分，留十呼，气至急出之；刺足少阳之所入阳陵泉，刺六分，留十呼，得气急出之。

四、辰戌之岁，少阳相火降之不下

1.气候、物候与病候

《素问·本病论》云："辰戌之岁，少阳降地，主窒地玄，胜之不入，又或遇水运太过，先天而至也，水运承之，降而不下，即彤云才见，黑气反生，暄暖欲生，冷气卒至，甚则冰雹也。久而不降，伏之化郁，冷气复热，赤风化疫。民病面赤、心烦、头痛、目眩也，赤气彰而热病欲作也。"

"地玄"，水星也。"辰戌之岁，少阳降地，主窒地玄，胜之不入。"意谓辰戌之年，少阳相火当从去岁卯酉年司天右间下降为今岁辰戌年在泉左间，若遇到在地的水气，即卯酉年在泉主气太阳寒水，则火受水制而不能行进。

"又或遇水运太过，先天而至也，水运承之，降而不下，即彤云才见，黑气反生，暄暖欲生，冷气卒至，甚则冰雹也。"意谓又或遇到水运太过，先交其气，水运相承，相火便不能入地，因此，彤云出现未久，水气反而到来，本来是要温暖的，可是冷气相加，甚至结成冰雹。大凡丙辰、丙戌水运之年，必为少阳相火降之不下之年。

"久而不降，伏之化郁，冷气复热，赤风化疫。民病面赤、心烦、头痛、目眩也，赤气彰而热病欲作也。"意谓辰戌岁，少阳相火久而不能下降，伏久必定郁化，冷气转为热气，火气化成疫疠。人们易患面赤、心烦、头痛、目眩等病。假如火气过分显著，热病就要发生了。

2.针刺之法

因少阴君火、少阳相火同气，"辰戌之岁，少阳降地"，"寅申之岁，少阴降地"，均为"地玄"抑之，火郁不降，均刺足少阴之所出涌泉穴、足少阳之所入委中穴，刺法同寅申之岁。

五、巳亥之岁，阳明燥金降之不下

1.气候、物候、病候

《素问·本病论》云："巳亥之岁，阳明降地，主窒地彤，胜而不入，又或遇太阳未退位，即阳明未得降，即火运以至之，火运承之不下，即天清而肃，赤气乃彰，暄热反作。民皆昏倦，夜卧不安，咽干引饮，懊热内烦，天清朝暮，暄还复作，久而不降，伏之化郁，天清薄寒，远生白气。民病掉眩，手足直而不仁，两胁作痛，满目晾晾。

"地彤"，司火之星。"巳亥之岁，阳明降地，主窒地彤，胜而不入。"意谓巳亥之年，阳明燥金当从去岁辰戌年司天右间下降为今岁巳亥之年在泉左间，若遇到本年在地的火气，金受火制（巳亥之年在泉之客气为少阳相火），则不能行进。

"又或遇太阳未退位，即阳明未得降；即火运以至之，火运承之不下，即天清而肃，赤气乃彰，暄热反作。""遇太阳"之太阳，原作"太阴"，"即阳明"之阳明，原作"少阳"，据《类经》改正。全句意谓上年辰戌之年，岁气有余，故遇到司天的太阳未退位，于是阳明无从下降，或遇中运火运之年，因火运的相乘，使金气不能下降入地，这时本应天清气爽，可是反而火气昭彰，炎热非常。大凡癸巳、癸亥火运之年，必为阳明燥金降之不下之年。

"民皆昏倦，夜卧不安，咽干引饮，懊热内烦，天清朝暮，暄还复作，久而不降，伏之化郁，天清薄寒，远生白气。"全句意谓巳亥之年，因阳明燥金之气不降，人们皆感昏倦，夜卧不能安宁，咽喉发干，口渴引饮，闷热，内心烦躁。本来应朝暮清凉，现在却暄暖。如果久不能降，则伏久将要郁化，那时天高气凉，金风飒飒，产生白气。

"民病掉眩，手足直而不仁，两胁作痛，满目䀮䀮"，此乃巳亥岁金气不降为致之病候，即人们易患眩晕，手足强直，麻木无知，两胁作痛，双目视物不清。

2.针刺之法

《素问·刺法论》云：（巳亥岁）"金欲降而地彤窒抑之，降而不下，抑之郁发，散而可入，当折其胜，可散其郁，当刺心包络所出，刺手少阳所入也。"意谓巳亥岁，阳明当由去岁司天之右间降为今岁在泉之左间，而逢巳亥年，火盛滞留，则郁发为变。金郁不降，则肺与大肠受病，当折火之盛。故刺心包络之出中冲穴，刺一分，留三呼，气至急出之；刺手少阳所入天井穴，刺一分，留十呼，气至急出之。

六、子午之岁，太阳寒水降之不下

1.气候、物候与病候

《素问·本病论》云："子午之年，太阳降地，主窒地阜胜之，降而不入。又或遇土运太过，先天而至，土运承之，降而不入，即天彰黑气，暝暗凄惨，才施黄埃而布湿，寒化令气，蒸湿复令。久而不降，伏之化郁。民病大厥，四肢重怠，阴痿少力。天布沉阴，蒸湿间作。"

"地阜"，司土之星。"子午之年，太阳降地，主窒地阜胜之，降而不入。"意谓子午之年，太阳寒水应从去岁巳亥年司天右间降为今岁子午年在泉左间，水畏土，若逢在地的土气，水受土制，以致太阳不能降而入地。

"又或遇土运太过，先天而至，土运承之，降而不入，即天彰黑气，暝暗凄惨，才施黄埃而布湿，寒化令气，蒸湿复令。"此乃子午岁，太阳寒水降之不下的气候和物候。子午年土运太过，先交其气，因土运相承，太阳不能入地，而致寒水气候布满天地之间，阴暗惨淡，忽然黄埃飞扬，湿气弥漫，本来要寒化的气候，现在却是湿气当令。大凡甲子、甲午土运之年，必为太阳寒水降之不下之年。

"久而不降，伏之化郁。民病大厥，四肢重怠，阴痿少力。天布沉阴，蒸湿间作。"意谓因太阳寒水久而不降，伏久化郁，人们患大厥，四肢重而倦怠，阴痿少力。天气阴沉，湿气蒸腾。

2.针刺之法

《素问·刺法论》云：（子午岁）"水欲降而地阜窒抑之，降而不下，抑之郁发，散而可入，当折其土，可散其郁，当刺足太阴之所出，刺足阳明之所入。"地阜，土星也。子午岁，太阳寒水当降为地之左间，而逢子午年，土盛滞留为郁，必散之而后方降。水郁不降，则肾与膀胱受病，故折土之盛，则水郁可散。当取足太阴之所出隐白穴，刺一分，留三呼，气至急出之；取足阳明之所入三里穴，刺五分，留十呼，气至急出之。

综上二节可知，若地支岁气相同可出现下述规律：辰戌之岁，一阴厥阴风木升之不前，必有一阳少阳相火降之不下；巳亥之岁，二阴少阳君火升之不前，必有二阳阳明燥金降之不下；子午之岁，三阴太阴湿土升之不前，必有三阳太阳寒水降之不下；丑未之岁，一阳少阳相火升之不前，必有一阴厥阴风木降之不下；寅申之岁，二阳阳明燥金升之不前，必有二阴少阴君火降之不下；卯酉之岁，三阳太阳寒水升之不前，必有三阴太阴湿土降之不下。但是，由于天干岁运的不同，即尽管岁气相同，而岁运不同，故具体年份当值，就不会在同一年里，若有升之不前之纪，就不会有降之不下之纪。

第二十六节　六气不迁正之纪

《素问·本病论》云："正司中位，是谓迁正位，司天不得其迁正者，即前司天，以过交司之日，即遇司天太过有余日也，即仍旧治天数，新司天未得迁正也。"意谓正司天地的中位，叫作迁正位，司天不得迁于正位的，是因为前一年的司天已过了新旧之交的大寒日，就是司天太过的余日，仍旧治理着天气，于是形成新司天不能迁正之纪。

一、巳亥之岁，厥阴不迁正

1.气候、物候与病候

《素问·本病论》云："厥阴不迁正，即风暄不时，花卉萎瘁。民病淋溲，目系转，转筋，喜怒，小便赤。风欲令而寒由不去，温暄不正，春正失时。"

"厥阴不迁正，即风暄不时，花卉萎瘁。"意谓前一年辰戌年太阳寒水司天太过，致今岁巳亥年厥阴风木不得迁居正位，于是风木温暖之气不能及时行令，而见花草枯槁之候。

"民病淋溲，目系转，转筋，喜怒，小便赤。"此言厥阴不迁正所致的病候。盖因木失其正，肝失疏泄，人们易患小便淋痛不利，肝阴失养，易患目系转，转筋，善于发怒，小便赤等病。

"风欲令而寒由不去，温暄不正，春正失时。"意谓今岁风木要行令，而去岁太阳寒水之寒气不去，因此气候温暖不正常，失去春天正常的状态。

2.针刺之法

《素问·刺法论》云："太阳复布，即厥阴不迁正，不迁正气寒于上,当泻足厥阴之所流。"上一年辰戌岁太阳寒水司天之后,今岁当巳亥岁厥阴风木继之。若旧岁寒水退位而复布,则今岁巳亥年之厥阴风木不得迁正,风化不行,木气郁塞于上,人病在肝,故当泻足厥阴经之所流。"所流",即荥穴行间。刺六分,留七呼,气至急出之。

二、子午之岁,少阴不迁正

1.气候、物候与病候

《素问·本病论》云:"少阴不迁正,即冷气不退,春冷后寒,暄暖不时。民病寒热,四肢烦痛,腰脊强直。木气虽有余,位不过于君火也。"

"少阴不迁正,即冷气不退,春冷后寒,暄暖不时。"意谓若上一年厥阴风木不退位,则今子午岁少阴君火不得迁居正位,君火不正,故冷气不退,春天先冷后寒,暖和气候不能及时而至。

"民病寒热,四肢烦痛,腰脊强直。"此言少阴不迁正之年的病候。盖因阳气不正,时多寒冷,故人们易患寒热,四肢烦痛,腰脊强直之病。

"木气虽有余,位不过于君火也。"意谓上一年厥阴之气,至本年初气之末,交于春分,则主客为火气,皆已得位,厥阴风木之气虽然太过,留恋在位不退,但终究不会超过君火当令之时。

2.针刺之法

《素问·刺法论》云:"厥阴复布,少阴不迁正,不迁正,即气塞于上,当刺心包络之所流。"意谓旧岁巳亥年司天之后,今岁子午年少阴继之,若风气退而复布,则子午少阴不得迁正,火化不行,热气郁塞于上,人病在心主,故当泻心包经之荥穴劳宫,刺三分,留六呼,气至急出之。

三、丑未之岁，太阴不迁正

1.气候、物候与病候

《素问·本病论》云："太阴不迁正，即云雨失令，万物枯焦，当生不发。民病手足肢节肿满，大腹水肿，填臆不食，飧泄胁满，四肢不举。雨化欲令，热犹治之，温煦于气，亢而不泽。"

"太阴不迁正，即云雨失令，万物枯焦，当生不发。"意谓今岁丑未年，若上一年子午岁少阴不退位，则太阴不得迁于正位，万物赖土以生，土气失正，故当生不发，云雨就不能及时，万物因而枯焦。

"民病手足肢节肿满，大腹水肿，填臆不食，飧泄胁满，四肢不举。"意谓太阴不迁正，则土气失和，脾经病也，人们易患手足肢节肿满，大腹水肿，心胸填胀，不欲饮食，泄泻，完谷不化，胁满，四肢不能举动等病。

"雨化欲令，热犹治之，温煦于气，亢而不泽。"意谓由于上一年君火有余，本当太阴湿土行令，而少阴君火不退，仍行热令，所以因湿化不行，而气候温暖，干旱无雨。

2.针刺之法

《素问·刺法论》云："少阴复布，太阴不迁正，不迁正即气留于上，当刺足太阴之所流。"旧岁子午年少阴司天之后，新岁丑未年太阴继之。若上一年司天君火太过有余，继该司布政令，则新岁丑未年太阴不得迁正，雨化不行，土气稽留于上，人病在脾，故当刺足太阴之荥穴大都，刺三分，留七呼，气至急出之。

四、寅申之岁，少阳不迁正

1.气候、物候与气候

《素问·本病论》云："少阳不迁正，即炎灼弗令，苗莠不荣，酷暑于秋，肃杀晚至，霜露不时。民病痎疟，骨热，心悸，惊骇，甚时血溢。"

"少阳不迁正，即炎灼弗令，苗莠不荣，酷暑于秋，肃杀晚至，霜露不时。"意谓因上年丑未岁太阴不退位，则今岁少阳不得迁入正位，相火失正，则炎热的气候不能行令，秧苗不能繁荣，酷暑见于秋天，肃杀之气晚至，霜露不能及时下降。

"民病痎疟，骨热，心悸，惊骇，甚时血溢。"意谓太阴湿土不退位，寅申之年人们易患疟疾，骨中发热，心悸，惊骇，甚则时见出血，此皆相火郁热之病。

2.针刺之法

《素问·刺法论》云："太阴复布，少阳不迁正，不迁正则气塞未通，当刺手少阳之所流。"上年丑未岁，太阴湿土司天之后，今年少阳相火继位。若上年太阴湿土之气太过有余，继续司布于上，则新岁寅申少阳不得迁正，火化不行，热气郁塞，人病在三焦。故当刺手少阳之流荥穴液门，刺二分，留三呼，气至急出之。

五、卯酉之岁，阳明不迁正

1.气候、物候与病候

《素问·本病论》云："阳明不迁正，则暑化于前，肃杀于后，草木反荣。民病寒热，鼽嚏，皮毛折，爪甲枯焦，甚则喘嗽息高，悲伤不乐。热化乃布，燥化未令，即清劲未行，肺金复病。"

"阳明不迁正，则暑化于前，肃杀于后，草木反荣。"意谓卯酉之年，若上年寅申岁少阳不退位，则阳明不得迁入正位，金为火制，故炎暑的气候先行，肃杀的气候后至，金令衰退，草木反见繁荣。

"民病寒热，鼽嚏，皮毛折，爪甲枯焦，甚则喘嗽息高，悲伤不乐。"意谓卯酉燥金不迁正，少阳相火灼金，肺经受病，故人们易患寒热，鼻流清涕，喷嚏，皮毛不华，爪甲枯焦，甚则气喘咳嗽，呼吸气粗，悲伤不乐等病。

"热化乃布，燥化未令，即清劲未行，肺金复病。"意谓卯酉阳明燥金不迁正，是因少阳相火不退位，阳明燥金清劲之气衰，故炎热气候仍旧布散，燥气未能行令，清肃的气候未来，肺金因而受病。

2.针刺之法

《素问·刺法论》云："少阳复布，则阳明不迁正，不迁正则气未通上，当刺手太阴之所流。"上年寅申岁少阳相火司天之后，今年阳明燥金继位，若上年少阳相火之气太过有余，继续司布于上，则新岁卯酉年阳明不得迁正，金化不行，燥气郁滞，人病在肺，当刺手太阴肺经之所流荥穴鱼际，刺二分，留三呼，得气急出之。

六、辰戌之岁，太阳不迁正

1.气候、物候与病候

《素问·本病论》云："太阳不迁正，即冬清反寒，易令于春，杀霜在前，寒冰于后，阳光复治，凛冽不作，雾云待时。民病温疠至，喉闭嗌干，烦躁而渴，喘息而有音也。寒化待燥，犹治天气，过失序，与民作灾。"

"太阳不迁正，即冬清反寒，易令于春，杀霜在前，寒冰于后，阳光复治，凛冽不作，雾云待时。"意谓辰戌年，若上年阳明燥金不退位，则今岁太阳不得迁入正位，水气衰退，以致冬时清肃寒冷的气候反见于春天，肃杀的霜露提前出现，寒冷坚冰凝结延迟，如果阳光重新行令，则凛冽的寒气不会发生，云雾待时而出现。

"民病温疠至，喉闭嗌干，烦躁而渴，喘息而有音也。"辰戌太阳寒水不迁正，是因阳明燥金不退位，水亏金燥，人们就会发生温病疫疠，喉闭嗌干，烦躁而渴，喘息有声。

"寒化待燥，犹治天气，过失序，与民作灾。"意谓辰戌岁不迁正，寒化须待燥去。即太阳寒水，要待到燥金之气去，才能司其气化之令，若燥气过期不去，时序失常，就要发生灾害。

2.针刺之法

《素问·刺法论》云："阳明复布，太阳不迁正，不迁正则复塞其气，当刺足少阴之所流。"旧岁卯酉阳明燥金司天之后，今岁辰戌太阳寒水继位。若上一年阳明燥金之气太过有余继续司布政令，则今岁辰戌之太阳不得迁正，加之上一年主气终气太阳寒水双重郁塞，水化不行，寒气复塞，人患病在肾，故当刺足少阴肾之所流荥穴然谷，刺二分，留三呼，气至急出之。

第二十七节　六气不退位之纪

《素问·本病论》云："所谓不退者，即天数未终，即天数有余，名曰复布政，故名曰再治天也。即天令如故，而不退位也。"所谓不退位，就是司天之数未终，即天数有余，名叫复布政，也有称之为再司天的，就是天令仍如过去，而不退位。

一、子午之岁，厥阴不退位

1.气候、物候与病候

《素问·本病论》云："厥阴不退位，即大风早举，时雨不降，湿令不化。民病温疫，疵废风生，皆肢节痛，头目痛，伏热内烦，咽喉干引饮。"

"疵废"，张景岳注云："疵，黑斑也。废，体偏废也。""厥阴不退位，即大风早举，时雨不降，湿令不化。"已亥年为厥阴风木之年，天数未终，余气仍在，于子午新岁，厥阴不退位，就会不时大风起，木盛制土，风胜湿，应该下雨的时候不下雨，湿令不能施化。

"民病温疫，疵废风生，皆肢节痛，头目痛，伏热内烦，咽喉干引饮。"意谓子午新岁，仍行旧岁厥阴风木之令，因风气有余，故为温疫、黑斑、肢体偏废等风病发生，一般多有肢节痛，头目痛，伏热内烦，咽喉发干，引饮。

2.针刺之法

《素问·刺法论》云："气过有余，复作布政，是名不退位也。使地气不得后化，新司天未得迁正，故复布化令如故也。"意谓旧岁司天之气太过而有余，继续司布政令，称为不退位。去岁在泉的地气也不能退居新岁的右间，新的司天未能迁正，所以去岁司天仍旧司布政令。

该篇又云:"巳亥之岁天数有余,故厥阴不退位也,风行于上,木化布天,当刺足厥阴之所入。"意谓巳亥年厥阴风木司天的气数有余,到子午年新岁厥阴风木仍不退位,风气仍行于上,布散旧岁木的生化之气,新岁之热化不行,反为灾害。旧气有余,非泻不除,旧邪退则新气行,故当刺旧岁之经,即刺足厥阴之所入合穴曲泉穴,刺六分,留七呼,气至急出之。

二、丑未之岁,少阴不退位

1.气候、物候与病候

《素问·本病论》云:"少阴不退位,即温生春冬,蛰虫早至,草木发生。民病膈热,咽干,血溢,惊骇,小便赤涩,丹瘤疹,疮疡留毒。"

"少阴不退位,即温生春冬,蛰虫早至,草木发生。"意谓旧年子午岁少阴不退位,君火再布,温热盛行,新年丑未岁温暖的气候发生于初春冬末,蛰伏的虫类提前活动,草木提前发芽生长。

"民病膈热,咽干,血溢,惊骇,小便赤涩,丹瘤疹,疮疡留毒。"意谓丑未新岁,仍行旧岁少阴君火之令,由于旧岁子午年君火应退不退,新年丑未岁人们易患膈热,咽干,惊骇,小便赤涩,丹瘤疹,疮疡留毒等病。

2.针刺之法

《素问·刺法论》云:"子午之岁,天数有余,故少阴不退位也,热行于上,火余化布天,当刺手厥阴之所入。"旧岁子午之年司天之数有余,而到了新岁丑未之年,少阴君火不退位,仍行子午之令,新岁雨化不行,热气仍行于上,布散有余的热气,故当泻旧岁之气,旧邪退则新气行,故刺手厥阴经之所入合穴曲泽,刺三分,留七呼,得气急出之。

三、寅申之岁，太阳不退位

1.气候、物候与病候

《素问·本病论》云："太阴不退位，而且寒暑不时，埃昏布作，湿令不去。民病四肢少力，食饮不下，泄注，淋满，足胫寒，阴痿，闭塞，失溺，小便数。"

"太阴不退位，而且寒暑不时，埃昏布作，湿令不去。"意谓旧岁丑未之年，太阴土气不退位，故于新岁寅申少阳相火之年，寒冷与暑热不时发生，尘埃昏蒙弥漫天空，太阴湿土之令不去。

"民病四肢少力，食饮不下，泄注，淋满，足胫寒，阴痿，闭塞，失溺，小便数。"意谓寅申新岁，仍行旧岁丑未湿土之气，土气不退，湿滞在脾，人们易患四肢少力，饮食不下，大便泄泻，小便淋沥，腹满，足胫寒冷，阴痿，大便不通，尿失禁，小便频数等病。

2.针刺之法

《素问·刺法论》云："丑未之岁，天数有余，故太阴不退位也，湿行于上，雨化布天，当刺足太阴之所入。"意谓旧岁丑未年气数有余，到了新岁寅申之年，太阴湿土不退位，火气不行，湿气仍行于上，布散雨湿气象，当泻旧气之邪，旧邪退而新气行，故刺足太阴脾经之所入合穴阴陵泉，刺五分，留七呼，气至急出之。

四、卯酉之岁，少阳不退位

1.气候、物候与病候

《素问·本病论》云："少阳不退位，即热生于春，暑乃后化，冬温不冻，流水不冰，蛰虫出见。民病少气，寒热更作，便血，上热，小腹坚满，小便赤沃，甚则血溢。"

"少阳不退位，即热生于春，暑乃后化，冬温不冻，流水不冰，蛰虫出见。"意谓上年寅申少阳相火不退位，今岁卯酉阳明燥金之年，炎热的天气就会出现在春天，暑热逗留不去，冬天温暖不寒，流水不能凝结成冰，蛰伏的虫类出现。

"民病少气，寒热更作，便血，上热，小腹坚满，小便赤沃，甚则血溢。"意谓卯酉新岁，仍行旧岁寅申相火之令，由于相火不退位，相火为病，卯酉年人们易患少气，寒热往来，便血，上部发热，小腹坚硬胀满，小便赤，甚则出血等病。

2.针刺之法

《素问·刺法论》云："寅申之岁，天数有余，故少阳不退位也，热行于上，火化布天，当刺手少阳之所入。"意谓旧岁寅申年司天气数有余，到了卯酉年新岁仍行寅申之政，即金化不行，热气仍行于上，布散火热气象，当泻旧岁火热之余邪而新气则行，故刺手少阳三焦经之所入合穴天井，刺三分，留七呼，气至急出之。

五、辰戌之岁，阳明不退位

1.气候、物候与病候

《素问·本病论》云："阳明不退位，即春生清冷，草木晚荣，寒热间作。民病呕吐，暴注，食饮不下，大便干燥，四肢不举，目瞑掉眩。"

"阳明不退位，即春生清冷，草木晚荣，寒热间作。"意谓辰戌之年，因旧岁卯酉燥金不退位，金气清凉，阳和不舒，寒热交作，故辰戌年之春天气候清冷，草木推迟繁荣，气候或寒或热，相间而发。

"民病呕吐，暴注，食饮不下，大便干燥，四肢不举，目瞑掉眩。"意谓辰戌新岁，仍行旧岁卯酉燥金之令，阳明燥金清肃之气，易致人们患呕吐，剧烈泄泻，或饮食不下，或大便干燥。

木受金克，肝筋为病，故四肢不能举动，头目眩晕振掉。

2.针刺之法

《素问·刺法论》云："卯酉之岁，天数有余，故阳明不退位也，金行于上，燥化布天，当刺手太阴之所入。"卯酉之年，司天气数有余，而到了辰戌之年，阳明燥金不退位，新岁寒化不行，金气仍行于上，布散燥金之气，当泻旧岁之余邪，则新岁之气方布。因肺在五行属金，故泻手太阴肺经之合穴尺泽，刺三分，留三呼，气至急出之。

六、巳亥之岁，太阳不退位

1.气候、物候与病候

《素问·本病论》原文脱佚。根据《素问·刺法论》的记载，巳亥新岁，仍行旧岁辰戌太阳寒水行令，太阳寒水不退位，寒气行于上，布散凛冽寒水气象。根据《素问·至真要大论》中"诸寒收引，皆属于肾""诸病水液，澄澈清冷，皆属于寒"之意，其病当与"寒"及"肾"有关。

2.针刺之法

《素问·刺法论》云："辰戌之岁，天数有余，故太阳不退位也，寒行于上，水化布天，当刺足少阴之所入。"意谓巳亥之年，太阳寒水不退位，仍行旧岁辰戌年之令，寒水之气布天，风化不行，当泻旧岁之余邪，新岁之气方布。肾在五行属水，故刺足少阴肾经之合穴阴谷，刺四分，留三呼，气至急出之。

以上二十四、二十五、二十六、二十七节讲之内容，及其后二十八节讲之内容，均出自《内经》遗篇《刺法》《本病》二篇。这两篇皆言疫疠之由及治。

第二十八节　天地失序化疫之纪

天地之气，若失守其位，就会发生大疫。太过之年会发生刚柔失守化疫之纪，而不及之年，就发生三虚化疫之纪。

一、刚柔失守化疫之纪

《素问》不见"疫"字，是因为《刺法》《本病》二篇遗落了。《素问·六元正纪大论》太阳司天之政初之气有"民乃厉"，厥阴司天之政终之气有"其病温厉"之记。"厉"同"疠"。大凡天气之病曰"疫"，地气之病曰"疠"。故疫以气言，疠以形言。现以《素问》遗篇之文讲一下五疫易发之年份及五疫之刺。

《素问·本病论》云："帝曰：余闻天地二甲子，十干十二支，上下经纬天地，数有迭移，失守其位，可得昭乎？岐伯曰：失之迭位者，谓虽得岁正，未得正位之司，即四时不节，即生大疫。""天地二甲子"，张介宾注云："天地二甲子，言刚正于上，则柔合于下，柔正于上，则刚合于下，如上甲则下己，上己则下甲。"此段经文表述了天地二甲子，十干与十二支，上下相合，经纬天地之气，其数有相互更移的，有失守其位的。若失却更移之正位，虽得当岁之正位，也不能得其司正位之气，就使四时失去节令变化，将会发生大疫了。《玄珠密语》说：阳年三十年，除去六年天刑，计有二十四个太过之年。天刑，为气克运，即庚子、庚午之年，君火刑金运，庚寅、庚申之年，相火刑金运，戊辰、戊戌之年，寒水刑火运，共计六年，无疫病发生。若不然的话，因为刚柔失守其位，虽是太过有余，亦当作为不及。于是就有了刚柔失守其位，"不相和奉"之年。

《素问·刺法论》云："黄帝问曰：刚柔二干，失守其位，使天运之气皆虚乎？与民为病，可得平乎？岐伯曰：深乎哉问！明其奥旨，天地迭移，三年化疫，是谓根之可见，必有逃门。"此处黄帝与岐伯之问对，表述了十干五运，分属阴阳，阳干气刚，甲、丙、戊、庚、壬也，阴干气柔，乙、丁、已、辛、癸，故云"刚柔二干"。刚干和柔干失守，必会给人造成疾病，要明白它的奥妙之所在，又必须通晓为何司天在泉之气逐年更迭迁移，三年左右就可造成时疫流行。如果能够懂得这里面的奥妙，就能找到它的根源，也就有了避免它的方法。故云："根之可见，必有逃门。"对此张景岳注云："根者，致病之本也。逃门，即治病之法。"于是就有了"刚柔二干，失守其位"，"三年化疫"之刺。

1.甲子阳年太过

（1）刚柔失守之义

《素问·本病论》云："假令甲子阳年，土运太窒，如癸亥天数有余者，年虽交得甲子，厥阴犹尚治天，地已迁正，阳明在泉，去岁少阳以作右间，即厥阴之地阳明，故不相和奉者也。癸巳相会，土运太过，虚反受木胜，故非太过也，何以言土运太过，况黄钟不应太窒，木即胜而金还复，金既复而少阴如至，即木胜如火而金复微，如此则甲己失守，后三年化成土疫，晚至丁卯，早至丙寅，土疫至也。大小善恶，推其天地，详乎太乙。又只如甲子年，如甲至子而合，应交司而治天，即下己卯未迁正，而戊寅少阳未退位者，亦甲己下有合也，即土运非太过，而木乃乘虚而胜土也，金次又行复胜之，即反邪化也。阴阳天地殊异尔，故其大小善恶，一如天地之法旨也。"此段经文表述了甲子年阳年，土运太过抑塞。若去岁癸亥年司天之数有余，年虽已交得今年甲子，可是去年司天厥阴尚未退位，故云"窒"。今年在泉的阳明已经迁正，去年在泉之少阳已退作在泉右间，即去年的厥阴仍在司天的位置，今年在泉之阳明已迁正，上下不能相合，故云"不相奉和",即上癸下己不相和。癸己相会,虽是土运太过,但其气已虚,反受木克,所以就不是太过了。六律的黄钟为太宫之律,不应太窒,木既胜上,则土之子金必来报复,金既来报复而少阴司天忽至,则木反助火克金,故金的报复力必微,如此则甲己失守,甲己化土,故其后三年化成土疫。迟至丁卯年,早至丙寅年,土疫就要发生。其大小轻重和预后良恶,就要察看当年司天在泉之气的盛衰和北极星所指的月令了。又如甲子年,在上的甲与子合,本应占据司天之位,但在下阳明己卯未能迁正在泉,去年戊寅的少阳未退位,也就形成了甲己在下的戊寅相合,土运就不是太过,而木乃乘虚克土,金又行复胜,即反成病邪。在上的司天与在下的在泉,阴阳属性不同,所以产生的疬的大小与善恶,和司天在泉的变化是一样的。故土疫、土疬,即后世所谓之湿温类疾病。

综上所述,可形成"土疫"之年的计有甲子、甲戌、甲申、甲午、甲辰、甲寅六年。另,可形成"土疬"之年,尚有甲子年。

(2)土疫之刺

《素问·刺法论》云:"假令甲子刚柔失守,刚未正,柔孤而有亏,时序不令,即音律非从,如此三年,变大疫也。详其微甚,察其浅深,欲至而可刺。刺之当先补肾俞,次三日,可刺足太阴之所注。又有下位己卯不至,而甲子孤立者,次三年作土疬,其法补泻,一如甲子同法也。其刺以毕,又不需夜行及远行,令七日洁,清净斋戒,所有自来。肾有久病者,可以寅时面向南,净神不乱思,闭气不息七遍,以引颈咽气顺之,如咽甚硬物,如此七遍后,饵舌下津令无数。"甲与己属土运,子与午属少阴君火司天。凡少阴司天,必阳明在泉。阳明属卯酉,而与土相配,则己卯为甲子年在泉之化,所以上甲则下己,上刚则下柔。甲与己合,皆土运也。子午则少阴司天,必阳明在泉,故上甲下己，上刚下柔，此天地之合，气化之常也。假如甲子司天之年刚柔失守，司天之气未能迁正，在泉之气便孤立而空虚，四时气候不按节令到来，如音律不能相应一样，这样土气被抑，在三年左右，就要变为土疫。审察它程度的微甚浅深，当它将要发生之前，可以针刺预防，刺法应先补膀胱经的肾俞。盖因肾俞为足太阳膀胱经之穴，土疫将至，恐伤水脏，故当先补肾俞。隔三天再刺足太阴经之所注太白穴。盖因太白为足太阴经所注为输，又为脾经之原穴。土郁之甚，故刺此以泄土气。又有在泉之气已卯不能迁正，而司天甲子孤立的，在三年左右可发生土疠，补泻的方法，同甲子司天失守一样。刺完之后，不能夜行和运行，七日之内，务须洁净，精神清净，素食斋戒，使疫疠之邪不致乘虚而来。凡是原来久患肾病的人可以在寅时，面对南方，集中思想，消除杂念，闭住气息，连做七次伸颈，用力咽气，像咽很硬的东西一样，这样七遍之后，再把舌下津液咽下去，不拘其数。

2.丙寅阳年太过

（1）刚柔失守之义

《素问·本病论》云："假令丙寅阳年太过，如乙丑天数有余者，虽交得丙寅，太阴尚治天也，地已迁正，厥阴司地，去岁太阳以作右间，即天太阴而地厥阴，故地不奉天化也。乙辛相会，水运太虚，反受土胜，故非太过，即太簇之管，太羽不应，土胜而雨化，木复即风，此者丙辛失守其会，后三年化成水疫，晚至己巳，早至戊辰，甚即速，微即徐，水疫至也。大小善恶，推其天地数及太乙游宫。又只如丙寅年，丙至寅且合，应交司而治天，即辛巳未得迁正，而庚辰太阳未退位者，亦丙辛不合德也，即水运亦小虚而小胜，或有复，后三年化疠，名曰水疠，其状如水疫。治法如前。"丙寅岁是阳年，属太过。若去岁乙丑年司天之数有余，今年虽交得丙寅，而去年司天之太阴尚未退位。今年在泉的厥阴风木已经迁正，去年在泉之太阳已经退位而作地之右间，形成去年的在泉太阳为今年的在泉厥阴的局面，所以地下不能承奉天令所化，故云"地不奉天"。如上乙下辛相会，水运太虚，反受土克，故不得算阳土太过。十二律对应十二支，阳支寅对应阳律太簇，太羽为水运，如果太簇与太羽音律不能相应，土胜而雨化，木来相应则化为风，此是丙辛失守其会，丙辛化水，后三年化成水疫。迟到己巳年，早到戊辰年，甚者其至速，微者其至迟，水疫就要发生。其大小与善恶，要根据司天在泉的气数及北斗所指的月令来推算。又如丙寅年，为阳干丙与阴支寅相合，少阳应作司天，即辛巳厥阴未得迁正在泉，庚辰太阳未得退位，那么上位司天之丙不能得下位在泉之辛，使水运小虚而有小胜小复，以后三年化为疫疠，名为水疠，病状如水疫。治法同前。故水疫、水疠，即后世所称之寒疫之类。

综上所述，可形成"水疫"年份，计有丙寅、丙子、丙戌、丙申、丙午、丙辰六年。另，可形成"水疠"之年，尚有丙寅年。

（2）水疫之刺

《素问·刺法论》云："假令丙寅刚柔失守，上刚干失守，下柔不可独主之，中水运非太过，不可执法而定之。布天有余，而失守上正，天地不合，即律吕音异，如此即天运失序，后三年变疫。详其微甚，差有大小，徐至即后三年，至甚即首三年，当先补心俞，次五日，可刺肾之所入。又有下位地甲子，辛巳柔不附刚，亦名失守，即地运皆虚，后三年变水疠，即刺法皆如此矣。其刺如毕，慎其大喜欲情于中，如不忌，即其气复散也，令静七日，心欲实，令少思。"丙与辛合，皆水运也。寅申年少阳司天，必厥阴在泉，厥阴属巳亥而配于水运，则辛巳为在泉之化，故上丙下辛，丙刚辛柔，一有不正，皆失守矣。假如丙寅司天之年刚柔失守，司天之气未能迁正，在泉之气亦不能独主其令，丙年虽属水运太过，但上下失守，就不是太过了，不能机械地以太过论之，阳年司天虽属有余，但刚柔失守而不能迁正，上下就不能相合，正如律吕不相协调而其音各异，这样自然界气候就不正常，其后三年左右，就要发生水疫。详细审察它程度的微甚和差异的大小，徐缓的可在三年后发生疾病，严重的不到三年就发生疾病，应当先补膀胱经的心俞。盖因心俞为足太阳膀胱之穴，又为心经之俞穴。水邪之至，恐伤火脏，故当先补心俞以固其本。隔五天，再刺足少阴肾经之所入合穴阴谷，水邪之至，当刺此穴以泻其气。又有在泉之气辛巳不能随着司天而迁正，也叫失守，就使在泉之气与运气都虚，三年以后变成水疠，刺法也同丙寅失守一样。刺过以后，当避免过分喜悦等心情的干扰，如果不谨慎预防，就会使心气仍旧耗散，要令其安静的休养七天，心要踏实，避免空想思虑。

3. 庚辰阳年太过

（1）刚柔失守之义

《素问·本病论》云："假令庚辰阳年太过，如己卯天数有余者，虽交得庚辰年也，阳明犹尚治天，地已迁正，太阴司地，去岁少阴以作右间，即天阳明而地太阴也，故地不奉天也。乙巳相会，金运太虚，反受火胜，故非太过也，即姑洗之管，太商不应，火胜热化，水复寒刑，此乙庚失守，其后三年化成金疫也，速至壬午，徐至癸未，金疫至也。大小善恶，推本年天数及太乙也。又如庚辰，如庚至辰，且应交司而治天，即下乙未得迁正者，即地甲午少阴未退位者，且乙庚不合德也，即下乙未柔干失刚，亦金运小虚也，有小胜或无复，且三年化疠，名曰金疠，其状如金疫也。治法如前。"譬如今岁为庚辰太阳寒水之年，是阳年太过，若去岁己卯司天之数有余，则不退位，今年虽交得庚辰，阳明还在司天，下面的太阴已经迁正在泉，去年在泉之己卯少阴退位，已作地之右间，就成为司天阳明而太阴在泉的格局，所以司地不能承奉天令所化，故云"地不奉天也"。上己下乙相会，金运太虚，反受火克，故不得算阳土太过。姑洗为阳律火运，太商为金运，如是姑洗与太商不能相应，火胜水复，气候当先热后寒，此是乙庚失守，其后三年当化成金疫，快的至壬午年，慢的至癸未年，金疫就要发生。至其病的大小与善恶，要根据本年司天在泉的气数及北斗所指之月令而定。又如庚辰应时迁正司天，而下乙未得迁正在泉，去年甲午少阴未得退位，那么上位司天孤立，不能合德，即在下乙未柔干不能合刚，亦金运稍衰，有小胜或无复，后三年化成疠，名为金疠，其症状与金疫相似。治法同前。

综上所述，可形成金疫的年份，计有庚辰、庚戌二年。另，庚辰年可形成"水疠"。

（2）金疫之刺

《素问·刺法论》云："假令庚辰刚柔失守，上位失守，下位无合，乙庚金运，故非相招，布天未退，中运胜来，上下相错，谓之失守，姑洗林钟，商音不应也。如此则天运化易，三年变大疫。详其天数，差有微甚。微即微，三年至，甚即甚，三年至。当先补肝俞，次三日，可刺肺之所行。刺毕，可静神七日，慎勿大怒，怒必真气却散之。又或在下地甲子乙未失守者，即乙柔干，即上庚独治之，亦名失守者，即天运孤主之，三年变疠，名曰金疠，其至待时也。详其地数之等差，亦推其微甚，可知迟速尔。诸位乙庚失守，刺法同，肝欲平，即勿怒。"乙庚皆金运也。辰戌年太阳司天，太阴在泉，太阴属丑未配于金运，则乙未为在泉之化。庚刚乙柔，故一有不正，则失守矣。庚戌、乙丑，其气皆同。假如庚辰司天之气失守，在泉之气无以相合，上下不相呼应，上年司天的阳明燥金未退，在泉之火胜今年中运之金，上下胜复相错，使太商阳律之姑洗与少商阴吕之林钟不能相应，这样天运变化失常，三年左右变为大疫。审察其天运的变化规律和相差程度的微甚，凡相差微疫情也微，程度甚疫情也甚，总在三年左右发生，应当先补膀胱经的肝俞。肝俞为足太阳经之穴，又为肝之俞穴，金邪之至，恐伤木脏，故先补之。隔三天，可刺肺经的经渠穴。经渠穴，手太阴肺经之经穴，金邪之至，故当刺其所行，以泻金气。刺过以后，要保持精神宁静七天，切勿大怒，如果发怒，真气必然耗散而虚乏。又或在泉之气乙未不能迁正，即乙未失守，上位庚辰独自司天，也叫失守，三年左右，就会有疠病的发生，叫作金疠。审察在泉之气变化规律的差异，推断疠气的微甚，可以知道发病的迟速。凡是乙庚之年上下失守的，刺法都相同。肝喜欢平和，勿要发怒。

4.壬午阳年太过

（1）刚柔失守之义

《素问·本病论》云："假令壬午阳年太过，如辛巳天数有余者，虽交得壬午年也，厥阴犹尚治天，地已迁正，阳明在泉，去岁丙申少阳以作右间，即天厥阴而地阳明，故地不奉天者也。丁辛相合会，木运太虚，反受金胜，故非太过也。即蕤宾之管，太角不应，金行燥胜，火化热复，甚即速，微即徐。疫至大小善恶，推疫至之年天数及太乙。又只如壬至午，且应交司而治之，即下丁酉未得迁正者，即地下丙申少阳未得退位者，见丁壬不合德也，即丁柔干失刚，亦木运小虚也，有小胜小复，后三年化疠，名曰木疠，其状如风疫也。治法如前。"譬如今岁壬午年是阳年太过，若去岁辛巳司天之数有余，今虽交得壬午，但去岁厥阴尚在司天，下面的阳明已迁正在泉，去年在泉之丙申少阳已作地之右间，壬午年成为司天厥阴而司地阳明之纪。壬午年，丁卯阳明迁正在泉，以辛巳之天，临壬午之地，所以地不能承奉天令所化。辛不退，壬不正，丁不合壬而会辛，木运失守，金必胜之，上辛下丁相会合，木运太虚，反受金克，故不得算阳土太过。蕤宾阳律属午，蕤宾与木运太角不能相应，所以金行燥令之胜，火化热气之复，其后化成木疫，严重的其很快，轻微的其很慢。疫至大小与善恶，当看疫至之年的天数与北斗所指的月令。
又只如壬午年应时迁正司天，而下位丁酉未得迁正在泉，去年在
泉之丙申少阳未得退位，那么上位司天孤立，上下不能合德，这
就是丁柔干不能合刚，木运亦小虚，有小胜，同时也有小复，其
后三年化成疠病，名为木疠。病状如风疫。木疠、木疫、风疫，
即后世风温之类，治法同前。

综上所述，可形成"木疫"的年份，计有壬午、壬申、壬
辰、壬寅、壬子、壬戌六年。另，壬午年可形成"木疠"之年，
尚有壬午年。

（2）木疫之刺

《素问·刺法论》云："假令壬午刚柔失守，上壬未迁正，
下丁独然，即虽阳年，亏及不同，上下失守，相招其有期，差之
微甚，各有其数也，律吕二角，失而不和，同音有日，微甚如
见，三年大疫。当刺脾之俞，次三日，可刺肝之所出也。刺毕，
静神七日，勿大醉歌乐，其气复散，又勿饱食，勿食生物，欲令
脾实，气无滞饱，无久坐，食无太酸，无食一切生物，宜甘宜
淡。又或地下甲子、丁酉失守其位，未得中司，即气不当位，下
不与壬奉合者，亦名失守，非名合德，故柔不附刚，即地运不
合，三年变疠，其刺法亦如木疫之法。"丁壬皆木运也。子午年
少阴司天，如阳明在泉，以阳明配合木运，则丁卯、丁酉为在泉
之化。刚柔不正，则皆失守矣。譬如壬午司天之年刚柔失守，属
壬之司天不能迁正，属丁之在泉单独迁正，那末虽然是阳年，而
不能用阳年为太过、阴年为不及的规律来衡量，上位下位失守，
总会有相应的时候，但由于差异的微甚，各有一定之数，太角的
阳律和少角的阴律相失而不和，待上下得位之时，则律吕之音相
同有日，根据其微甚，三年左右要有大疫流行，应当先刺膀胱经

的脾俞穴补之。脾俞，为足太阳膀胱经之穴，又为脾脏之俞穴，
木疫之至，恐伤土脏，当先补脾之俞穴。隔三天，可再刺足厥阴
肝经之所出大敦穴。大敦穴，为肝经所出，即井穴，木邪所至，
故刺其所出，以泻木气。刺过之后，保持精神宁静七天，不能大
醉或高歌取乐，否则能使正气进一步耗散，又不能吃得太饱，不
能吃生东西，要使脾气充实健全，不致气机郁滞，不能久坐，不
要吃过酸的东西，要吃甘淡的食物。又或在泉之气甲子、丁酉
失守，未能迁正，就使运气不当位，在泉之气不能同司天之气相
合，也叫失守，不能成为合德，因柔刚不相应，三年左右变为疬
病。刺法与壬午司天失守预防木疫一样。

5.戊申阳年太过

（1）刚柔失守之义

《素问·本病论》云："假令戊申阳年太过，如丁未天数太
过者，虽交得戊申年也，太阴犹尚司天，地已迁正，厥阴在泉，
去岁壬戌太阳以退位作右间，即天丁未，地癸亥，故地不奉天化
也。丁癸相会，火运太虚，反受水胜，故非太过也，即夷则之
管，上太徵不应，此戊癸失守其会，后三年化疫也，速至庚戌，
大小善恶，推疫至之年天数及太乙。又只如戊申，如戊至申，且
应交司治天，即下癸亥未得迁正者，即地下壬戌太阳未退位者，
见戊癸未合德也，即下癸柔干失刚，见火运小虚，有小胜或无
复也，后三年化疬，名曰火疬也。治法如前，治之法可寒之泄
之。"戊申年是阳年火运太过，若去岁丁未年司天之数有余，今
年虽交戊申，去岁太阴犹尚司天，下面的厥阴已迁正在泉，去年
在泉之壬戌太阴，已退位作地之右间，就成为司天丁未，司地癸
亥，所以地不能承奉天令所化。上丁下癸相会，火运太虚，反受

水克，故不得算作阳土太过。夷则为阳律申，如夷则与太徵不能相应，此时戊癸失守其会，后三年之辛亥岁将化为疫病，快的发在庚戌年。其疫大小与善恶，要看疫至之年的天数和北斗所指的月令。又如戊申应时迁正司天，而下面癸亥未得迁正在泉，壬戌太阳未得退位，那么上位司天孤立，不能与在泉合德，这是下癸柔干不能合刚，火运稍衰，或有小胜，或无复，其后三年化而为病病，名为火疠。火疫、火疠，乃火气为疫，即后世温疫热病之类。治法同前，治疗的方法可用寒法泄法。

综上所述，可形成"火疫"的年份，计有戊申、戊寅、戊子、戊午四年。另，戊申年可形成"火疠"。

（2）火疫之刺

《素问·刺法论》云："假令戊申刚柔失守，戊癸虽火运，阳年不太过也，上失其刚，柔地独主，其气不正，故有邪干，迭移其位，差有浅深，欲至将合，音律先同，如此天运失时，三年之中，火疫至矣。当刺肺之俞。刺毕，静神七日，勿大悲伤也，悲伤即肺动，而其气复散也。人欲实肺者，要在息气也。又或地下甲子、癸亥失守者，即柔失守位也，即上失其刚也，即亦名戊癸不相合德者也，即运与地虚，后三年变疠，即名火疠。"戊癸岁皆火运之年，寅申必少阳司天之年，以厥阴配火运，于是戊申之刚在上，癸亥之柔在下，一有不正，则失守矣。假如戊申司天之年刚柔失守，虽然戊癸年是火运阳年，若刚柔失守，那么阳年也不属太过了，司天刚干失守，在泉柔干独主，气候不正常，因此有致病邪气干扰，司天在泉之气更迭变移，相差的程度有浅有深，等到刚柔将合的时候，阳律与阴律必先应而同，如此天运失去正常时位，三年之内火疫要发生，应先刺膀胱经的肺俞穴。肺俞，足太阳膀胱经之穴，又为肺脏之俞穴，火疫所至，恐伤肺金之脏，故当先补之。刺过之后，保持精神宁静七天，不要太悲伤，悲伤就要动乱肺气，而真气进一步耗散。要想使肺健实，关键在于调息养气。又或在泉之气甲子、癸亥失守，就是柔干失守不能迁正，就使在泉之气不能上合司天之气，也就称为戊癸不相合德，使运气与在泉之气空虚，三年后变为疫疬，就叫作"火疫"。

综上所述，以五行来分立五年，以说明刚柔失守而致五疫或五疬，并确定针刺之法，故《素问·刺法论》云："是故立地五年，以明失守，以穷法刺，于是疫之与疬，即是上下刚柔之名也，穷归一体也，即刺疫法，只有五法，即总其诸位失守，故只归五行而统之也。"

"五疫之刺"时日，《素问》未明示，验诸临床，多以大寒日及三九日，或大暑日及三伏日。"土疫之刺"，计有甲子、甲戌、甲申、甲午、甲辰、甲寅六年；"水疫之刺"，计有丙寅、丙子、丙戌、丙申、丙午、丙辰六年；"金疫之刺"，有庚辰、庚戌二年；"木疫之刺"，有壬午、壬申、壬辰、壬寅、壬子、壬戌六年；"火疫之刺"，有戊申、戊寅、戊子、戊午四年。故《玄珠密语》云："阳年三十年，除六年天刑，计有太过二十四年，除此六年，皆作太过之用。"其治，大凡"化疫之年"交大寒日行各自刺法，而甲子、丙寅、庚辰、壬午、戊申五年于大暑之日行各自刺法。"五疫之刺"，可防"四时不节，即生大疫"，为"治未病"之用。验诸临床，尝可于"五疫"易发之年，行"五疫之刺"。

对于"五疫之至，皆相染易"，《素问·刺法论》有如下的记载，以供参考："黄帝曰：余闻五疫之至，皆相染易，无问大小，病状相似，不施救疗，如何可得不相移易者？岐伯曰：不相染者，正气存内，邪不可干，避其毒气，天牝从来，复得其往，气出于脑，即不邪干。气出于脑，即室先想心如日。欲将入于疫室，先想青气自肝而出，左行于东，化作林木；次想白气自肺而出，右行于西，化作戈甲；次想赤气自心而出，南行于上，化作焰明；次想黑气自肾而出，北行于下，化作水；次想黄气自脾而出，存于中央，化作土。五气护身之毕，以想头上如北斗之煌煌，然后可入于疫室。又一法，于春分之日，日未出而吐之。又一法，于雨水日后，三浴以药泄汗。又一法，小金丹方：辰砂二两，水磨雄黄一两，叶子雌黄一两，紫金半两，同入合中，外固，了地一尺筑地实，不用炉，不须药制，用火二十斤煅之也，七日终，候冷七日取，次日出合子，埋药地中，七日取出，顺日研之三日，炼白沙蜜为丸，如梧桐子大。每日望东吸日华气一口，冰水一下丸，和气咽之。服十粒，无疫干也。"说明"不相染"，皆因"正气存内，邪不可干"。"如何可得不相移易者？"本篇介绍了几种调息纳气及服丹药之法。

二、三虚化疫之纪

以上讲述了太过之年，因"刚柔二干，失守其位"，而有"天地迭移，三年化疫"之致病规律，并介绍了五疫之刺法。以下要讲述的是不及之年，因天气虚，人气虚，"神失守位"，因"三虚"而发五疫，及其相应之治法。

《素问·本病论》云："黄帝曰：人气不足，天气如虚，人神失守，神光不聚，邪鬼干人，致有夭亡，可得闻乎？岐伯曰：人之五脏，一脏不足，又会天虚，感邪之至也。""邪鬼干人"，即疫邪伤人。人体正气不足，又值五运不及之年，天气也不正常，精神不振，阳神不聚，即人气、天气与人神三虚而发疫病。大凡气克运，为天刑之年，无疫病发生。故三十年运不及之年，除丁卯、丁酉、己巳、己亥、辛未、辛丑六年天刑之年，尚有二十四年可发疫病。同时《素问·刺法论》尝有"人虚即神游失守位，使鬼神外干，是致夭亡，何以全真？愿闻刺法"之问，继有"谓神移失守，虽在其体，然不致死，或有邪干，故令夭寿"之对。

1.少阴、少阳司天，遇火不及之岁

（1）水疫之邪致病：《素问·本病论》云："人忧愁思虑即伤心，又或遇少阴司天，天数不及，太阴作接间至，即谓天虚也，此即人气天气同虚也。又遇惊而夺精，汗出于心，因而三虚，神明失守。心为君主之官，神明出焉，神失守位，即神游上丹田，在帝太乙帝君泥丸宫下。神既失守，神光不聚，却遇火不及之岁，有黑尸鬼见之，令人暴亡。""上丹田"，张介宾认为即髓海。"帝太乙君"，即脑神。"泥丸宫"，即脑室，乃脑神所居之地。"鬼"，指疫邪。"尸鬼"，指得病死亡后，其邪能传染他人。"黑尸鬼"，指水疫之邪。"黑尸鬼见"，水胜火也。此段经文说明了人过度忧愁思虑，就会损伤心脏。若遇到少阴司天之年，天数不及，太阴尚在左间，人气和天气俱虚，如果再遇到惊吓而伤心精，便成为三虚，而神明失藏。"心为君主之官，神明出焉"，神失守位，又遇到了火运不及之年，则水疫之邪致病，会使人猝然死亡。大凡少阴、少阳司天之年，又遇火运不及之岁，寒气大行伤心，而发水疫者计有：庚午年少阴君火司天，壬申年少阳相火司天，遇癸酉年火运不及之岁；壬午年少阴君火司天，戊寅年少阳相火司天，遇癸未年火运不及之岁；戊子少阴君火司天，庚寅年少阳相火司天，遇癸巳年火运不及之岁；庚子年少阴君火司天，壬寅年少阳相火司天，遇癸卯年火运不及之岁；壬子年少阴君火司天，戊申年少阳相火司天，遇癸丑年火运不及之岁；戊午年少阴君火司天，庚申年少阳相火司天，遇癸亥年火运不及之岁。故癸酉、癸未、癸巳、癸卯、癸丑、癸亥为水疫发病之年。

（2）水疫伤心之刺：水疫之邪致病，关键是火虚水乘伤心，故水疫之刺虚者当补之，而有阳池、心俞之刺。

《素问·刺法论》云："人病心虚，又遇君相二火司天失守，感而三虚，遇火不及，黑尸鬼犯之，令人暴亡，可刺手少阳之所

过，复刺心俞。"此论表述了素病心虚弱者，又遇到君火或相火司天失守，再感受外邪，便成三虚，遇到火运不及的年份，水邪侵犯，形成水疫，使人猝死。先刺手少阳经的原穴阳池。原穴均与三焦有密切关系，三焦为原气之别使，可和内调外，宣上导下，促进五脏六腑的生理活动，针刺原穴，能枢转气机，通达三焦原气，以调整人体内脏功能。故《灵枢》有"五脏有疾，取之十二原"之论。阳池穴为手少阳三焦经之原穴，故宜取之，以补少阳相火之不足。再刺膀胱经的心俞穴。俞穴是脏腑经气输注于背部的输穴，故五脏有疾，多取背部的特定俞穴。心俞为心气所输、所注之处，有疏通心络、调补气血、养心安神、宁心定志之功，故为心气虚，心血不足，人神失守必取之穴，以补少阴君火之不足。

2.太阴司天，遇土不及之岁

（1）木疫之邪致病：《素问·本病论》云："人饮食劳倦即伤脾，又或遇太阴司天，天数不及，即少阳作接间至，即谓之虚也，此即人气虚而天气虚也。又遇饮食饱甚，汗出于胃，醉饱行房，汗出于脾，因而三虚，脾神失守。脾为谏议之官，知周出焉。神既失守，神光失位而不聚也，却遇土不及之年，或己年或甲年失守，或太阴天虚，青尸鬼见之，令人卒亡。""青尸鬼"，指木疫之邪。"青尸鬼见"，木胜土也。人饮食不节，过度劳累，则损伤脾脏，又遇到了太阴司天，天数不足，少阳作接间至，这叫作虚，即人气虚天气也虚。又因饮食过饱，伤胃出汗，或者酒醉行房，伤脾出汗，因而形成三虚，以致脾神失藏。"脾为谏议之官，知周出焉"，脾神既失其位，精神不振，又遇岁土不及的年份，或逢己年或甲年失守，或太阴司天天数不足，便有木疫之邪为病，使人猝然死亡。如1985年为乙丑岁，太阴湿土司天，遇1989年为己巳岁，土运不及，易发木疫。大凡太阴司天之年，又遇到土运不及之岁，风气大行伤脾，而发木疫者计有：乙丑年太阴司天，又遇己巳年土运不及之岁；丁丑岁太阴司天，又遇己卯年土运不及之岁；己丑年太阴司天，又为当年土运不及之岁；乙未年太阴司天，又遇己亥年土运不及之岁；丁未年太阴司天，又遇己酉年土运不及之岁；己未年太阴司天，又遇当年土运不及之岁。因己巳、己亥两年，气克运为天刑之年，无疫病发生，故己卯、己丑、己酉、己未年为木疫致病之年。

（2）木疫伤脾之刺：木疫之邪致病，关键是土虚木乘伤脾，故木疫之刺，虚者当补之，而有冲阳、脾俞之刺。

《素问·刺法论》云："人脾病，又遇太阴司天失守，感而三虚，又遇土不及，青尸鬼邪犯之于人，令人暴亡，可刺足阳明之所过，复刺脾之俞。"此论表述了素有脾病之人，又遇到太阴湿土司天失守，再感受外邪，便成三虚，又遇土运不及的年份，风邪侵犯，形成木疫，使人猝死。先刺足阳明经的原穴冲阳，以补后天气血生化之源。再刺膀胱经的脾俞穴。脾俞为脾气所输、所注之处，具补脾阳、益气血、助运化、除脾湿、敛脾精、化浊音之功，为治"人饮食劳倦伤脾""人气虚而天气虚""脾神失守"必用之穴。

3.太阳司天，遇水不及之岁

（1）土疫之邪致病：《素问·本病论》云："人久坐湿地，强力入水即伤肾。肾为作强之官，伎巧出焉。因而三虚，肾神失守，神志失位，神光不聚，却遇水不及之年，或辛不会符，或丙年失守，或太阳司天虚，有黄尸鬼至，见之令人暴亡。""黄尸鬼"，指土疫之邪。"黄尸鬼见"，土胜水也。人久居潮湿的地方，或者先强用体力，然后又感受水湿，就会伤肾。又遇到太阳寒水司天，厥阴尚为左间，若太阳不足，则厥阴作接间至，此属天虚。由于"肾为作强之官，伎巧出焉"，今有三虚，肾神失藏，精衰志失，精神不振，却遇到水运不及之年，或者辛不会合，或者逢丙年失守，或者太阳司天不及，就有土疫之邪致病，使人猝然死亡。如1988年为戊辰岁，太阳寒水司天，遇1991年辛未岁水运不及，易发土疫。大凡太阳司天之年，又遇到水运不及之岁，雨湿流行伤肾，而发土疫者计有：戊辰年太阳司天，又遇辛未年水运不及之岁；庚辰年太阳司天，又遇辛巳年水运不及之岁；丙戌年太阳司天，又遇辛卯年水运不及之岁；戊戌年太阳司天，又遇辛丑年水运不及之岁；庚戌年太阳司天，又遇辛亥年水运不及之岁；丙辰年太阳司天，又遇辛酉年水运不及之岁。因辛未、辛丑两年，为气克运天刑之年，无疫病发生，故辛未、辛卯、辛亥、辛酉为土疫发病之年。

（2）土疫伤肾之刺：土疫之邪致病，关键是水虚土乘伤肾，故土疫之刺，虚者当补之，而有京骨、肾俞之刺。

《素问·刺法论》云："人肾病，又遇太阳司天失守，感而三虚，又遇水运不及之年，有黄尸鬼干犯人正气，吸人神魂，致暴亡，可刺足太阳之所过，复刺肾俞。"此论表述了素病肾虚者，又遇到太阳寒水司天失守，再感受外邪，便成三虚，又遇水运不及的年份，有湿邪侵犯，形成土疫，损伤正气，人的神魂像被吸去一样，突然死亡。先刺足太阳经的原穴京骨，京骨有通达阳气、敷布元阳之用。肾俞为肾气转输、输注于背部的特定穴位，又是治疗肾经病之要穴，具益水壮火、交通心肾、补髓益脑、明目聪耳、强筋健骨、温阳化气、利水渗湿之功。

4.厥阴司天，遇木不及之岁

（1）金疫之邪致病：《素问·本病论》云："人或恚怒，气逆上而不下，即伤肝也。又遇厥阴司天，天数不及，即少阴作接间至，是谓天虚也，此谓天虚人虚也。又遇疾走恐惧，汗出于肝。肝为将军之官，谋虑出焉。神位失守，神光不聚，又遇木不及年，或丁年不符，或壬年失守，或厥阴司天虚也，有白尸鬼见之，令人暴亡也。""白尸鬼"，指金疫之邪。"白尸鬼见"，金胜木也。此段经文表述了人或有恚怒，气上逆而不能下降，损伤肝脏。又遇厥阴司天，天数不足，即少阴作司天左间来代替，这叫天虚，成为天人两虚。又或因奔走恐惧，汗出伤肝。"肝为将军之官，谋虑出焉"，故精神失藏，神明不振，人神亦虚，于是形成三虚，又遇到木运不及的年份，或丁年不相会合，或壬年失守，或厥阴司天不及，就有金疫之邪致病，使人猝然死亡。如1983年癸亥岁，厥阴风木司天，遇1987年丁卯岁木运不及之纪，而发金疫。大凡厥阴司天之年，又遇到木运不及之岁，清燥大行伤肝，而发金疫者计有：癸亥年厥阴司天，又遇丁卯年木运不及之岁；乙亥年厥阴司天，又遇丁丑年木运不及之岁；丁亥年厥阴司天，又为当年木运不及之岁；癸巳年厥阴司天，又遇丁酉年木运不及之岁；乙巳年厥阴司天，又遇丁未年木运不及之岁；丁巳年厥阴司天，又为当年木运不及之岁。因丁卯、丁酉年，气克运为天刑之年，无疫病发生，故丁丑、丁亥、丁未、丁巳四年为金疫发病之年。

（2）金疫伤肝之刺：金疫之邪致病，关键是木虚金乘伤肝，故金疫之刺是补木，于是有丘墟、肝俞之刺。

《素问·刺法论》云："人气肝虚，感天重虚，即魂游于上，邪干，厥大气，身温犹可刺之，刺其足少阳之所过，次刺肝之俞。"此论表述了厥阴风木司天失守，而天运空虚，若人的肝气也虚，两虚相感，便成重虚，使魂不藏而游于上，再受外邪的侵犯，形成金疫，发生大气厥逆。身体温暖的，还可用针刺法救治，先刺足少阳经的原穴丘墟。丘墟乃足少阳胆经之原穴，具调达枢机、补益肝阴之功。再刺膀胱经的肝俞穴。肝俞乃肝气输注于背部之特定输穴，具疏肝利胆、补养肝血、安神定志之功。

5.阳明司天，遇金运不及之岁

（1）火疫之邪致病：《素问·本病论》脱火疫伤肺一节，据"人气不足，天气如虚，人神失守"之三虚致邪之理，人当因悲伤肺，又遇阳明司天，天数不及，即太阳作接间至，而成天虚。

又遇金运不及之年，有赤尸鬼见之，令人暴亡。"赤尸鬼"，即火疫之邪。"赤尸鬼见"，即火胜金，有火疫之邪致病。如1981年辛酉岁阳明燥金司天，若遇到1985年乙丑岁金运不及之纪，易发火疫。大凡阳明司天之年，又遇到金运不及之岁，暑热大行伤肺，而发火疫者计有：辛酉年阳明司天，又遇乙丑年金运不及之岁；癸酉年阳明司天，又遇乙亥年金运不及之岁；乙酉年阳明司天，又为当年金运不及之岁；辛卯年阳明司天，又遇乙未年金运不及之岁；癸卯年阳明司天，又遇乙巳年金运不及之岁；乙卯年阳明司天，又为当年金运不及之岁。故乙丑、乙亥、乙酉、乙未、乙巳、乙卯六年，为火疫发病之年。

（2）火疫伤肺之刺：火疫之邪致病，关键是金虚火乘伤肺，故火疫之刺是补金之虚，于是有合谷、肺俞之刺。

《素问·刺法论》云："人肺病，遇阳明司天失守，感而三虚，又遇金不及，有赤尸鬼犯人，令人暴亡，可刺手阳明之所过，复刺肺俞。"此论表述了素有肺病者，遇到阳明燥金司天失守，再感受外邪，便成三虚，又遇金运不及的年份，火邪侵犯，形成火疫，使人猝死。先刺手阳明经之原穴合谷。合谷为手阳明大肠经之原穴，又是四总穴之一，为增强人体功能之要穴。再刺膀胱经之肺俞。肺俞乃肺脏精气输布于背部之特定穴，具通达肺气、实腠理之功，为治"人肺脏，遇阳明司天失守，感而三虚"必用之穴。

以上讲述了三虚化疫之纪及其治法。诚如《素问·本病论》所云："已上五失守者，天虚而人虚也，神游失守其位，即有五尸鬼干人，令人暴亡也，谓之曰尸厥。人犯五神易位，即神光不圆也。非但尸鬼，即一切邪犯者，皆是神失守位故也。此谓得守者生，失守者死。得神者昌，失神者亡。""人犯五神易位"，则"得守者生，失守者死。得神者昌，失神者亡"。那么如何"得守""得神"呢？《内经》又有调治之法。《素问·刺法论》云：

"黄帝问曰：十二脏之相使，神失位，使神采之不圆，恐邪干犯，治之可刺？愿闻其要。岐伯稽首，再拜曰：悉乎哉问！至理道真宗，此非圣帝，焉究斯源！是谓气神合道，契符上天。心者，君主之官，神明出焉，可刺手少阴之原。肺者，相傅之官，治节出焉，可刺手太阴之原。肝者，将军之官，谋虑出焉，可刺足厥阴之原。胆者，中正之官，决断出焉，可刺足少阳之原。膻中者，臣使之官，喜乐出焉，可刺心包络所流。脾为谏议之官，知周出焉，可刺脾之原。胃为仓廪之官，五味出焉，可刺胃之原。大肠者，传道之官，变化出焉，可刺大肠之原。小肠者，受盛之官，化物出焉，可刺小肠之原。肾者，作强之官，伎巧出焉，刺其肾之原。三焦者，决渎之官，水道出焉，刺三焦之原。膀胱者，州都之官，精液藏焉，气化则能出矣，刺膀胱之原。凡此十二官者，不得相失也，是故刺法有全神养真之旨，亦法有修真之道，非治疾也，故要修养和神也。道贵常存，补神固根，精气不散，神守不分，然即神守而虽不去，亦能全真，人神不守，非达至真。至真之要，在乎天玄，神守天息，复入本元，命曰归宗。"此段经文表述了人体十二个脏器是相互为用的，任何一个脏器不能保持神气的充足，就会使神采不能丰满，容易受病邪的侵犯。用刺法调治，使十二脏之相使，神不守位，即邪不干犯。

《素问·灵兰秘典论》中之十二官说，表述了十二脏腑各自的功能及相互关系；而《素问·本病论》中之十二官说，表述了十二官神明失守，感邪而生疫疠；而本篇之十二官说，表述了通过针刺十二经之原，而达到"全神养真之旨，亦法有修真之道，非治疾也"的治未病思想。故有十二经原穴刺方，以调十二脏腑之形与神，此即"形神论的象论"在临床中之应用。

"焉究斯源，是谓气神合道。""源"，即"原气""原穴"之义，意谓通过针刺十二经之原穴，可通达三焦原气，调整内脏功能。故"全神养真"取十二原，乃《灵枢》"五脏有疾，取之十二原"之谓。此法亦可为天地失序化疫之刺。

　　"凡此十二官者，不得相失也，是故刺法有全神养真之旨"，故临证可取手少阴心经原穴神门，手太阴肺经原穴太渊，足厥阴肝经原穴太冲，足少阳胆经原穴丘墟，手厥阴心包经原穴大陵，足太阴脾经原穴太白，足阳明胃经原穴冲阳，手阳明大肠经原穴合谷，手太阳小肠经原穴腕骨，足少阴肾经原穴太溪，手少阳三焦经原穴阳池，足太阳膀胱经原穴京骨。常人可针灸同用，老人、小儿及体弱之人可施以灸法。

第二十九节　六气客主相胜之纪

　　客者，天地之六气；主者，四时之六步。前第二十、二十一节，皆讲客气胜复之变，即胜复的一般规律。所谓"胜复"，实际上是自然气候变化中的自稳调节规律。而本节要讲的是"六气客主气之胜而无复"之变。

　　《素问·至真要大论》云："客主之胜复奈何？岐伯曰：客主之气，胜而无复也。帝曰：其逆从何如？岐伯曰：主胜逆，客胜从，天之道也。"

　　首先要明白何谓"客气""主气"，方可通晓"客主之胜复"。"客"，指客气。所谓"客气"，是与主气六步反常的季节气候变化。这种反常的气候变化，虽然也有规律可循，但是由于它年年变化，并不固定，出现了一次以后，又要间隔一定时间才再重来，好像客人一样，所以叫作"客气"。"主"，指主气。所谓"主气"，亦即每年各个季节气候的一般变化。由于季节气候的一般变化，年年如此，固定不变，所以叫作"主气"。"胜复"，即胜气和复气。"客主之胜复"，即客气和主气之间的胜复。

　　客气是指季节气候的异常变化，即客气是动而变的。主气是指季节气候的正常变化，即主气静而常。因此客气和主气本身只有胜的问题，不存在复的问题，故云："客主之气，胜而无复也。"对此，张介宾注云："客气动而变，主气静而常，气强则胜，时去则已，故但以盛衰相胜而无复也。"高士宗注云："合六气而言之，则有胜有复，而客主之气，同时同位，主气一定，客气变迁，故但有胜而无复也。"表述了客气与主气之间，由于它们是同时同位，所以它们之间只有胜气而无复气，亦即在其所属的时间中，只有客气偏胜或主气偏胜而不存在复气偏胜的问题。

"逆"，指逆治，亦即正治，以寒治热，以热治寒，其用药性味与临床症状相逆，故曰"逆治"。"从"，指从治，亦即反治，寒因寒用，热因热用，治热以热，治寒以寒，其用药性味与临床症状相从，故曰"从治"。客行天令，运动不息，主守其位，唯奉天命。主胜客，则违天命而天气不行，故谓"主胜逆"；客胜主，则以上临下而政令乃布，故谓"客胜从"。"主胜"，即主气偏胜。"逆"，即逆治。"主胜逆"，即主气偏胜时，在治疗上应采取与主气相逆的治法。以每年的初之气为例。每年的初之气均为厥阴风木，天气温暖，风气偏胜。假使初之气这一段时间中，天气大温，大风数起，人体亦相应出现肝气风气偏胜，此时在治疗上就应给予具有清凉作用的食物或药物。"温者清之"，属于逆治。这就是原文所谓的"主胜逆"。"客胜从"，即客气偏胜时，在治疗上则应采取与客气相从的治法。仍以每年的初之气为例。初之气这一段时间，从主气来说本来应该气候温暖，但这一年的初之气之客气为阳明燥金主令，这一段时间气候反常，春行秋令，十分清凉，人体亦相应出现肺气失宣，则此时在治疗上就不能因为是春天在治疗上只从主气来考虑，而应从实际气候变化出发，取"凉者温之"之法，予以具有温热作用的食物或药物治疗。春天本温而在治疗上仍用温药，所以属于从治。这也就是原文所讲的"客胜从"。由此可见，所谓的"逆"和"从"，主要是指主气和客气偏胜时的治疗原则而言，实质上治疗法则仍旧是"治热以寒""治寒以热"。

六气司天在泉各个年份的客气偏胜及主气偏胜，各有其不同的临床特点，所以在具体分析各个季节的疾病时，必须对司天、在泉、左右间气之主气、客气进行综合分析，最后确立主胜、客胜的治疗方法。这是古人对气候、物候、病候长期的观察及医学实践的经验总结，并以此成为后世建立"八纲辨证""八法用药"的理论基础。

一、六气司天之胜

1.厥阴司天之胜

《素问·至真要大论》云:"厥阴司天,客胜则耳鸣掉眩,甚则咳,主胜则胸胁痛,舌难以言。"由此可知,厥阴司天之年,有客胜、主胜之分。

(1)客胜:症见"耳鸣掉眩,甚则咳"。此言厥阴司天之年,客胜所见的病候。因主气居恒不变,客主加临,则客初气燥金胜,客二气寒水胜,客三气风木胜。风胜则耳目病,燥胜、寒胜则可咳。"厥阴司天",即巳亥岁,为厥阴风木司天之年。从气候变化来说,上半年天气偏温,风气偏胜。从客气来看,初气为阳明燥金,二气为太阳寒水,三气为厥阴风木。厥阴司天之年,上半年特别是三之气所属的这一段时间中,由于风气偏胜,可以出现"掉眩"等肝病症状。在二气所属的这一段时间中,由于水气偏胜,可以出现"耳鸣"等肾病症状。盖因肾属水,肾开窍于耳,水邪壅郁清窍而致。在初气所属的这一段时间中可因金气偏胜,肺气被郁,出现"咳"等肺之病候。上述病候的发生是该年客气之初气、二气、三气偏胜的结果。

(2)主胜:症见"胸胁痛,舌难以言"。此言主时三气木火胜客的病候。肝胆络布胸胁,木胜则肝气疏泄太过,肝阴被耗,肝胆之络失濡则胸胁痛。心开窍于舌,火胜心火上炎,则舌难言。"主胜",即主气偏胜。每年主气的初气为厥阴风木,二气为少阴君火,三气为少阳相火。此句意谓厥阴司天之年,上半年主气偏胜时,初气为厥阴风木,可以由于风气偏胜而在临床上表现为肝气偏旺,肝阴不足之"胸胁痛"等肝病症状。二气、三气火热之气偏胜而在临床上表现为心病症状。舌为心苗,火邪亢盛,故"舌难以言"。

2.少阴司天之胜

《素问·至真要大论》云:"少阴司天,客胜则鼽嚏,颈项强，肩背督热，头痛，少气，发热，耳聋目瞑，甚则胕肿，血溢，疮疡，咳喘；主胜则心热烦躁，甚则胁痛支满。"由此可知，少阴司天之年，有客胜、主胜之分。

（1）客胜：即客气偏胜，症见"鼽嚏，颈项强，肩背督热，头痛，少气，发热，耳聋目瞑，甚则胕肿，血溢，疮疡，咳喘"。"少阴司天"，即子午岁，为少阴君火司天之年。从气候变化来说，上半年天气偏热。从客气来看，初气为太阳寒水，二气为厥阴风木，三气为少阴君火。因此在少阴司天之年，如果客气偏胜，则在初之气所属的这一段时间中，太阳寒水偏胜，因"寒胜收引"，则人体可以出现"颈项强""肩背强"等膀胱经之络脉痹阻的症状，及水气溢于肌肤而为"胕肿"等肾、膀胱病证。盖因寒水属肾，与膀胱有关。在二之气所属的这一段时间中，因厥阴风木之风气偏胜，上扰清窍，在人体可以出现"头痛""耳聋""目瞑"等肝、胆病证。因为风木属肝，与胆有关。耳为足少阳胆经循行部位。目为肝之外窍。在三之气所属的这一段时间中，因少阴君火偏胜，在人体可以出现"督热""少气发热""血溢""疮疡"等心、小肠病证。因为火属心，与小肠有关，且"诸热督瘛，皆属于火"，"诸痛疮疡，皆属于心"，"壮火食气"，"心主血"，"血热则妄行"。火胜则可以刑金，心病必然传肺，因此少阴司天之年，在三之气所属的这一段时间中，不但可以出现上述心病症状，而且还可以出现"鼽嚏""咳喘"等肺的病候。

（2）主胜：即主气偏胜。每年的主气初之气为厥阴风木，二之气为少阴君火，三之气为少阳相火。少阴司天之年，上半年若主气偏胜，则初之气可以因风气偏胜而致肝气太过，则人体出现"胁痛支满"等肝脏的病候。二之气、三之气可以因火热之气偏胜，人体出现"心热烦躁"等心的病候。

3.太阴司天之胜

《素问·至真要大论》云:"太阴司天,客胜则首面胕肿,呼吸气喘;主胜则胸腹满,食已而瞀。"由此可知,太阴司天之年有"客胜""主胜"之分。

(1)客胜:即客气偏胜。症见"首面胕肿,呼吸气喘"。客之初气风木胜,客之二气火热胜,客之三气湿土胜,故其病候为风、湿、热病。"太阴司天",意谓丑未岁太阴湿土司天之年。从气候变化来说,上半年天气偏湿,雨水较多。从客气的具体情况来看,初之气为厥阴风木,二之气为少阴君火,三之气为太阴湿土。需要指出的是,太阴司天之年,初之气、二之气主客气完全一致,因此,在初之气、二之气所主的这一段时间内,仍主要表现为湿胜,在人体疾病方面,仍以水湿停聚的表现为主。脾运化水湿失序,水湿停聚,而为"首面胕肿"。聚湿成痰,致肺之气机壅滞,发为"呼吸气喘"。

(2)主胜:即主气偏胜。症见"胸腹满,食已而瞀"。太阴司天之年,每年主气初之气为厥阴风木,二之气为少阴君火,三之气为少阳相火。太阴司天之年,上半年主气偏胜时,由于初之气、二之气主客气完全一致,因此可以表现不出明显的异常情况,但在三之气所属的时间内,主气少阳相火主事,火气偏胜。火胜在临床上可以出现瞀闷不清的心病症状。火胜则湿土之气被抑,临床上则可以出现"胸腹满"、食后满闷不清的心、脾病候。

4.少阳司天之胜

《素问·至真要大论》云:"少阳司天,客胜则丹胗外发,及为丹熛疮疡,呕逆,喉痹,头痛,嗌肿,耳聋,血溢,内为瘈疭;主胜则胸满,咳仰息,甚而有血,手热。"由此可知,少阳司天之年,有客胜、主胜之分。

(1)客胜:即客气偏胜。症见"丹胗外发,及为丹熛疮疡,呕逆,喉痹,嗌肿,耳聋,血溢,内为瘈疭"。寅申岁为少阳司天之年,从总的气候变化来说,上半年天气十分炎热。客气初之气为少阴君火，二之气为太阴湿土，三之气为少阳相火。在初之气所属的这一段时间中，人体由于热气偏胜而出现"丹胗外发""喉痹""嗌肿""血溢"等心、小肠病证。盖因"诸痛疮疡，皆属于心"，"心主血"，"手少阴之脉……从心系上挟咽"，"手太阳之脉……循咽，下膈"，咽喉为手少阴心及手太阳小肠循行部位，火热之气胜，灼津而咽肿。在二之气所属的这一段时间中，人体可以出现呕逆等脾胃病证。因为"胃主纳"，"脾主化"，湿邪中阻即可发生"呕逆"。在三之气所属的这一段时间中，主客之气同为少阳相火主时，火热之性叠加，故人体可以出现"丹熛疮疡""耳聋""瘈疭"等心火炽盛的病候。因为"丹熛疮疡"属于火胜，"瘈疭"属于热极。

（2）主胜：即主气偏胜，症见"胸满，咳仰息，甚而有血，手热"。此言主时三气木火胜客之候。风胜则气逆，热胜则伤营。少阳司天之年，其主气初之气为厥阴风木，因此初之气风木偏胜时，人体可以因肝气偏胜，木克土致脾胃虚弱，运化失司，形成痰饮，而出现"胸满"。二之气为少阴君火，三之气为少阳相火，因此二之气、三之气偏胜时，人体可以因心气偏胜而出现血热妄行之"出血"，火热之邪郁于络脉而"手热"。因为心主血，手掌心属于手厥阴心包经的循行部位。"咳"，即咳嗽。"仰息"，即仰头呼吸，表示呼吸困难，属于肺病。这也就是说在二之气、三之气火热之气偏胜时，人体不但可以出现心经及心包经的病候，还可以由于火胜刑金，心病传肺而出现肺经病候。

5.阳明司天之胜

《素问·至真要大论》云："阳明司天，清复内余，则咳衄，嗌塞，心膈中热，咳不止，而白血出者死。""阳明司天"，即卯酉岁，客主之气无胜无复，故没有客胜、主胜之分。以燥金之客气加于相火之主气，金居火位，客不胜主，而见诸候。

卯酉岁，阳明燥金司天之年。"清"，指清凉之气。"清复内余"，此处指清凉之气侵犯人体内脏。"咳衄嗌塞"，指咳嗽、鼻出血、咽喉不利。"心膈中热"，指胸中发热。"白"，此处指肺。"白血"，即肺出血。阳明司天之年，上半年天气偏凉、偏燥，人体容易发生肺病而在临床上出现"咳衄嗌塞"等肺病证候。如果肺病太甚而会"咳不止"，若出现咳血时则预后不良，故云"而白血出者死"。值得提出者，此节没有提客胜、主胜的问题，对此，高士宗有"不言客胜主胜，但言清复内余，以明六气虽有客主之胜，而皆病司天之气"之论。意谓阳明司天之年，必须注意到司天之气总管上半年的问题。

6.太阳司天之胜

《素问·至真要大论》云："太阳司天，客胜则胸中不利，出清涕，感寒则咳；主胜则喉嗌中鸣。"由此可知，太阳司天之年，有客胜、主胜之分。

（1）客胜：即客气偏胜，症见"胸中不利，出清涕，感寒则咳"。辰戌岁，为太阳寒水司天之年，从总的气候变化来说，上半年天气偏冷，但从客气具体情况来看，由于客气初之气为少阳相火，二之气为阳明燥金，三之气为太阳寒水，因此太阳司天之年，在初之气所属的这一段时间中，水火失济，人体可以出现"胸中不利"等心的病候，因为胸中为心及心包所居部位。在二之气所属的这一段时间中因寒邪迫肺，可以出现"出清涕"等肺的病候。因为肺开窍于鼻。在三之气所属的这一段时间中，寒邪束肺，肺失宣降，而出现"咳"的病候。

（2）主胜：即主气偏胜。症见"喉嗌中鸣"。主气初之气为厥阴风木，二之气为少阴君火，三之气为少阳相火。"喉嗌中鸣"，即咽喉不利。太阳司天之年，上半年天气虽然偏冷，但在主气偏胜时，特别是二之气、三之气偏胜时，人体亦可以因火气偏胜而在临床上出现火克金之制，火热之邪灼津迫肺，而出现"喉嗌中鸣"之病候。

二、六气在泉之胜

1.厥阴在泉之胜

《素问·至真要大论》云："厥阴在泉，客胜则大关节不利，内为痉强拘瘛，外为不便；主胜则筋骨繇并，腰腹时痛。"由此可知，厥阴在泉之胜，有客胜、主胜之分。

（1）客胜：即客气偏胜，症见"大关节不利，内为痉强拘瘛，外为不便"。客之三气均为主气生客气，故客胜。寒胜则太阳经病，风燥胜则血不养筋。厥阴风木在泉之年，寅申岁少阳相火司天，从气候变化来看，下半年天气偏温，风气偏胜。但从客气具体情况来看，四之气为阳明燥金，五之气为太阳寒水，终之气为厥阴风木。在四之气所属的这一段时间中，由于金胜可以乘木，致筋脉失濡，因而在临床上有"大关节不利""外为不便"等肢体运动障碍肝经的病候。五之气所属的这一段时间中，肾属水，太阳寒水主时，寒气偏胜，可以出现"痉强拘瘛"等病候。特别是终之气所属的这一段时间中，厥阴风木主时，又是该年的在泉之气，所以上述症状就更加突出。故高士宗注云："四气尽终气，地气主之，厥阴在泉，四之客气阳明燥金，五之客气太阳寒水，终之客气厥阴风木，凡此客气皆可胜也。大关节不利，大筋拘急也。颈强拘瘛，筋不和于内也，不便，乃举止不快，筋不和于外也。"

（2）主胜：即主气偏胜，症见"筋骨繇并，腰腹时痛"。主气土、金、水三气胜客，故金燥胜则木病，水寒胜则太阳经病，土湿胜则太阴经病。厥阴在泉之年，主气四之气为太阴湿土，五之气为阳明燥金，终之气为太阳寒水，因湿土属脾，寒水属肾，下半年主四之气、终之气偏胜时，可以出现"腰腹时痛"等脾病或肾病症状。因燥金属肺，五之气偏胜时，可以由于金胜克木而出现"筋骨繇并"等肝病症状。"繇"，同摇，有摇动或颤动之义。"并"，有痉挛之义。

2.少阴在泉之胜

《素问·至真要大论》云："少阴在泉，客胜则腰痛，尻、股、膝、髀、腨、胻、足病，瞀热以酸，胕肿不能久立，溲便变；主胜则厥气上行，心痛发热，膈中众痹皆作，发于胠胁，魄汗不藏，四逆而起。"由此可知，少阴在泉之胜，有客胜、主胜之分。

（1）客胜：即客气之胜，症见"腰痛，尻、股、膝、髀、腨、胻、足病，瞀热以酸，胕肿不能久立，溲便变"。此言客四气寒水胜，客五气风木胜，客终气君火胜。卯酉岁，为阳明燥金司天、少阴君火在泉之年，从总的气候变化来说，下半年天气偏热，但从每一步的情况来看，在下半年四之气所属的这一段时间中，寒气偏胜。因肾主骨生髓，腰为肾之外府，肾在五行属水，肾与膀胱相表里，因寒气偏胜，则肾阳式微，故可以出现"腰痛，尻、股、膝、髀、腨、胻、足病""胕肿不能久立"之肾经病候，及足太阳膀胱经的循行部位的病候。在五之气所属的这一段时间中，由于风气偏胜，肝郁化火，可以出现"瞀热以酸"等肝经病候。终之气少阴君火偏胜，可发"瞀热"，尝可出现小便黄赤病候。小便黄赤与心、小肠有热有关。

（2）主胜：即主气之胜，症见"厥气上行，心痛发热，膈中众痹皆作，发于胠胁，魄汗不藏，四逆而起"。此言在泉主气土、金、水三气胜客之候。每年主气四之气为太阴湿土，五之气为阳明燥金，终之气为太阳寒水。少阴在泉之年，虽然一般来说下半年天气偏热，但主气四之气太阴湿土之气偏胜时，则可以出现"心痛发热"等脾胃病症状。此处之"心痛"，即胃脘痛。盖因湿气过胜，蕴久而成湿热之候，症见胃脘灼痛，故"心痛发热"。主气五之气金气偏胜时，可导致肺之宣发太过，则可以在五之气所属的这一段时间中出现"魄汗不藏"等肺之病候。主气终之气太阳寒水之气偏胜时，则可以在终之气所属的这一段时间中出现"众痹""四逆"等症状。"众痹"，即各种痹证。"四逆"，即四肢逆冷，亦即原文所谓的"厥气"。主气终之气为太阳寒水，寒性凝滞，血之与气不相顺接，营卫失调，因此在寒气偏胜时人体可发生痹厥。

3.太阴在泉之胜

《素问·至真要大论》云："太阴在泉，客胜则足痿下重，便溲不时，湿客下焦，发而濡泻，及为肿，隐曲之疾；主胜则寒气逆满，食饮不下，甚则为疝。"由此可知，太阴在泉之胜，有客胜、主胜之分。

（1）客胜：即六气中客气之胜，症见"足痿下重，便溲不时，湿客下焦，发而濡泻，及为肿，隐曲之疾"。辰戌岁为太阳寒水司天，太阴湿土在泉之年，从总的气候变化来说，下半年天气偏湿，但从每一步的情况来看，由于客气四气为厥阴风木，五之气为少阴君火，终之气为太阴湿土，因此在下半年四之气所属的这一段时间中，由于风气偏胜，肝之疏泄太过，则肝阴不足，筋脉失濡，可以出现"足痿下重"之症。湿重侮木，可见"隐曲之疾"等肝之病候。"足痿"，即下肢运动障碍，行走不能。"隐曲之疾"，指月经不调，小便不利。皆因肝主疏泄，主动，主筋，主外阴，所以这些症状，多属肝病。五之气火气偏胜，火克金刑肺，故在这一段时间中，可以出现"便溲不时"等肺与大肠经的病候。因为肺主治节，肺为水之上源，肺主气，肺合大肠，所以这些症状多属肺病。在终之气所属的这一段时间中，由于湿气偏胜，可以出现"濡泻""肿"等脾之病候。湿胜则为濡泄，甚则为肿。

（2）主胜：即主气之胜，症见"寒气逆满，食饮不下，甚则为疝"。这里的"主胜"，是指主气的终气太阳寒水之气偏胜。"逆满"，是指胃脘胀满。"疝"，指寒疝，亦即少腹或阴囊睾丸疼痛。太阴在泉之年，如果主气终气寒气偏胜，人体亦可因内寒而出现心下"逆满""食欲不下""寒疝"等里寒病证。

4.少阳在泉之胜

《素问·至真要大论》云："少阳在泉，客胜则腰腹痛而反恶寒，甚则下白、溺白；主胜则热反上行而客于心，心痛发热，格中而呕。少阴同候。"由此可知，少阳在泉之胜，有客胜、主胜之分。

（1）客胜：即六气中客气之胜，症见"腰腹痛而反恶寒，甚则下白、溺白"。巳亥岁为厥阴风木司天，少阳相火在泉之年，客气四之气为少阴君火，五之气为太阴湿土，终之气为少阳相火。少阴、少阳主火、主热，太阴主湿。因此少阳在泉之年，在下半年所属的这一段时间中，由于湿热蕴结下焦，人体容易出现"腹痛""下白""腰痛""溺白"等下焦病候。"下白"，即黏液便或脓样便。"腹痛""下白"，属大肠湿热。"溺白"，即尿液混浊。"腰痛""溺白"，属膀胱湿热。

（2）主胜：即六气中主气之胜。主胜谓湿土、燥金、寒水之气偏盛。客气之少阳相火则逆则"心痛发热"；湿土之气逆则"格中而呕"。与少阴在泉之年主胜所主诸证候相类，故云"少阴同候"。

5.阳明在泉之胜

《素问·至真要大论》云："阳明在泉，客胜则清气动下，少腹坚满而数便泻；主胜则腰重，腹痛，少腹生寒，下为鹜溏，则寒厥于肠，上冲胸中，甚则喘，不能久立。"由此可知，阳明在泉之胜，有客胜、主胜之分。

（1）客胜：即客气偏胜，症见"清气动下，少腹坚满而数便泻"之候。子午岁为少阴司天、阳明在泉之年。客气四之气为太阴湿土，五之气为少阳相火，终之气为阳明燥金，人体可以因湿热交搏或寒湿交搏而出现腹胀、腹泻。

（2）主胜：即主气偏胜，症见"腰重腹痛，少腹生寒，下为鹜溏，则寒厥于肠，上冲胸中，甚则喘，不能久立"。该年主气四之气为太阴湿土，五之气为阳明燥金，终之气为太阳寒水。阳明在泉之年，因脾属土，四之气湿气偏胜，临床上即可出现"鹜溏"。"鹜"，即鸭。"鹜溏"，即脾虚湿盛之大便溏泄如鸭粪。肺属金，五之气燥气偏胜，即可出现肺气壅滞，"上冲胸中，甚则喘"之候。肾属水，终之气寒气偏胜，即可因"诸寒收引，皆属于肾"，而出现"腰重腹痛"之候。需要指出，阳明在泉之年，原文明确指出有客胜，有主胜，但在阳明司天之年一节中，未提客胜、主胜，这是略而未言，意在突出主岁之气。

6.太阳在泉之胜

《素问·至真要大论》云："太阳在泉，寒复内余，则腰尻痛，屈伸不利，股胫足膝中痛。"由此可知，太阳在泉之纪，无客胜、主胜之分。

丑未岁太阴湿土司天，太阳寒水在泉。"寒"，指寒凉之气。"寒复内余"，是指寒凉之气侵犯人体内部。"腰尻痛"，指腰骶部疼痛。"屈伸不利"，指人体肢体运动障碍。"股"，指下肢大腿部。"胫"，指下肢小腿部。"膝"，指膝关节。"股胫足膝中痛"，即下肢痛。太阳在泉之年，下半年气候寒冷。盖因肾属水，肾主骨生髓，腰为肾之外府，寒气偏胜，人体容易出现腰骶部及下肢疼痛和运动障碍。此处"寒复内余"的含义与前述阳明司天"清复内余"的含义相似，意在说明太阳寒水在泉之年，虽然亦有主胜、客胜之分，但在具体分析下半年气候、物候、病候时，仍应以在泉之寒气为主。高士宗注云："太阳者，寒气也，寒复内余，言太阳在泉受客气主气之胜，则太阳寒水屈而不舒，故寒气在泉于下而复有余于内也，寒复内余，则太阳经脉不舒，故腰尻痛而股胫足膝中痛。不言客胜主胜。但言寒复内余，乃举一以例其余，以明六气虽有客主之胜，而皆病在泉之经脉也。"

三、六气客主之胜治法

《素问·至真要大论》有"治之奈何"的论题，即"高者抑之，下者举之，有余折之，不足补之，佐以所利，和以所宜，必安其主客，适其寒温，同者逆之，异者从之"，"治寒以热，治热以寒，气相得者逆之，不相得者从之"，此乃六气之胜之治疗大法。

"高者抑之，下者举之"，是讲客气、主气之胜时所引起人体各种疾病的治疗原则。"高"，此处指热气偏胜。"抑"，指对此偏胜之热邪进行抑制，即"治热以寒"。"下"，此处指寒气偏胜。"举"，指对此偏胜之寒邪进行矫正，即"治寒以热"。

"有余折之，不足补之"，是讲六气寒热偏胜的治疗大法。"有余"和"不足"，均是指六气之胜气而言。热气偏胜为有余，寒气偏胜为不足。"折"和"补"，均是指对此偏胜之气进行针对性处理。"治热以寒"曰"折"，此即"有余折之"，即"治热以寒"。"治寒以热"曰"补"，因此"不足补之"，即"治寒以热"。这是后世形成以寒热定虚实，以温清定补泻法的理论依据。

"佐以所利，和以所宜。""佐"，指治疗上的配合。"和"，指调和。"利"和"宜"，均是指适当，或云恰到好处。此句意谓在"治热以寒"或"治寒以热"时，在具体处理上还必须注意到配伍，使治疗恰到好处。例如前述的"风淫于内，治以辛凉，佐以苦，以甘缓之，以辛散之"，说明对风胜的疾患，在治疗上既要用凉，又要用辛，还要同时用苦、用甘等等，即是"佐以所利，和以所宜"这一治疗原则的具体运用。这也是后世形成刚柔相济、寒热并行、清补兼施、正邪兼顾法的理论基础。

"安其主客，适其寒温"，是主客寒温调和的原则。"安"，即安定，此处指恢复正常。"主客"，指客主六气之间的加临关系。"适"，指恰当。"寒温"，此处指治疗上的寒药和热药。此句意谓在治疗上一切以恢复患者正常生理功能为度，不可矫枉过正。这是对"佐以所利，和其所宜"法的进一步说明。

"同者逆之，异者从之"，亦是寒热偏胜的治疗原则。"同"，此处指患者的临床表现与病因完全相同。例如感受寒邪在临床上表现寒证，感受热邪在临床上表现热证，就是"同"。"逆"，指逆治法，即治热以寒，治寒以热。"同者逆之"，意谓热病之因于热者，用寒药治疗；寒病之因于寒者，用热药治疗。"异"，此处指患者的临床表现与病因不同，例如感受寒邪后在临床上表现为热证，感受热邪后在临床上表现为寒证就是"异"。"从"，指从治法，即治热以热，治寒以寒。"异者从之"，意谓热病之因于寒者，要用热药治疗；寒病之因于热者，要用寒药治疗。治疗上的逆从，从表面来看有所差异，但实质上则并无不同，仍然是"治热以寒""治寒以热"治疗原则在临床上的具体运用。"同者逆之，异者从之"，说明治病必求于本，要注意在治疗上不能为表象所惑，要认真分析病因病机，辨证论治。辨证论治与整体观念一起，构成了中医理论体系的两大特色。

"治寒以热，治热以寒，气相得者逆之，不相得者从之"，表述的仍然是中医临证的治疗大法。"气"，指气候变化及人体的生理和病理变化。"相得"，即相一致。"逆"，即逆治法。"不相得"，即不一致。"从"，即从治法。"气相得者逆之"，即气候变化与人体生理和病理变化相一致时，在治疗上用"治寒以热，治热以寒"的逆治法。"气不相得者从之"，即气候变化与人体生理和病理变化不一致时，在治疗上则应采用以热治热，以寒治寒的从治法。这是对"同者逆之，异者从之"的进一步说明。

论中尝有"其于正味何如"的问对。"正"，即正常，亦有矫正之义。"味"，指辛、甘、酸、苦、咸五味，亦即指具有治疗作用的食物或药物。此句是问在主气客气偏胜致病时，应如何选用适宜性味的食物或药物来进行治疗。故继而有主气客气偏胜致病时之用药细则："木位之主，其泻以酸，其补以辛。火位之主，其泻以甘，其补以咸。土位之主，其泻以苦，其补以甘。金位之主，其泻以辛，其补以酸。水位之主，其泻以咸，其补以苦。厥阴之客，以辛补之，以酸泻之，以甘缓之。少阴之客，以咸补之，以甘泻之，以咸收之。太阴之客，以甘补之，以苦泻之，以甘缓之。少阳之客，以咸补之，以甘泻之，以咸软之。阳明之客，以酸补之，以辛泻之，以苦泄之。太阳之客，以苦补之，以咸泻之，以苦坚之，以辛润之。开发腠理，致津液，通气也。"利用药物及食物五味的特性，五行的生克制化，来调整六气的偏胜之气，即为六气之胜之治法，这也是后世形成药性理论的基础。

1.主气偏胜之治

主气，即地气，又名主时之气，以六步分司于一岁二十四节，以五行相生之序，在每年六气季中固定不变。即初气厥阴风木。木生火，二气为少阴君火。君火相火同气相连，故三气为少阳相火。火生土，四气为太阴湿土。土生金，五气为阳明燥金。金生水，六气为太阳寒水。六步主气之胜其治如下：

（1）初气之主胜

《素问·至真要大论》云："木位之主，其泻以酸，其补以辛。"意谓每年主气初气为厥阴风木，由于风气偏胜而导致人体肝气偏盛者，可以给予具有酸味的药物或食物进行治疗。因为酸主收，酸味的药物或食物可以使亢盛之肝气得到收敛或减弱，故谓"其泻以酸"。因辛味五行属肺金，又因金克木，故肝气偏盛时，而给予具有辛味的食物或药物进行治疗，故谓"其补以辛"。《素问·藏气法时论》云："肝欲散，急食辛以散之，用辛补之，酸泻之。"

（2）二、三气之主胜

《素问·至真要大论》云："火位之主，其泻以甘，其补以咸。""火位之主",指每年主气的二之气、三之气。每年主气二之气为少阴君火,三之气为少阳相火,由于火气偏胜而导致人体心火偏盛者,可以给予甘味的食物或药物进行治疗。甘味的食物或药物,特别是甘寒的食物或药物可以使亢盛之心气得到制约而恢复安静,故谓"其泻以甘"。咸味五行属肾水,因水克火,火气偏盛,可以给予咸味的食物或药物进行治疗。因为咸可软坚,可以通便,大便通畅则里热自清,里热清则心气自然恢复正常,故谓"其补以咸"。于是对于心来说,甘的作用成为泻,咸的作用成为补。《素问·藏气法时论》云:"心欲软,急食咸以软之,用咸补之,甘泻之。"

（3）四气之主胜

《素问·至真要大论》云:"土位之主,其泻以苦,其补以甘。"意谓每年主气四之气为太阴湿土,由于湿气偏胜而导致人体脾湿偏盛,其属于湿热者,可以用苦寒的药物或食物进行治疗。因为苦可以清热,也可以燥湿,故谓"其泻以苦"。其属于寒湿者,则可以用甘温的药物或食物进行治疗,因为甘可以补脾,温可以化湿,故谓"其补以甘。"因此对于脾来说,苦的作用是泻,甘的作用是补。《素问·藏气法时论》云:"脾欲缓,急食甘以缓之,用苦泻之,甘补之。"

（4）五气之主胜

《素问·至真要大论》云:"金位之主,其泻以辛,其补以酸。"意谓每年四之气为阳明燥金用事,凉气、燥气偏胜,由于凉气偏胜而导致人体肺气失调者,可以用具有辛散作用的食物或药物进行治疗。因为辛五行属肺金,故辛可宣肺,辛可散寒,可以使寒凉之邪从外而解,故谓"其泻以辛"。由于燥气偏胜而导致人体肺阴不足者,则可以用具有酸收作用的药物或食物进行治疗。因为酸甘可以化阴,可以敛肺,可以使肺阴自然恢复,故谓"其补以酸"。因此对于肺来说,辛的作用是泻,酸的作用是补。

《素问·藏气法时论》谓："肺欲收，急食酸以收之，用酸补之，辛泄之。"

（5）终气之主胜

《素问·至真要大论》云："水位之主，其泻以咸，其补以苦。"意谓每年终之气为太阳寒水用事，寒气偏胜。由于寒气偏胜而导致人体肾阳式微，可以用咸寒食物或药物进行治疗，故云"其泻以咸"。同理，里热偏盛时，由于热盛可以伤阴，可以出现相火妄动为发生阳痿、遗精等病候。具有苦寒作用的食物或药物可以清相火，此即"苦坚阴"之谓，故云"其补以苦"。因此对于肾来说，咸的作用是泻，苦的作用是补。《素问·藏气法时论》云："肾欲坚，急食苦以坚之，用苦补之，咸泻之。"

2.客气偏胜之治

客气，即天气，在天的三阴三阳之气，即各年气候上的异常变化，它与主气固定不变不同，年年如客之来，故谓客气。客气偏胜之治如下。

（1）厥阴之客胜

《素问·至真要大论》云："厥阴之客，以辛补之，以酸泻之，以甘缓之。"此与主气风气偏胜时之治疗方法基本相同。所不同者，此处多"以甘缓之"一条。"甘"，即甘味的食物或药物。"缓"即缓和。客气为风气偏胜，在治疗上要加强肝气偏盛的治疗，除了用辛补、酸泻以外，还要用甘缓的治疗方法。故《素问·藏气法时论》云："肝苦急，急食甘以缓之。"

（2）少阴之客胜

《素问·至真要大论》云："少阴之客，以咸补之，以甘泻之，以咸收之。"此与主气火气偏胜时的治法基本相同。不同者，此处多"以咸收之"一条。"收"，即收敛阳气。咸味入肾，"以咸收之"，即滋肾水以泻阴火，故以咸云补。咸可以通便，可以软坚，大便通畅则里热自除。里热除则心气自然恢复正常。因此，"咸"从表面来看是通，而从效果看则是收、是补，这是后世"以通为补"法的理论依据。

（3）太阴之客胜

《素问·至真要大论》云："太阴之客，以甘补之，以苦泻之，以甘缓之。"此与主气湿气偏胜时的治法相同。不同者，此处多"以甘缓之"一条。甘味的食物或药物，不但有补脾的作用，同时具有缓肝的作用。在脾虚湿滞的情况下，常常发生肝气来乘脾土的病候，即"肝气犯脾"的病机。如果用甘味药或食物治疗，则不但有补脾的作用，而且还有养肝阴的作用。以甘缓肝可以直接制止肝木来乘。

（4）少阳之客胜

《素问·至真要大论》云："少阳之客，以咸补之，以甘泻之，以咸软之。"此与主气火气偏胜时的治法相同。"以咸软之"实际是解释"以咸补之"，意谓咸之所以能产生补的作用者，是因为咸能软坚泻下存阴。

（5）阳明之客胜

《素问·至真要大论》云："阳明之客，以酸补之，以辛泻之，以苦泄之。"此与主气燥气、凉气偏胜时的治法相同。不同者，多此"以苦泄之"一条，"苦"，指苦寒药，"泄"，指泄热。此句意谓燥气、凉气偏胜之时，人体可以出现外凉内热的病候，严重时不但要"用辛泻之"，而且还要"以苦泄之"，才能使里热迅速清解，这也就是后世形成的"表里双解法"之源。

（6）太阳之客胜

《素问·至真要大论》云："太阳之客，以苦补之，以咸泻之，以苦坚之，以辛润之。开腠理，致津液，通气也。"此与主气寒气偏胜时的治法相同。"以苦坚之"一条，是解释为什么以苦为补的道理。在寒气偏胜时，除了用前述的咸泻苦补的治法以外，还必须同时使用辛散的治疗方法。后句"开腠理，致津液，通气也"，是对前句"以辛润之"的解释。"腠理"，此处指肌表。"致津液"，指敷布津液。"通气"，指阳气通畅。此句意谓寒气偏胜时，人体肌表为寒邪所束闭，阳气不能正常外散，所以才郁而为热，形成外寒里热的现象。因而在治疗上不但要清郁热，而且要解表寒使热邪能从外而解。辛味的食物或药物具有解表发散的作用，可以使热邪发散而外解，热从外解则里热得清，津液得布，所以伤寒发热有表证者，必须解表。表寒里热者必须解表清里同用。这就是太阳之客胜除了"以苦补之，以咸泻之"之外，还要同时"以辛润之"的理由。前文"寒淫于内，治以甘热，佐以苦辛，以咸泻之，以辛润之，以苦坚之"，亦即此义。

第三十节　运气与临床治疗

一、病机论与治疗之要

中医学根据五运六气淫胜郁复所致的疾病症状和性质，总结出了病机学说，并且在此基础上又归纳了辨证论治的方法，内容见于《素问·至真要大论》。

（一）病机十九条

《素问·至真要大论》云："夫百病之始生也，皆生于风、寒、暑、湿、燥、火，以之化之变也。经言盛者泻之，虚者补之。余锡以方士，而方士用之，尚未能十全。余欲令要道必行，桴鼓相应，犹拔刺雪污，工巧神圣，可得闻乎？岐伯曰：审察病机，无失气宜，此之谓也。帝曰：愿闻病机何如？岐伯曰：诸风掉眩，皆属于肝。诸寒收引，皆属于肾。诸气膹郁，皆属于肺。诸湿肿满，皆属于脾。诸热瞀瘛，皆属于火。诸痛痒疮，皆属于心。诸厥固泄，皆属于下。诸痿喘呕，皆属于上。诸禁鼓栗，如丧神守，皆属于火。诸痉项强，皆属于湿。诸逆冲上，皆属于火。诸胀腹大，皆属于热。诸躁狂越，皆属于火。诸暴强直，皆属于风。诸病有声，鼓之如鼓，皆属于热。诸病胕肿，疼酸惊骇，皆属于火。诸转反戾，水液浑浊，皆属于热。诸病水液，澄澈清冷，皆属于寒。诸呕吐酸，暴注下迫，皆属于热。故大要曰：谨守病机，各司其属，有者求之，无者求之，盛者责之，虚者责之，必先五胜，疏其血气，令其调达，而致和平，此之谓也。"此段文字，后世名之曰"病机十九条"，可分为两部分，第一部分谈分析病机的重要性和必要性，第二部分谈分析病机的方法和步骤。

"夫百病之始生也，皆生于风、寒、暑、湿、燥、火，以之化之变也。"表述了百病皆生于天地间六气的变化。"百病之始生也"，系指人体各种疾病发生的原因。"皆生于风、寒、暑、湿、燥、火，以之化之变也"，系指风、寒、暑、湿、燥、火六气与各种疾病的发生，及气候变化密切相关。人秉天地正常之气而生存，只有正常的自然气候变化才有利于人的生存。若自然界气候变化异常，人的生命现象也就会异常。此即《素问·宝命全形论》中所讲的"人以天地之气生，四时之法成"，亦即《素问·天元纪大论》中所讲的"太虚寥廓，肇基化源"。鉴于人与自然界季节气候变化的密切相关，故有"百病之生也，皆生于风、寒、暑、湿、燥、火"之论。所谓的"病机"，意谓发病机理，也就是在致病因素作用后所产生的各种病理生理的变化。中医学对于人体的各种病理生理改变的认识，是从观察分析自然界气候、物候变化与人体病候之间的相应关系总结而来的。病机十九条中这些名词是根据季节气候变化及疾病的特点演绎而来的，故中医病机学说认为，人体在遭受各种致病因素产生的症状和体征，基本上都可以用风、火、湿、暑、燥、寒加以归类，故谓"百病之生，皆生于风、寒、暑、湿、燥、火"，这是对病因和病机密切关系的高度概括。

"盛者泻之，虚者补之"，高度概括了六气太过和不及的治疗原则，或称大法。"盛"，指六气有余。"泻"，指治疗中的泻法。"虚"，指六气不及。"补"，指治疗中的补法。全句意谓风、寒、暑、湿、燥、火六气，其临床表现为偏盛有余者，在治疗上就应该用泻法；其临床表现为虚衰不及者，在治疗上则应该用补法。这种利用药食性味之偏来矫正人体的病理变化，在治法上叫"补偏救弊"。这也是对《内经》中所述"治诸胜复，寒者热之，热者寒之，温者清之，清者温之，散者收之，抑者散之，燥者润之，急者缓之，坚者软之，衰者补之，强者泻之，各安其气，必清必静，则病气衰去，归其所宗"的高度概括。

"锡"，通"赐"，给予之义。"方士"，指普通医生。"十全"，张介宾谓"无一失也"。"锡以方士，而方士用之，尚未能十全。"此句是讲在临床应用上述"盛者泻之，虚者补之"这一治疗原则时，不一定收到满意效果。因为"方士"尚未具有"谨守病机，各司其职"及"工巧神圣"的诊疗技术。

"令要道必行，桴鼓相应，犹拔刺雪污"，是对高明医生（能"十全"）临床见显效的形象描绘。"要道"，即指前述"盛者泻之，虚者补之"这一治疗原则。"必行"，即一定要使这一治疗原则在治疗中取得完全满意的效果。"桴鼓"，是用鼓槌打鼓。"拔刺"，即把进入皮肤中的刺拔掉。"雪污"，即把污秽洗净。"桴鼓相应，犹拔刺雪污"，是形容在治疗上疗效显著，如同以槌击鼓，以手拔刺，用水洗污一样有把握。只有实施"盛者泻之，虚者补之"这一治疗原则，才能够达到十全的诊疗效果。

只有在诊断上做到准确无误，方能在临床上取得"十全"的疗效。"工巧神圣"，是指医生诊病的高明技术。"工巧神圣"，《难经·六十一难》云："望而知之谓之神，闻而知之谓之圣，问而知之谓之工，切而知之谓之巧。"又云："望而知之者，望见其五色以知其病。闻而知之者，闻其五音以别其病。问而知之者，问其所欲五味，以知其病所起所在。切脉而知之者，诊其寸口，视其虚实，以知其病，病在何脏腑也。"由此可知，"工巧神圣"，系指望、闻、问、切四诊。大凡通过望诊就能知道疾病所在的称神奇的医生，通过闻诊而能知道疾病所在的是圣明的医生，通过问诊而能知道疾病所在的是良好的医生，通过切诊知道疾病所在的是能灵巧运用医技的医生。

"审察病机，无失气宜"，此句是对前句"工巧神圣，可得闻乎"的回答。"病机"，即发病机理。"无失"，即"十全无一失也"。"气",即六气。"宜",即适当。全句意谓要在诊断上做到正确无误,必须认真分析发病机理,掌握风、暑、火、湿、燥、寒六气的变化。

该篇继而论及病机十九条的内容,这十九条是前述"审察病机,无失气宜"精神在临床中具体运用的举例,并非人体发病的全部病机,指出了临床常见的一些病证的定位与定性问题,同时也指出了辨证论治的步骤和方法。

1.诸风掉眩,皆属于肝

"诸风",是指各种风病。"掉",即抽动。"眩",即眩晕。"诸风掉眩,皆属于肝",意谓抽搐、眩晕等各种风病,属于肝经病候。在五行属性上,肝属木,与六气中的风同属于一类。风主动,故肝也主动。"掉",指人体肢体抽搐。"眩",指人体出现眩晕,天旋地转,如坐舟车。"掉"和"眩"的症状特点是以动为主。故人体肢体活动正常与否与肝密切相关,而且肢体的抽搐、瘈疭、振掉均属肢体活动障碍,故谓"诸风掉眩,皆属于肝"。

对此条,陆懋修《内经运气病释七》有"此言肝之标为足厥阴,而其本风也"之论。

2.诸寒收引,皆属于肾

此条意谓各种寒病,例如形体拘挛等,属于肾病。"诸寒",指各种寒病。"收引",即痉挛、拘急。在五行属性上,肾属水,与六气中的寒同属一类。寒主凝,形体拘挛等候多与阳气不振,寒凝于内,营卫不和有关,对此,《素问·阴阳应象大论》有"在天为寒……在脏为肾"之论。"诸寒收引,皆属于肾"一词,王冰云:"收,谓敛也。引,谓急也。寒物收缩,水气同也。"张介宾云:"肾属水,其化寒,凡阳气不达,则营卫凝聚,形体拘挛,皆收引之谓。"

对此条，陆懋修有"此言肾之标为足少阴，其本寒也"之论。

3.诸气膹郁，皆属于肺

此条意谓胸闷、气逆等候，多与肺失肃降有关。"诸气"，是指各种气病。"膹"同膨，有胀满之义，此处指胸闷、气喘。"郁"，即郁积，此处指闷堵不通。张介宾注云："膹，喘急也。郁，痞闷也。"肺属上焦，为娇脏，乃人体五脏六腑之华盖，故各种气病，皆属于肺病。肺属金，与凉、燥同属一类。凉主收，主杀，主肃降。故胸闷、气逆等症，多与肺失肃降有关。肺为相傅之官，主治节，主一身之气。胸满、气逆属治节失调，亦属于肺病。王冰注云："膹，为膹满，郁，谓奔迫也。气之为用，金气同之。"张介宾注云："肺主气，故诸气膹郁者，其虚其实，皆属于肺。"

对此条，陆懋修有"此言肺之标为手太阴，而其本燥也"之论。

4.诸湿肿满，皆属于脾

此条意谓浮肿或胀满等病候，皆属于脾经。"诸湿"，指各种湿病。"肿"，指浮肿。"满"，指胀满。在五行配属中，脾属土，与六气中的湿同属一类。土主湿，所以脾也主湿。浮肿或胀满等症，均属湿邪内蕴，故谓"诸湿肿满，皆属于脾"。又因脾主运化，主敷布津液，脾的作用正常，人体津液的敷布也就正常；脾的作用失常，则津液便不能得到正常的敷布，而成痰饮，停留于表则为浮肿，停留于里则为胀满。张介宾注云："脾主土，其化湿，土气实则湿邪盛行……脾主肌肉，故诸湿肿满等证，虚实皆属于脾。"

对于此条，陆懋修有"此言脾之标为足太阴，而其本湿也"之论。

5.诸热瞀瘛,皆属于火

此条意谓各种热病,例如头晕、眼花、心烦、抽搐等,都属于火病。"诸热",即多种热病。"瞀",指目眩、眼花或心绪烦乱。"瘛",有抽搐之意。《素问·玉机真藏论》云:"病筋脉相引而急,病名曰瘛。""瞀""瘛"等症,与火的特性相类,在火气偏盛的情况下就容易发生上述病候。"火曰炎上",所谓"炎",即热盛,"上",即上升。又因"火性温热","火性明亮","火能化物",故热病多有发热、面赤、心烦等候,阳气亢盛于上可见头晕、眼花等症,热极生风就可有抽搐之症。

对于此条,陆懋修有"此言手少阴心经之病,热气通于心也,心,君火也"之论。

6.诸痛痒疮,皆属于心

此条意谓各种疼痛及皮肤瘙痒、生疮等症,属于心病。"诸痛",即各种疼痛。"痒",即皮肤瘙痒。"疮",即皮肤生疮。心属火,疼痛、疮痒属于火热之候者居多。张介宾注云:"热甚则疮疡痛,热微则疮痒,心属火,其化热,故疮疡皆属于心也。"又因心主血,主脉,疼痛的发生多与脉道不通,血行失调有关。故《素问·举痛论》云:"经脉流行不止,环周不休,寒气入经而稽迟,泣而不行,客于脉外则血少,客于脉中则气不通,故猝然而痛。"皮肤疮疡的发生也与血脉失调有关,故《灵枢·痈疽》云:"寒邪客于经脉之中则血泣,血泣则不通,不通则卫气归之,不得复反,故痛肿。"

对此,陆懋修有"此言心之标为手少阴,而其本热也"之论。

7.诸厥固泄,皆属于下

此条意谓厥证中出现大小便不通或大小便失禁等症,属于下焦疾病。"厥",即厥证。《伤寒论》云:"凡厥者,阴阳气不相顺接便为厥。"张介宾云："厥，逆也。""固"，即大小便不通。"泄"，即大小便失禁。"下"，是指人体下焦。盖因人体下焦的作用是"下焦如渎"，"下焦主出"，大小便不通或大小便失禁均属于下焦的作用丧失，水道不行。

8.诸痿喘呕，皆属于上

此条意谓各种痿证、气喘、呕吐等证，都可以定位在上焦，属于上焦疾病。"痿"，即痿证。王冰注云："痿，谓痿弱无力以运动。"痿证的分类，《素问·痿论》有"痿躄""脉痿""筋痿""肉痿""骨痿"之不同，故云"诸痿"。"喘"，即气喘。"呕"，即呕吐。"上"，是指人体上焦。上焦是指人体心肺而言，心主血，肺主气，人体的气血运行正常与否，与人体心肺功能正常与否密切相关。故《素问·调经论》有"阳受气于上焦，以温皮肤分肉之间"之论，《灵枢·五味论》有"上焦者，受气而营诸阳也"之论。痿证在临床上虽然有多种，但从痿证的主要临床表现来看，均有肌肉不仁、肢体不用等症状和体征，而各种痿证的肌肉不仁、肢体不用，从病机来说，又均属于气血不足或失调所致，心肺为气血之主，谓"皆属于上"。

对上述二条，陆懋修注云："此言手少阳三焦之属也。三焦之气游行上下，而治必取三焦，中安而上下皆安也。痿病心肺，厥病肝肾。"

9.诸禁鼓栗，如丧神守，皆属于火

此条意谓口噤不开，恶寒战栗，如同时有烦躁不安者，则属于火证。"禁"，同"噤"，即牙关紧闭，口噤不开。"鼓"，即鼓颔，"栗"，即寒战。"神守"，指正常的精神状态。"如丧神守"，即精神不定，烦躁不安。火的特性是炎上、温热、明亮、化物，临床病候具有上述特点者才可诊断为火证。但此处的"诸禁鼓栗"，似属寒冷，实乃真热假寒之象。而"如丧神守"又与"火

性炎上"特性相类，因此烦躁不安属于火证。对此，刘河间《素问病机气宜保命集·病机论第七》注云："禁栗躁急，如丧神守，悸动怔忪，皆热之内作。"

对于此条，陆懋修有"此亦三焦之火独盛于中，即阳明所见真热之病，亦厥阴所见假寒之病，所以口噤肢栗，似属于寒，而实皆属于火也"之论。

10.**诸痉项强，皆属于湿**

此条意谓各种痉病及颈项病，其发生多与湿邪有关。"诸痉"，即各种痉病。对此，《金匮要略·痉湿暍病脉证》云："病者，身热足寒，颈项强急，恶寒，时头热，面赤目赤，独头动摇，卒口噤，背反张者，痉病也。""痉为病，胸满口噤，卧不着席，脚挛急，必齘齿。"痉病常发于每年四之气太阴湿土主令之时，气候偏湿，人体容易外感湿邪发病。同时"湿"的产生又与脾的运化功能失调有关。痉病临床上以项背强为特点，而项背部分属于足太阳膀胱经循行部位。太阳五行属寒水，邪犯太阳膀胱经，太阳敷布津液功能失司，湿邪积滞，而颈项脊背强直不舒。痉病项强属足太阳膀胱经的疾病，同时与脾病有关，故谓"诸痉项强，皆属于湿"。

对于此条，陆懋修云："此言是太阳膀胱之属也。膀胱为水湿之腑，故属于湿。"

11.**诸逆冲上，皆属于火**

此条意谓各种气逆上冲的疾病，在定性上多属于火。"诸逆"，指各种气逆。"冲上"，即表现为上冲。临床上表现为气逆上冲的疾病很多，如咳嗽、气喘、呕吐、呃逆及自觉其气上冲胸，所以原文谓"诸逆"。火的特性是"炎上"，气逆上冲与炎上同一性质。又因气逆上冲等病，如咳、喘、呕、逆等，由于郁热在里而发生者多，故谓："诸逆冲上，皆属于火。""诸逆冲上"之病，虽然多属于"火"，但亦有属于虚寒者。鉴于气逆有虚有实，因而在治疗上也有补有泻，因而对于气逆冲上诸病也就不能概以火对待。

对于此条，陆懋修有"此言手厥阴心包络之属也，心包代君受邪，故亦属于火"之论。

12.诸胀腹大，皆属于热

此条意谓各种胀满或单腹胀大，一般多属于热证。"诸胀"，指各种原因而引起的胀满，其中包括胸胁部胀满、胃脘部胀满、少腹部胀满。"腹大"，指腹部胀大，其中包括各种臌证。"热"，即火热之气偏盛。人体出现胀满或腹大的原因，大都是由于相应部位有物淤积。这些积聚一般不外气、血、水、虫等类，中医学认为均属于有邪。由于气郁、气积而致胀满腹大者，属于气胀或气臌；由于血瘀、血积而致胀满或腹大者，属于血胀或血臌；由于水停水积而致胀满或腹大者，属于水胀或水臌；由于虫积而致之胀满腹大者，属于虫胀或虫臌。各种胀满之中以气胀为多见，各种臌证之中以水臌为多见。这些疾病均属于邪气偏盛。胀满固然是邪气实，但从胀满患者整个发病过程来看，则多数又属于正气虚。气滞、血瘀、水停、虫积等均系在正虚的基础之上产生，因此胀满等病从本质上来看多属虚证或虚中夹实证。所以对于"诸胀腹大，皆属于热"之论，不可机械对待。然"诸胀腹大"诸证，积久多成热证。故"皆属于热"，当为诸证之发展趋势。

对此，陆懋修有"此言足太阴脾经之属，湿气通于脾，而化为热也"之论。

13.诸躁狂越，皆属于火

此条意谓兴奋亢进一类的病候多属火。"躁"，即烦躁或躁动。"狂"，即发狂。"越"，即失其常度。"诸躁狂越"，是指人体在致病因素作用下所发生的狂躁现象。"火"，即火气偏盛。盖因"火曰炎上","诸躁狂越"的各种临床表现，从其性质上来看均属于兴奋亢进现象，与火势相似，故谓之"诸躁狂越，皆属于火"。又因火与人体中的心同属一类。心为君主之官，主神明，上述各种临床表现如"衣被不敛，言语善恶不避亲疏""妄见而妄言"等，均属于神明迷乱的临床表现，亦谓"诸躁狂越，皆属于火"。躁狂现象虽然属火者居多，但有虚实之分，因此，我们临床对躁狂患者的治疗时，当根据虚实辨证运用药物。

对此条，陆懋修有"此言足阳明胃经腑之属也，胃经胃腑，皆谓燥金，热甚则胃阴亡，故亦属火"之论。

14.诸暴强直，皆属于风

此条意谓各种突发性的肢体拘急强直，均属于风气偏盛，因而均可以定性为风。"暴"，指突然发作。张介宾注云："暴，猝也。""强直"，即肢体拘急痉挛不用。"风"，即风气偏盛。风的特性是"善行而数变"。凡属猝发性疾病都可以风定性。"诸暴强直"，是猝发性疾病，所以"皆属于风"。又因风的特性是"风主动"，"诸暴强直"属于肢体运动方面的障碍，亦"皆属于风"。

"诸暴强直，皆属于风"，以"强直"属风，当属举例而言，也有其他方面的情况。从十九条条文而论，还有三条：一条是"诸寒收引，皆属于肾"，"收引"，亦有强直、拘急之义，但这里是定性为寒；一条是"诸热瞀瘛，皆属于火"，"瘛"，亦有强直之义，但这里定性为火；一条是"诸痉项强，皆属于湿"，"痉""项强"，均有强直、拘急、收引之义，但这里定性为湿。由此可见，同一强直、拘急、收引现象，有的是属于风，有的是属于寒，有的是属于火，有时是属于湿。同一临床表现可以有不同的病机，予以不同的定性。因此，风病的临床表现很多，不可局限于"诸暴强直，皆属于风"，但因风"善行而数变"，诸邪又多兼风证，故又有"风湿""风寒""风热""风火"之证，故又可谓"诸暴强直,皆属于风"。

对此条,陆懋修有"此言足厥阴肝经之病,风气通于肝也"之论。

15.诸病有声,鼓之如鼓,皆属于热

此条表述了病机属于热的一些病候。"有声",指有声音可以听到,泛指咳嗽、哮喘、呕吐、噫气、呃逆、矢气、腹鸣等。"鼓之如鼓",意谓敲叩患者的胸腹部可以发出中空的鼓音。"热",指火热偏盛。盖因呕吐、呃逆、噫气、腹鸣、矢气等,多数情况下都是在气滞或食积的情况下发生,是正气驱邪外出的一种表现。"鼓之如鼓",说明腹胀甚重,腹胀而至鼓之如鼓,说明气体很多,邪气很盛。根据《内经》"邪气盛则实""有者为实"的原则,此处"热"字,可作"实"解。然"诸病有声",并非尽"皆属于热"。如《金匮要略》有"水走肠间,辘辘有声,谓之痰饮。……病痰饮者,当以温药和之"的记载。

对此条,陆懋修有"此言手太阴肺经之病,诸气通于肺也,有声者,咳喘之类"之论。

16.诸病胕肿,疼酸惊骇,皆属于火

此条意谓浮肿而合并酸痛,或合并精神不宁、惊恐害怕等症状者,即属于火证。"胕肿",即浮肿。"疼",即疼痛。"酸",即酸胀。"惊骇",即惊恐害怕。"浮肿",是人体在病因作用下所出现的水饮潴留的外在表现,多由肺脾肾气虚所致。上述诸证有寒有热,但临床上以热证出现者更多,如果浮肿而同时出现疼、酸、惊、骇等症状,则属热证或火证。

鉴于肺主肃降,具有通调水道的功能,故有"肺主行水""肺为水之上源"之说。肺之通调水道功能失司,必然导致水液停滞而成胕肿。又因大肠居腹中,与肺经为表里,为"传导之官,变化出焉",大肠蕴热,亦可致肺之通调水道功能失司而

致胕肿等症。故陆懋修对此条有"此言手阳明大肠之病也……胃腑经热入腑,遂为火证,故属于火"之论。

17.诸转反戾,水液浑浊,皆属于热

表述了病机属热的另一些病候。"转",即转筋。"反戾",即拘挛。张介宾注云:"诸转反戾,转筋拘挛也。""水液",此处指小便。"浑浊",此处指黄赤不清。"水液浑浊",即小便黄赤,浑浊不清。转筋拘挛均属肝病、风病。肝主筋,筋脉需要阴血来濡养。在肝热的情况下,由于热盛可以伤阴,热极筋失所养可以生风,所以人体可以出现转筋拘挛。人体在里热的情况下,小便一般也自然变为黄赤浑浊,刘河间有"热则小便浑而不清"之论,故谓"诸转反戾,水液浑浊,皆属于热"。然在临床中未必尽然,仅为举例而已。对此,张介宾注云:"其中亦各有虚实之不同者,如伤暑霍乱而为转筋之类,宜用甘凉调和等剂,清其亢烈之火者,热之属也。如感冒非时风寒,或暴雨之后,湿毒中藏而为转筋霍乱,宜用辛温等剂,理中气以逐阴邪者,寒之属也。大抵热盛者必多烦躁焦渴,寒盛者必多厥逆畏寒。故太阳之至为痓,太阳之复为腰椎反痛,屈伸不便,水郁之发为大关节不利,是皆阳衰阴盛之病也。水液之浊,虽为属火,然思虑伤心,劳倦伤脾,色欲伤肾,三阴亏损者,多有是病。治宜慎起居,节劳欲,阴虚者壮其水,阳虚者益其气,金水既足,便当自清。若用寒凉,病必益甚。"

盖因小肠为"受盛之官,化物出焉",故又称"小肠主液",有"泌别清浊"之功。心与小肠相表里,若心热移于小肠,必致小肠泌别清浊功能失司,而致"水液浑浊"。因此,陆懋修对此条有"此言手太阳小肠之病也,太阳本寒,而标则阳,故亦属热"之论。

18.诸病水液,澄沏清冷,皆属于寒

此条表述了"诸病水液"病机属寒的一些病候。"水液",

指人体中的各种液态排出物。王冰注云："上下所出，及吐出溺出也。"张介宾注云："水液者，上下所出皆是也。""澄沏"，即透明而不浑浊，有别于上条"水液浑浊，皆属于热"。"清冷"，即外观无色，一片寒凉之象，故本条谓"皆属于寒"。张介宾云："水体清，其气寒，故或吐或利，水谷不化而澄沏清冷者，皆得寒水之化，如秋冬寒冷，水必澄清也。"

《素问·逆调论》云："肾者水脏，主津液。"《素问·水热穴论》云："肾者，胃之关，关门不利，故聚水而从其类也。上下溢于皮肤，故为胕肿。胕肿者，聚水而生病也。"且五行属性上肾又属寒，故对"诸病水液，澄沏清冷，皆属于寒"一条，陆懋修注云："此言足少阴肾经之病，寒气通于肾也。"

19. 诸呕吐酸，暴注下迫，皆属于热

此条表述了病机属于热的另一些病候。"呕"，即呕吐。"吐酸"，即吐酸水。"暴注"，即暴发性腹泻。张介宾注云："暴注，卒暴注泄也。""下迫"，即里急后重。张介宾注云："下迫，后重里急迫痛也。"胃热可以使胃气上逆而发生呕吐，肝热可以出现反酸，故"诸呕吐酸"，"皆属于热"；而"暴注下迫"，多为大肠湿热下注，正气驱邪外出之象。刘河间《素问病机气宜保命集》云："故吐呕吐酸者，胃膈热甚，则郁滞于气，物不化而为酸。……暴注者，是注泄也，乃肠胃热而传化失常，经所谓清气在下则飧泄。下迫者，后重里急，仓迫急痛也。""诸呕吐酸，暴注下迫，皆属于热"，意谓呕吐、泛酸、腹泻、里急后重等候，即属热证。

对此条，陆懋修注云："此言足少阳胆经之病也，少阳相火，故属于热。"

（二）辨证大法

1."谨守病机，各司其属"

"谨守病机"，即临床辨证论治中必须坚持认真分析病机。

"各司其属"，即根据临床表现进行相应分类。分析病机主要就是进行定性定位。例如前述的"诸风掉眩，皆属于肝"，"诸湿肿满，皆属于脾"等，乃以五脏定病位；前述的"诸暴强直，皆属于风"，"诸热瞀瘛，皆属于火"等，乃以六气定病性。这就是"各司其属"的具体内容。对于《素问》"病机十九条"中不言燥，陆懋修在《内经运气病释七》中释云："以燥本属寒，而毗于寒则为寒，毗于火则即为火，《易》所以谓'火就燥'也。况诸暴强直，风亦致燥，诸痉项强，湿亦化燥，燥无定也，则凡十九条皆可以求燥也，岂是独遗燥耶？"

2."有者求之，无者求之"

"有"，此处指实证。《素问·调经论》云："有者为实。""无"，此处指虚证。《素问·调经论》谓："无者为虚。""求"，即追求或探索。张介宾注云："有者言其实，无者言其虚。求之者，求有无之本也，譬犹寻物一般，必得其所，取之则易。"全句表述了临证分析病机，除了以五脏定位、六气定性以外，更重要的是还要运用八纲辨证再定虚实。

3."盛者责之，虚者责之"

"盛"，即实证。"虚"，即虚证。"责"，与前述之"求"字义同，亦具探索之义。此句与前句"有者求之，无者求之"之义相同，求病机之实虚。因为只有在认真分析病机的基础上，正确地运用八纲辨证，才能对疾病的病因病机做出正确的判断，方可确立治疗法则和处方。

4."必先五胜"

"胜"，即偏盛。"五胜"，指五脏之气偏盛。"必先五胜"，意谓在分析病机过程中，首先要明确"各司其属"，根据患者的临床病候，进行定位定性，然后再"有者求之，无者求之，盛者责之，虚者责之"，分清其虚实寒热，在此基础上，还要分析这些病候是由于何脏出现了偏盛，才能做到"治病求本"。此即"必先五胜"的临床意义。

5."疏其血气，令其条达，而致和平"

"疏"，即疏通。"血气"，指人体气血。"条达"，即气血在脏腑经脉中运行流畅，通顺无阻，无所不至。"和平"，指人体"阴平阳秘""形与神俱"的健康状态。此句意谓如果能够认真分析病机，从辨证求本而做到治病求本，那么就能够使人体气血流畅，恢复健康。对此，王冰注云："寒之不寒，责其无水，热之不热，责其无火。热之不久，责心之虚，寒之不久，责肾之少。有者泻之，无者补之，虚者补之，盛者泻之，居其中间，疏者（其）壅塞，令上下无碍，气血通调，则寒热自和，阴阳条达矣。"从而说明了"必先五胜"与"疏其血气，令其条达，而致和平"的关系。对此段注文，张介宾评曰："夫规矩准绳，匠氏之法，一隅三反，巧则在人，知此文者，惟王太仆乎。究其所注最妙而人多忽者何也？余深佩之。"

二、运气病治之纪

运气病治之纪，内容见于《素问·六元正纪大论》。在篇首岐伯开宗明义指出："此天地之纲纪，变化之渊源，非圣帝孰能穷其至理欤！"于是黄帝有"愿夫子推而次之，从其类序，分其部主，别其宗司，昭其气数，明其正化，可得闻乎"之问，而岐伯有"先立其年，以明其气，金木水火土，运行之数，寒暑燥湿风火，临御之化，则天道可见，民气可调，阴阳卷舒，近而无惑"之对。故运气病治之纪，当以此运气之序为纲。兹结合《素问》诸篇之论，及陈无择、陆懋修之言，综合以前所讲内容，讲一下"运气病治之纪"。

（一）五运病治之纪

1.六甲年

天干化五运，甲己化土。甲为阳干，故六甲之年，为岁

土太过之年，其年岁运黅天，敦阜之纪，平气备化。甲岁南政
（注：五运以湿土为尊，故甲己土运为南政，盖土以成数，贯金
木水火，居中央），太宫之音，其气候、物候及病候，《素问·气
交变大论》有如下之记："岁土太过，雨湿流行，肾水受邪。民
病腹痛，清厥，意不乐，体重，烦冤，上应镇星，甚则肌肉痿，
足痿不收，行善瘛，脚下痛，饮发，中满食减，四肢不举。变
生得位，藏气伏，化气独治之，泉涌河衍，涸泽生鱼，风雨大
至，土崩溃，鳞见于陆，病腹满，溏泄，肠鸣，反下甚。而太
溪绝者，死不治。上应岁星。"对此，明代名医汪机《运气易
览》云："凡遇六甲年，敦阜之纪，岁土太过，雨湿流行，肾
气受邪，民病腹痛，清厥，意不乐，体重，烦冤，甚则肉痿，
足痿不收，行善瘛，脚下痛，中满食减，四肢不举。为风所
复，则反腹胀，溏泄，肠鸣，甚则太溪绝者死。"可谓言简意
赅。"岁土太过"，泉涌河溢，雨湿流行，此言六甲阳年太宫运，
土胜水，水受克，水之子木来复。土盛克水，土邪伤肾，肾水
受邪，病则腹痛、清厥、体重。土胜侮其母，故心肾不交，而
"意不乐""烦冤"。土胜而邪有余，脾经自病，发为痿痹，而
见"肌肉痿，足痿不收行，善瘛，脚下痛"，盖因脾主肌肉也。
土胜水气不行，而发痰饮，"中满食减"。脾土胜肾水，木为水
之子，复能克土，故木复而土病，则见腹胀、溏泄、肠鸣，甚
则太溪脉绝而死。水为土克，而水之子木以风气复之，木复则
土病，始则有余而侮，继则侮反受邪，故土自病而利不止，"反
下甚"。

关于其治，历代医家多宗宋·陈言《三因极一病证方论》
（简称《三因方》）之附子山茱萸汤。

（1）方证：肾经受湿，腹痛，寒厥，足痿不收，腰椎痛，行
步艰难，甚则中满，食不下，或肠鸣，溏泄。

（2）药物组成：炮附子片、山茱萸、乌梅肉、木瓜、肉豆蔻、制半夏、丁香、藿香、生姜、大枣。

（3）方解：取陆懋修《〈内经〉运气病释》引缪问之解："敦阜之纪，雨湿流行，肾中真气被遏，则火之为用不宜，脾土转失温煦，此先后天交病之会也。经谓：湿淫于内，治以苦热。故以附子大热纯阳之品，直达坎阳，以消阴翳，回厥逆而鼓少火，治肾而兼治脾。但附子性殊走窜，必赖维持之力而用始神，有如真武汤之于白芍、地黄饮子之于五味是也。此而不佐以萸肉之酸收，安必其入肾而无劫液之虑？不偕以乌梅之静镇，难必其归土而无烁肺之忧。得此佐治，非徒阳弱者赖以见功，即阴虚者亦投之中綮矣。然腹满溏泄，为风所复，土转受戕，则治肝亦宜急也。脏宜补，既有萸肉以培乙木，腑宜泻，更用木瓜以泄甲木。所以安甲乙者，即所以资戊己也。肉豆蔻辛温助土，有止泻之功，兼散皮外络下诸气，治肉痿必需。再复以半夏之利湿，丁木香之治胃，木瓜、乌梅之疗痿，生姜、大枣之和中，眼光四射矣。风气来复，有味酸群药补之、泻之，尚何顾虑之有哉？"此乃六甲年太宫运，岁土太过，雨湿流行，土胜木复所生病，故宜以此方治之。缪氏弃藿香而代之木香重在治胃。然陈言组方用藿香佐丁香，重在芳香化湿，其辛散走表而不峻烈，微温化温而不燥热，以其醒脾开胃，和中理气之功，尤为湿困脾阳之要药。而木香辛散苦降而温通，重在行胃肠三焦之气滞，为行气止痛之要药。二药较之，方知陈言辨证组方用药之妙。

2.六乙年

天干化五运，乙庚化金。乙为阴干，故六乙年为岁金不及之年。其年岁运素天，从革之纪，平气审平。乙岁北政，少商之音。金不及，火来乘之，其气候、物候及所生病，《素问·气交变大论》有如下之记："岁金不及，炎火乃行，生气乃用，长气专胜，庶物以茂，燥烁以行，上应荧惑星。民病肩背瞀重，鼽嚏，血便注下，收气乃后，上应太白、荧惑星，其谷坚芒。复则寒雨暴至，乃零冰雹霜雪杀物，阴厥且格，阳反上行，头脑户痛，延及囟顶，发热，上应辰星、荧惑，丹谷不成，民病口疮，甚则心痛。"摘其要，汪机《运气易览》有如下记载："凡遇六乙年，从革之纪，岁金不及，火盛行，民病肩背瞀重，鼽嚏，血便注下。为水所复，则反头脑户痛，延及囟顶，发热，口疮，心痛。"

"岁金不及，炎火乃行，生气乃用"，此言六乙阴年，少商金运不及，火胜金，金之子水来复。金受火邪，肺金病则"肩背瞀重，鼽血，血便注下"。心火克肺金，水为金之子，复能克心火，则"头脑户痛，延及囟顶，发热"，"口疮，甚则心痛"。复则水胜火，则寒雨暴至，冰雹雪霜。

关于其治，历代医家多宗陈言《三因方》之紫菀汤。

（1）方证：肺虚感热，咳嗽，喘满，自汗，衄血，肩背瞀重，血便注下，或脑户连囟顶痛，发热，口疮，心痛。

（2）药物组成：紫菀、炙桑白皮、人参、黄芪、地骨皮、炒杏仁、白芷、炙甘草、生姜、大枣。

（3）方解：取陆懋修《〈内经〉运气病释》引缪问之解："凡岁金不及之年，补肺即当泻火，以折其炎上之势。若肺金自馁，火乘其敝，民病肩背痛，瞀重，鼽嚏，便血，注下，不救其根本可乎哉？盖肩背为云门、中府之会，肺脉所循，鼻为肺窍，肺伤则鼽嚏。肺与大肠为表里，气不下摄，则为便血、注下。脏病而腑亦病，此时惟有清火止泻一法，急补肺金，斯为得耳。紫菀苦温，下气和血，寒热咸治。桑皮甘寒，补血益气，吐血所需。而尤赖参、芪固无形之气，即以摄走泄之阴也。气交之火必潜伏金中，地骨皮甘平微苦，能泻肺中伏火，止其血之沸腾。又肺苦气上逆，泄之以杏仁之苦。肺欲收，敛之以白芍之酸。合之甘草补土生金，姜、枣调和营卫，缓诸药于至高之分，而参、芪得收指臂之功。为水所复，不用别药，盖补土可以生金，而实土即以御水也。"此乃六乙年少商运，岁金不及，炎火乃行，火胜水复所生病，故宜以此方治之。缪氏方解无白芷，而增白芍。白芷辛温，入胃、大肠、肺经，长于化湿祛风，解毒医疮。陈氏立紫菀汤，以白芷辅紫菀居臣药之位，又以其为阳明经之引经药，故绝非可弃之味。

3.六丙年

天干化五运，丙辛化水。丙为阳干，故六丙之年，为岁水太过之年，其年岁运玄天，流衍之纪，平气静顺，丙岁北政，太羽之音，其气候、物候及所生病，《素问·气交变大论》记云："岁水太过，寒气流行，邪害心火。民病身热烦心，躁悸，阴厥，上下中寒，谵妄心痛，寒气早至，上应辰星，甚则腹大胫肿，喘咳，寝汗出，憎风。大雨至，埃雾蒙郁，上应镇星。上临太阳，则雨冰雪霜不时降，湿气变物，病反腹满，肠鸣溏泄，食不化，渴而妄冒。神门绝者，死不治，上应荧惑、辰星。"摘其要，汪机《运气易览》有如下记载："流衍之纪，岁水太过，寒气流行，邪害心火，民病身热烦心，躁悸，上下中寒，谵妄，心痛，甚则腹大胫肿，喘咳，寝汗，憎风。为土所复，则反胀满，肠鸣，溏泄，食不化，渴而妄冒，甚则神门绝者死。"

"岁水太过，寒气流行，邪害心火"，此言六丙阳年太羽运，水胜火，火受克，火之子土来复。水盛火衰，心受邪而神气内虚，而见"民病身热烦心，躁悸，阴厥，上下中寒，谵妄，心痛"等症。"上"谓手，"下"谓足。水邪有余，土不能制，水气妄行，肾脏自病，而见"腹大，胫肿，喘咳，寝汗出，憎风"等症。水邪侮火，而火之子土以湿气复之，反见"腹满，肠鸣溏泄，食不化"等症。心气不舒则"渴而妄冒"。神门，心脉也，水亢则火衰，心气绝也，故云"神门绝者，死不治。"

关于其治疗，历代医家多宗陈言《三因方》之川连茯苓汤。

（1）方证：心虚为寒冷所中，身热，心躁，手足反寒，心腹肿病，喘咳，自汗，甚则大肠便血。

（2）药物组成：黄连、黄芩、赤茯苓、制半夏、通草、炒车前子、甘草、远志、麦冬、生姜、大枣。

（3）方解：取陆懋修《〈内经〉运气病释》引缪问之解："岁水太过，寒气流行，邪害心火。此而不以辛热益心之阳，何耶？按：六丙之岁，太阳在上，泽无阳焰，火发待时。少阴在上，寒热凌犯，气争于中。少阳在上，炎火乃流。阴行阳化，皆寒盛火郁之会也。故病见身热、烦躁、谵妄、胫肿、腹满等症，种种俱水湿郁热见端，投以辛热，正速毙耳。丙为阳刚之水，故宗《内经》气寒气凉，治以寒凉立方，妙在不理心阳而专利水清热。以黄连之可升可降，寒能胜热者，平其上下之热。更以黄芩之可左可右，逐水湿，清表里热者，泄其内外之邪。茯苓、半夏通利阳明。通草性轻，专疗浮肿。车前色黑，功达水源。甘草为九土之精，实堤御水，使水不上凌于心，而心自安也。心为君主，义不受邪，仅以远志之辛，祛其谵妄，游刃有余。心脾道近，治以奇法也。但苦味皆从火化，恐燥则伤其娇脏，故佐以麦冬养液保金，且以麦冬合车前，可已湿痹，具见导水功能。土气来复，即借半夏之辛温以疏土。实用药之妙，岂思议所可及哉。"此乃"六丙年太羽运，岁水太过，寒气流行，水胜土复"所生病，故宜以此方治之。

4.六丁年

天干化五运，丁壬化木。丁为阴干，故六丁之年，为木运不及之年。岁运苍天，委和之纪，平气敷和，丁岁北政，少角之音，其气候、物候及所生病，《素问·气交变大论》记云："岁木不及，燥乃大行，生气失应，草木晚荣，肃杀而甚，则刚木辟者，柔萎苍干，上应太白星，民病中清，胠胁痛，少腹痛，肠鸣溏泄。凉雨时至，上应太白星，其谷苍。上临阳明，生气失政，草木再荣，化气乃急，上应太白、镇星，其主苍早。复则炎暑流火，湿性燥，柔脆草木焦槁，下体再生，华实齐化。病寒热，疮疡，痱胗，痈痤。上应荧惑、太白，其谷白坚。白露早降，收杀气行，寒雨害物，虫食甘黄，脾土受邪，赤气后化，心气晚治，上胜肺金，白气乃屈，其谷不成，咳而鼽，上应荧惑、太白星。"摘其要，汪机《运气易览》有如下记载："凡遇六丁之年，委和之纪，岁木不及，燥乃盛行，民病中清，胠胁痛，小腹痛，肠鸣溏泄。为火所复，则寒热，疮疡，痈痤，痈肿，咳而鼽。"

"岁木不及，燥乃盛行，生气失应"，乃言六丁阴年少角运，木不及，金胜木，木之子火来复之。金邪乘木，乃肝之病，而见"胁痛，少腹痛"等病。燥金盛，清气在中，而木不生火，则脾寒，见"肠鸣溏泄"等病。木衰则土亢，而木之子火以热气复之，则肺金受病，故复则"病寒热，疮疡，痱胗，痈痤"，"咳而鼽"。

关于其治疗，历代医家多宗陈言《三因方》之苁蓉牛膝汤。

（1）方证：肝虚为燥热所伤，胠胁并小腹痛，肠鸣，溏泄，或发热，遍体疮疡，咳嗽，支满，鼻鼽。

（2）药物组成：苁蓉、牛膝、熟地黄、当归、白芍药、木瓜、炙甘草、乌梅、鹿角、生姜、大枣。

（3）方解：取陆懋修《〈内经〉运气病释》引缪问之解："此与六庚年之牛膝汤同为补肝之剂，而补之之法大有径庭矣。民病胠胁少腹痛，厥阴之经下络少腹，肝虚则阳下陷而为痛，木动则风内攻而为肠鸣鹜溏。是年风燥火热，多阳少阴，不资液以救焚，则熇熇之势遂致燎原，是当借天一之水以制其阳陷者也。但肾为肝母，徒益其阴，则木无气以升，遂失春生之性，仅补其阳，则木乏水以溉，保无陨落之忧？故必水火双调，庶合虚则补母之义。苁蓉咸能润下，温不劫津，坎中之阳所必需。熟地苦能坚肾，润以滋燥，肾中之阴尤有赖。阴阳平补，不致有偏胜之虞矣。合之牛膝酸平达下，复之归、芍辛酸化阴，直走厥阴之脏，血燥可以无忧。但为火所复，而为寒热、疮疡，则一从少阳始，一从少阴来也。木瓜之酸泄少阳，甘草之甘泻少阴，乌梅止溏泄，鹿角主疮疡，姜、枣和营卫。同一补肝，而法有不同如此。"此乃"六丁年少角运，岁木不及，燥乃盛行，金胜火复"所生病，故宜以此方治之。

5.六戊年

天干化五运，戊癸化火。戊为阳干，故六戊年为岁火太过之年。岁运丹天，赫曦之纪，平气升明，戊岁北政，太徵之音，其气候、物候及所生病，《素问·气交变大论》记云："岁火太过，炎暑流行，金肺受邪，民病疟，少气，咳喘，血嗌，血泄，注下，嗌燥，耳聋，中热，肩背热，上应荧惑星。甚则胸中痛，胁支满胁痛，膺背肩胛间痛，两臂内痛，身热肤痛，而为浸淫。收气不行，长气独明，雨冰霜寒，上应辰星。上临少阴少阳，火燔焫，水泉涸，物焦槁，病反谵妄狂越，咳喘息鸣，下甚，血溢，泄不已。太渊绝者，死不治。上应荧惑星。"摘其要，汪机《运气易览》有如下记载："凡遇六戊年，赫曦之纪，岁火太过，炎暑流行，肺金受邪，民病疟，少气咳喘，血溢，血泄，注下，嗌燥，耳聋，中热，肩背热，甚则胸中痛，胁支满，背肩并两臂内痛，身热骨痛，而为浸淫。为水所复，则反谵妄狂越，咳喘，息鸣，血溢，泄不已，甚则太渊绝者死。"

"岁火太过，炎暑流行，金肺受邪"，此言六戊阳年太徵火运，火胜金，金受克，金之子来复。火乘肺金，故"民病疟，少气咳喘"。肺与大肠相表里，逼血妄行于上下，故"血溢，血泄，注下"。火灼肺系则"嗌燥"。相火妄动，枢窍不利则"耳聋"。"胸中痛，肢支满胁痛，膺背肩胛间痛，两臂内痛，身热肤痛"，皆心主所行之处火盛，包络代君受邪而为病。火盛金衰，金之子水以寒气复之，复则心反受邪，而见"谵妄"诸病。火亢则肺气绝，故太渊脉绝死不治。

关于其治疗，历代医家多宗陈言《三因方》之麦门冬汤。

（1）方证：肺经受热，上气，咳喘，咯血，痰壅，嗌干，耳聋，泄泻，胸胁满，痛连肩背，两臂膞痛，息高。

（2）药物组成：麦门冬、人参、桑白皮、紫菀、制半夏、白芷、竹叶、钟乳、炙甘草、生姜、大枣。

（3）方解：取陆懋修《〈内经〉运气病释》引缪问之解："岁火太过，炎暑流行，热甚则燥，肺金受其侮矣。民病疟，少气，血溢泄等证，肺脏被烁可知。此而不阴阳并补，则金败水竭，火无所畏，多将熇熇矣。麦冬养肺之阴，人参益肺之气。张洁古谓参味苦甘，甘能泻火，麦冬味苦，兼泄心阳，且救金，且抑火，一用而两擅其长，肺之欲有不遂者乎？然肺为多气之脏，益之而无以开之亦不可也。桑皮甘寒，紫菀微辛，开其膹郁，借以为止血之功。再用半夏、甘草以益脾土，虚则补其母也。白芷辛芬，能散肺家风热，治胁痛称神。竹叶性升，引药上达。补肺之法，无余蕴矣。水气来复，实土即可御水，又何烦多赘乎？要知此方之妙，不犯泻心苦寒之品最为特识。盖岁气之火属在气交，与外淫之火有间，设用苦寒，土气被戕，肺之化源绝矣。是方也，惟肺脉微弱者可用。若沉数有力及浮洪而滑疾者，均非所宜。此中消息，愿后贤会之。"此乃"六戊年太徵运，岁火太过，炎暑流行，火胜水复"所生病，故宜以此方治之。钟乳石，缪氏未解。《本草便读》谓："乳钟石上温肺冷，下壮肾阳，质重性偏，补火强阴。"药虽温而不伤阴，故用之上可佐麦冬、人参，以益肺气，中可佐甘草以益脾土，下可壮肾阳，补火强阴，一可纳气定喘止息，二可因命门火旺土健而止泄泻。足见陈氏用药组方之妙。

6.六己年

天干化五运，甲己化土。己为阴干，故六己年为土运不及之年。岁运黔天，卑监之纪，平气备化。己岁南政，少宫之音，土不及，木乘之，其气候、物候及所生病，《素问·气交变大论》记云："岁土不及，风乃大行，化气不令，草木茂荣，飘扬而甚，秀而不实，上应岁星。民病飧泄，霍乱，体重，腹痛，筋骨繇复，肌肉𥆧酸，善怒，脏气举事，蛰虫早附，咸病寒中，上应岁星、镇星，其谷黔。复则收政严峻，名木苍雕，胸胁暴痛，下引少腹，善太息，虫食甘黄，气客于脾，黔谷乃减，民食少失味，苍谷乃损，上应太白、岁星。上临厥阴，流水不冰，蛰虫来见。脏气不用，白乃不复，上应岁星，民乃康。"摘其要，汪机《运气易览》有如下记载："凡遇六己年，卑监之纪，岁土不及，土来乘之，风气盛行，民病飧泄霍乱，体重，身痛，筋骨摇，并肌肉𥆧酸，善怒。为金所复，则反胸胁暴痛，下引小腹，善太息，气克于脾，食少味。"

"岁土不及，风乃大行，化气不令"，此言六己阴年，少宫土运不及，木胜土，土之子金来复。岁土不及，而木乘之，皆脾弱肝强之候，而见"飧泄"诸症。土气不及，寒水无畏，水气独行而火衰，故"咸病寒中"。土衰木亢，土之子金以燥气复之，肝胆同病，而见"胸胁暴痛，下引小腹，善太息"诸症。土不及，脾自病，其病内舍心腹，外在肌肉四肢。此皆土衰之病也。

关于其治疗，历代医家多宗陈言之白术厚朴汤。

（1）方证：脾虚风冷所伤，心腹胀满，疼痛，四肢筋骨重弱，肌肉𥆧动酸痛，善怒，霍乱吐泻，或胸胁暴痛，下引小腹，善太息，食少失味。

（2）药物组成：白术、厚朴、制半夏、桂心、藿香、青皮、炮干姜、炙甘草、生姜、大枣。

（3）方解：取陆懋修《〈内经〉运气病释》引缪问之解："岁土不及，寒水无畏，风乃大行。民病飧泄、霍乱等证，皆土虚所见端。但土虚则木必乘之，是补太阴必兼泄厥阴也。夫脾为阴土，所恶者湿，所畏者肝，其取资则本于胃。古人治脾必及胃者，恐胃气不得下降，则脾气不得上升，胃不能游溢精气，脾即无所取资。故君以白术，甘苦入脾。燥湿即佐以厚朴，苦温平胃理气，是补脏通腑之法也。肝为将军之官，乘土不足而凌犯中州，是意泄之。桂心辛甘，泄肝之气；青皮苦酸，泄肝之血。辛酸相合，足以化肝。复以甘草缓肝之急，监制过泄之品，毋令过侵脏气。再合藿香之辛芬，横入脾络；炮姜之苦辛，上行脾经；半夏之辛润，下宣脾气。其种种顾虑，总不外乎奠安中土使脾气固密，自不畏乎风气之流行矣。金气来复，又得厚朴、半夏，泻肺气之有余，不用苦寒戕土，即《内经》以平为期，不可太过之义也。是方不用姜、枣，以脾之气分受邪，无借大枣入营之品，且畏姜之峻补肝阳。锦心妙谛，岂语言所能推赞哉。"此乃"六己年少宫运，岁土不及，风乃盛行，木胜金复"所生病，故宜以此方治之。缪氏方解，有去原方姜、枣之论，然病"筋骨繇复，肌肉瞤酸"，"胸胁暴痛，下引小腹"，取姜、枣酸甘化阴、辛甘化阳之伍，而和营卫、补气血。

7.六庚年

天干化五运，为乙庚化金。庚为阳干，故六庚年为金运太过之年。岁运素天，坚成之纪，平气审平，庚岁北政，太商之音，其气候、物候及所生病，《素问·气交变大论》记云："岁金太过，燥气流行，肝木受邪。民病两胁下少腹痛，目赤痛，眦疡，耳无所闻。肃杀而甚，则体重烦冤，胸痛引背，两胁满且痛引少腹，上应太白星。甚则喘咳逆气，肩背痛，尻、阴、股、膝、髀、腨、胻、足皆病，上应荧惑星。收气峻，生气下，草木敛，苍干凋陨，病反暴痛，胠胁不可反侧，咳逆甚而血溢，太冲绝者，死不治。上应太白星。"摘其要，汪机《运气易览》有如下记载："凡遇六庚年，坚成之纪，岁金太过，燥气流行，肝木受邪，民病胁下少腹痛，目赤，背痛、耳无闻，体重烦冤，胸痛引背，胁满引少腹，甚则喘咳逆气，肩背痛，尻、阴、股、膝、髀、腨、胻、足皆痛。为火所复，则暴痛，胠胁不可反侧，咳逆，甚而血溢，太冲绝者死。"

"岁金太过，燥气流行，肝木受邪"，此言六庚阳年太商运，金胜木，木受克，木之子火来复。金胜木，肝胆均伤，故见"两胁少腹痛"诸症。金燥过甚，肺金自病，金不生水，而水脏亦病，故见"喘咳逆气"及肾与膀胱经脉所过部位诸痛。金盛伤肝，而木之子火以热气来复，金反自病，故见"胠胁不可反侧，咳逆甚而血溢"等。太冲，肝脉也，金亢则肝气绝，故"太冲绝者，死不治。"

关于其治疗，历代医家多宗陈言《三因方》之牛膝木瓜汤。

（1）方证：肝虚遇岁气，燥湿更胜，胁连小腹拘急，疼痛，耳聋，目赤，咳逆，肩背连尻、阴、股、膝、髀、腨、胻皆痛。

（2）药物组成：牛膝、木瓜、白芍药、杜仲、黄松节、菟丝子、枸杞子、天麻、生姜、大枣、甘草。

（3）方解：取陆懋修《〈内经〉运气病释》引缪问之解："此治岁金太过，肝木受邪之方也。夫金性至刚，害必凌木，民病两胁与少腹痛，目赤痛，肩背至胻足皆痛。是非肝为金遏，郁而不舒，故上下诸痛悉见耶？盖肝藏血，而所畏惟金。肺气逆行，不独上蒙清窍，且无以荣养百骸，缘见诸痛。及其火复阴伤，更致气血交病。用药之例，补肝血者可以从酸，补肝气者必不得从辛矣。何则？酸可育肝之阴，辛则劫肝之血也。故方用牛膝酸平下达为君，木瓜酸温舒筋为臣。而即佐以白芍，和厥阴之阴，且制肺金之横。杜仲养风木之气，自无辛烈之偏。同为气血交补，义仍重取肝阴，最为有见至。松节利血中之湿，且治关节之痛。菟丝子入三阴之经，专助筋脉之力。复以枸杞甘平润肺，合之天麻辛温息风，金安而木亦平，此则柔克之道也。顾虑周密，虽有火气来复，喘咳气逆等证，亦可无忧矣。"此乃"六庚年太商运，岁金太过，燥气流行，金胜火复"所生病，故宜以此方治之。

8.六辛年

天干化五运，丙辛化水。辛为阴干，故六辛之年为岁水不及之年。岁运玄天，涸流之纪，平气顺静，辛岁北政，少羽之音，其气候、物候及所生病，《素问·气交变大论》记云："岁水不及，湿乃大行，长气反用，其化乃速，暑雨数至，上应镇星。民病腹满，身重，濡泄，寒疡流水，腰股痛发，腘腨股膝不便，烦冤，足痿清厥，脚下痛，甚则胕肿。脏气不政，肾气不衡，上应镇星、辰星，其谷秬。上临太阴，则大寒数举，蛰虫早藏，地积坚冰，阳光不治，民病寒疾于下，甚则腹满浮肿，上应镇星、荧惑，其主黔谷。复则大风暴发，草偃木零，生长不鲜，面色时变，筋骨并辟，肉瞤瘛，目视𣊬𣊬，物疏璺，肌肉胗发，气并膈中，痛于心腹。黄气乃损，其谷不登，上应岁星、镇星。"摘其要，汪机《运气易览》有如下记载："凡遇六辛年，涸流之纪，岁水不及，湿乃盛行，民病肿满身重，濡泄，寒疡，腰、腘、腨、股、膝痛不便，烦冤，足痿清厥，脚下痛，甚则胕肿。肾气不衡，为木所复，则反面色时变，筋骨并辟，肉瞤瘛，目视𣊬𣊬，肌肉胗发，气并膈中，痛于心腹。"

"岁水不及，湿乃大行，长气反用"，此言六辛阴年少羽运，水不及，土胜水，水之子木来复，土盛伤肾，而见"腹满身重"诸证。土湿太过，阳光不治，大寒在下，肾气伤也，故见"寒疾于下"诸证。水衰土亢，而水之子木以风气来复，而发"肉瞤瘛"，"肌肉胗发，气并膈中"等证。水衰则其病内舍腰脊筋骨髓，外在溪谷踹膝。

关于其治疗，历代医家多宗陈言《三因方》之五味子汤。

（1）方证：肾虚坐卧湿地，腰膝重着疼痛，腹胀满，濡泄无度，行步艰难，足痿清厥，甚则浮肿，面色不常，或筋骨并辟，目视眈眈，心腹疼痛。

（2）药物组成：五味子、附子片、熟地黄、巴戟天、鹿茸、炒杜仲、山茱萸、生姜、盐。

（3）方解：取陆懋修《〈内经〉运气病释》引缪问之解："辛年主病，身重，濡泄，寒疡，足痿，清厥等证，皆涸流之纪，肾虚受湿也。然而淡渗逐湿则伤阴，风药胜湿益耗气，二者均犯虚虚之戒矣。盖肾中之阳弱，少火乏生化之权则濡泄，肌肉失温煦之运则湿不行，因而入气分则为身重，入血分则为寒疡。肾中之阴弱，则痿痛而烦冤，即《内经》所称内舍腰膝，外舍溪谷，皆湿之为害也。故君以五味子之酸收，收阴阳二气于坎中。臣以直入坎宫之附子，急助肾阳，遍走经络，逐阴霾，破竹之势有非他药可及者。再佐以熟地甘苦悦下之味，填补肾阴，助五味子固护封蛰。治肾之法，无遗蕴矣。巴戟甘温入阴，除痹有效。鹿茸咸温补血，益髓称神。精不足者，补之以味是也。为木所复，目视眈眈，筋骨酸楚，肝虚可知。肝欲辛，补以杜仲之辛。肝喜酸，与之以萸肉之酸。况二药并行，能除湿痹而利关节，补肝即所以益肾，又子能令母实之意，非独治其来复也。"此乃"六辛年少羽运，岁水不及，湿乃盛行，土胜木复"所生病，故宜以此方治之。

9.六壬年

天干化五运，丁壬化木。壬为阳干，故六壬年为岁木太过之年。岁运苍天，发生之纪，平气敷和，壬岁北政，太角之音，其气候、物候及所生病，《素问·气交变大论》记云："岁木太过，风气流行，脾土受邪。民病飧泄，食减，体重，烦冤，肠鸣，腹支满，上应岁星。甚则忽忽善怒，眩冒颠疾，化气不政，生气独治，云物飞动，草木不宁，甚而摇落。反胁痛而吐甚。冲阳绝者，死不治。上应太白星。"摘其要，汪机《运气易览》有如下记载："凡遇六壬年，发生之纪，岁木太过，风气流行，脾土受邪，民病飧泄，食减，体重，烦冤，肠鸣，腹支满，甚则忽忽善怒，眩冒颠疾。为金所复，则反胁痛为吐，甚则冲阳绝者死。"

"岁木太过，风气流行，脾土受邪"，此言六壬阳年太角运，木胜土，土受克，土之子金来复。木郁土中，脾土受病而水谷不化，而见"飧泄"诸证。木胜肝强，厥阴之脉随督脉会于颠，而火上逆，致"善怒，眩冒颠疾"。土为木克，而土之子金以燥气复之，侮反受邪，故肝胆病，"反胁痛而吐"。冲阳，胃脉也，木亢则克土，胃气绝，亦冲阳脉绝也，故死不治。

关于其治疗，历代医家多宗陈言《三因方》之苓术汤。

（1）方证：脾胃感风，飧泄注下，肠鸣腹满，四肢重滞，忽忽善怒，眩冒眩晕，或左胁偏疼。

（2）药物组成：白茯苓、白术、甘草、草果、厚朴、制半夏、炮姜、青皮、生姜、大枣。

（3）方解：取陆懋修《〈内经〉运气病释》引缪问之解："发生之纪，风气流行，木旺肝强，脾土受邪之会也。民病飧泄，食减，体重，烦冤，肠鸣，腹满，甚则忽忽善怒，肝木乘脾极矣，是当用肝病实脾法以为根本之地。夫风淫所胜，治以苦甘，而治脏必先通腑。故君以茯苓，通利脾家之湿。而即臣以白术、甘草，一苦一甘，补脾之体。佐以草果、厚朴，辛香导滞，宣脾之用。健运不愆，脏腑有交赖矣。半夏助辛淡之用，炮姜资焦苦之功，治脾之法已尽乎此。而风淫所胜，平之宜急，加以青皮之酸，合之甘草之甘，所谓以酸泻之、以甘缓之是也。金气来复，胁痛而吐，木益病矣，泻之、缓之，已备具于诸药之中。使以姜、枣调营益卫，为治中所必需。信乎！治病之必求于本也。"此乃"六壬年太角运，岁木太过，风气流行，木胜金复"所生病，故宜以此方治之。

10.六癸年

天干化五运，戊癸化火。癸为阴干，故六癸年为岁火不及之年。岁运丹天，伏明之纪，平气升明，癸岁北政，少徵之音，其气候、物候及所生病，《素问·气交变大论》记云："岁火不及，寒乃大行，长政不用，物荣而下。凝惨而甚，则阳气不化，乃折荣美，上应辰星。民病胸中痛，胁支满，两胁痛，膺背、肩胛间及两臂内痛，郁冒蒙昧，心痛暴喑，胸腹大，胁下与腰背相引而痛，甚则屈不能伸，髋髀如别，上应荧惑、辰星，其谷丹。复则埃郁，大雨且至，黑气乃辱，病鹜溏，腹满，食饮不下，寒中，肠鸣泄注，腹痛，暴挛痿痹，足不任身。上应镇星、辰星。玄谷不成。"摘其要，汪机《运气易览》有如下记载："凡遇六癸年，伏明之纪，岁火不及，寒气盛行，民病胸痛，胁支满，膺背、肩胛、两臂内痛，郁冒蒙昧，心痛，暴喑，甚则屈不能伸，髋髀如别。为土所复，则反鹜溏泄，食欲不下，寒中，肠鸣泄注，腹痛，暴挛痿痹，足不能任身。"

"岁火不及，寒气大行，长政不用"，此言六癸阴年少徵运，火不及，水胜火，火之子土来复。火不足，阴寒之邪盛，致心气伤也，故见"胸中痛，胁支满，两胁痛，膺背、肩胛间及两臂内痛"诸证。水制其火，心气寒而不舒，而见郁冒蒙昧、心痛、暴喑等证。火衰水逆，而致"胸腹大，胁下与腰背相引而痛甚"等证。火衰水亢，火之子土以湿气复之，反侵水脏，而水之为害甚，病在内，此即复则病"鹜溏腹泻，食欲不下，寒中，肠鸣泄注，腹痛"之义。土制其水，而水气不行，病在外，故见"暴挛痿痹，足不任身"等证。

关于其治疗，历代医家，多宗陈言《三因方》之黄芪茯神汤。

（1）方证：心虚夹寒，胸心中痛，两胁连肩背支满，噎塞，郁冒蒙昧，髋髀挛痛，不能屈伸，或下利溏泄，饮食不进，腹痛，手足痿痹，不能任身。

（2）药物组成：黄芪、茯神、紫河车、远志、酸枣仁、生姜、大枣。

（3）方解：取陆懋修《〈内经〉运气病释》引缪问之解："六癸之火，其脏为心，其发为痛。揆厥病情，无一非心血不足见端。盖心为生血之脏，血足则荣养百骸，不足则病多旁见，如胸胁膺背诸痛，甚则屈不能伸，而肩臂之络如青灵、少海诸穴，咸系于心，则止痛必专补血，从可知矣。方用黄芪走表止痛于外，茯神入心，益气于中。而即以河车，血肉有情补其心血，远志挈离入坎，育其心神。药物无多，简而赅，切而当矣。土气来复，反侵水脏，亦足防心。佐以薏米，甘淡悦脾，既有治痿之功，而又借以交通心肾。盖婴儿姹女，必媒合于黄婆，此治心肾者，所以必兼治脾也。要之，气交之病，多属脏气侵凌，非如六腑之可泻，即偶用以佐治，亦不可以太过。"此乃"六癸年少徵运，岁火不及，寒乃盛行，水胜土复"所生病，故宜以此方治之。

"凡六壬、六戊、六甲、六庚、六丙岁，乃木、火、土、金、水太过，五运先天。六丁、六癸、六己、六乙、六辛岁，乃木、火、土、金、水不及，为五运后天，民病所感，治之各以五味所胜。"故陈言立天干十方，取其调和，"以平为期"。对陈氏《三因方》天干十方，陆氏誉其"可为世之操刃者顶门下一针矣"。

（二）六气病治之纪

1.子午十年

为少阴君火司天，阳明在泉之年，其气候、物候及所生病，《素问·五常政大论》记云："少阴司天，热气下临，肺气上从，白起金用，草木眚，喘，呕，寒热，嚏，鼽衄，鼻窒，大暑流行，甚则疮疡燔灼，金铄石流。地乃燥清，凄沧数至，胁痛，善太息，肃杀行，草木变。"《素问·至真要大论》记云："岁阳明在泉，燥淫所胜，则霧雾清暝。民病喜呕，呕有苦，善太息，心胁痛不能反侧，甚则嗌干面尘，身无膏泽，足外反热。"

子午岁为少阴君火司天，阳明燥金在泉之纪。子午阳支，故气化运行先天。此言子午十年，气先天时而至也。其上火下金，火热而金清，故热病见上，清病见下，则民病咳喘，血溢，血泄，鼽嚏，目赤眦疡，寒厥入胃，心痛，腰痛，腹大，嗌干。

关于其治疗，陆懋修《〈内经〉运气病释》记云："岁宜咸以软之而调其上，甚则以苦发之，以酸收之而安其下，甚则以苦泄之。此以咸从水化，故能调在上之君火。金以酸补，故能安在下之燥金。甚则以苦发之者，上热甚则非用苦之阳不能发越也；以苦泄之者，下热甚则非用苦之阴不能涌泄也。同一苦味，而有从阳从阴之别，即有苦寒、苦热之殊。余所以谓药借病用，即由此悟入耳。"其用方后世多宗陈言《三因方》之正阳汤。

（1）方证：子午之岁，少阴君火司天，阳明燥金在泉，病者关节禁固，腰痛，气郁热，小便淋，目赤，心痛，寒热更作，咳喘，或鼻鼽，嗌咽吐饮，发黄疸，喘甚，则连小腹而作寒中。

（2）药物组成：白薇、元参、川芎、白芍药、当归、旋覆花、桑白皮、甘草、生姜。

（3）六季方药：初之气，主气厥阴风木，客气太阳寒水加临，天时寒风切冽，雾水冰，蛰复藏。民病关节禁固，腰椎痛，中外疮疡，此寒水为病，而以二之气炎暑将临，故又病热也。陆氏用正阳汤加升麻、枣仁。

二之气，主气少阴君火，客气厥阴风木加临，天时风雨时寒，雨生羽虫。民病淋，目瞑目赤，气郁于上而热。此为木火相生，民气当和，而火郁亦不能不为病也。宜正阳汤加车前子、白茯苓。

三之气，主气少阳相火，客气少阴君火加临，天时大火行，热气时至，羽虫静而不鸣。民病气厥心痛，寒热更作，咳喘，目赤。此言二火交扇，故病热也。治宜正阳汤加麻仁、杏仁，以养阴润下，泻火热之气。

四之气，主气太阴湿土，客气亦太阴湿土，天时大雨时行，寒热互作。民病寒热，嗌干，黄疸，衄衊，饮发。此以客主气皆湿土，而又承君相二火之后，故病湿热也。治宜正阳汤加荆芥、茵陈。

五之气，主气阳明燥金，客气少阳相火加临，天时温气乃至，初冬尤暖，万物乃荣。民病温。此以阳随收令，惟火沴金，时寒气热，阳邪之胜，伏邪遇暑为疟。治宜正阳汤。

终之气，主气太阳寒水，客气阳明燥金加临，天时燥寒劲切，火尚毒，寒暴至。民病肿于上，咳喘，甚则血溢，病生皮腠，内舍于胁下，连少腹，而作寒中。此以终气即司地燥金用事，金性收，故五气之余火内格；金气清，故本气之新寒又作也。宜用正阳汤加苏子。

（4）方解：陆懋修《〈内经〉运气病释》取缪问之解："少阴司天之岁，经谓热病生于上，清病生于下，寒热固结而争于中。病咳喘，血溢泄，及目赤心痛等证，寒热交争之岁也。夫热为火性，寒属金体，用药之权，当辛温以和其寒，酸苦以泄其热，不致偏寒偏热，斯为得耳。君当归，味苦气温，可升可降，止诸血之妄行，除咳定痛，以补少阴之阴。川芎味辛气温，主一切血，治风痰饮发有神功。元参味苦咸，色走肾，而味入心，偕旋覆之咸能软坚、白薇之咸以泄热者，合《内经》咸以调其上之法也。白芍酸苦微寒，主邪气而除血痹，偕桑皮之泻肺火而散瘀血者，合《内经》酸以安其下之义也。诸药既有维持上下之功，复加甘草、生姜，一和一散，上热下清之疾胥瘳矣。初之气加升麻之升清阳，酸枣之除烦渴，以利其气郁，气利则诸痛自止。二之气加车前以明目，茯苓以通淋。三之气加麻、杏二味，一以润燥，一以开肺。四之气加荆芥，入木泻火，止妄行之血。茵陈入土除湿，去瘀热之黄。陈氏藏器谓荆芥搜肝风，治劳渴、嗌干、饮发，均为专药。五之气依正方，终之气加苏子以下气。传曰：刚克柔克，真斯道之权衡也。"此乃子午十年，少阴司天，阳明在泉，水火寒热之气见于气交，而民病焉，故宜以此方治之。

2.丑未十年

为太阴司天，太阳在泉之年。其气候、物候及所生病，《素问·五常政大论》记云："太阴司天，湿气下临，肾气上从，黑起水变，火乃眚，埃冒云雨，胸中不利，阴痿，气大衰，而不起不用，当其时，反腰脽痛，动转不便也，厥逆。地乃藏阴，大寒且至，蛰虫早附，心下痞痛，地裂冰坚，少腹痛，时害于食，乘金则止，水增，味乃咸，行水减也。"《素问·至真要大论》记云："岁太阳在泉，寒淫所胜，则凝肃惨栗。民病少腹控睾，引腰脊，上冲心痛，血见，嗌痛颔肿。"

丑未岁为太阴湿土司天，太阳寒水在泉之纪，丑未阴支，故气后天时而至。而民病寒湿腹满，身䐜愤胕肿，痞逆，寒厥，拘急。盖以阴汇于上，寒积于下，故所病皆寒湿也。关于其治疗，陆懋修《〈内经〉运气病释》记云："岁宜以苦燥之、温之，甚者发之、泄之。此言湿宜于燥，寒宜于温，味必用苦者。苦从火化，正用苦之阳也。而及其湿寒既化为热，又必有以发泄之。"其方，历代医家多宗陈言《三因方》之备化汤。

（1）方证：丑未之岁，太阴湿土司天，太阳寒水在泉，病者关节不利，筋脉拘急，身重痿弱，或温疠盛行，或胸腹满闷，甚则浮肿，寒疟，血溢，腰椎痛。

（2）药物组成：炮附子、生地黄、茯苓、覆盆子、牛膝、木瓜、生姜、甘草。

（3）六季方药：初之气，主气厥阴风木，客气同气加临，天时大风发荣，雨生毛虫。民病血溢，筋络拘强，关节不利，身重筋痿。此以客主气皆风木，而太阴以湿土司天，风湿相搏，风病筋而湿病肉，血溢为木火之逆，而亦寒湿所郁也，备化汤治之。

二之气，主客亦同气，天时大火至，天下疵疾，以其得位，君令宜行，湿蒸相薄，雨时降。民病温厉盛行，远近咸若。此以客主气皆君火，其气当和，而以湿热交蒸，故作温厉。陆氏以备化汤去附子，加防风、天麻。

三之气，主气少阳相火，客气太阴湿土加临，天时雷雨电雹，地气腾，湿气降。民病身重胕肿，胸腹满。此以三气即司天湿土用事，而主气又为相火，故病湿热。陆氏以备化汤加泽泻治之。

四之气，主气太阴湿土，客气少阳相火加临，天时炎热沸腾，地气升，天气否隔，湿化不流。民病腠理热，血暴溢，疟，心腹满热，胪胀，甚则胕肿。此以客火主湿，而热甚于湿，故病加甚，备化汤主之。

五之气，主客皆阳明燥金，天时大凉，霜早降，寒及体，民病皮腠。此以客主气皆燥金，故病及肺金之合，同类相从也，宜备化汤主之。

终之气，主客皆太阳寒水，天时大寒凝冽。此以终气即司地寒水用事，故病见于太阳所经之路，宜备化汤主之。

（4）方解：取陆懋修《〈内经〉运气病释》引缪问之解："丑未之岁，阴专其令，阳气退避，民病腹胀胕肿，痞逆拘急，其为寒湿合邪可知。夫寒则太阳之气不行，湿则太阴之气不运，君以附子大热之品，通行上下，逐湿祛寒。但阴极则阳为所抑，湿重之火亦能逼血上行，佐以生地凉沸腾之势，并以制辛烈之雄。茯苓、覆盆，一渗一敛。牛膝、木瓜，通利关节。加辛温之生姜，兼疏地黄之腻膈。甘温之甘草，并缓附子之妨阴，谓非有制之师耶？二之气热甚于湿，故加防风走表以散邪，天麻息风以御火。三之气湿甚于热，故加泽泻以利三焦决渎之道。余气并依正方。

抑其太过，扶其不及，相时而动，按气以推，非深明于阴阳之递嬗、药饵之功用者，乌足以语于斯。"此乃丑未十年，太阴司天，太阳在泉，湿寒之气见于气交，而民病焉，故宜以此方治之。

3.寅申十年

为少阳司天，厥阴在泉之年。其气候、物候及所生病，《素问·五常政大论》记云："少阳司天，火气下临，肺气上从，白起金用，草木眚，火见燔焫，革金且耗，大暑以行，咳嚏鼽衄，鼻窒口疡，寒热胕肿。风行于地，尘沙飞扬，心痛，胃脘痛，厥逆，膈不通，其主暴速。"《素问·至真要大论》记云："岁厥阴在泉，风淫所胜，则地气不明，平野昧，草乃早秀。民病洒洒振寒，善伸数欠，心痛支满，两胁里急，饮食不下，膈咽不通，食则呕，腹胀善噫，得后与气则快然如衰，身体皆重。"

寅申岁为少阳相火司天、厥阴风木在泉之纪。寅申阳支，气化运行先天。此言寅申十年，气先天时而至也。民病寒热，外发疮疡，内为泄满。此火盛于外，而寒郁于中，故为外热内寒之证也。往复之作，民病寒热，疟、泄、聋、瞑、呕吐、上怫、肿色变，此以木盛则阳明受伤，甲木之气凌犯胃土，故为诸病。

关于其治疗，陆懋修《〈内经〉运气病释》记云："岁宜咸、宜辛、宜酸，渗之、泄之、渍之、发之。此言咸从水化，能胜火也；辛从金化，能平木也；酸从木化，能顺木火之性。凡风火之相扇，尤赖酸以收之也。渗之是利小便，泄之是通大便，渍之、发之是解肌出汗。经所谓洁净府，去菀陈莝，开发腠理，皆所以致津液而通气也。"其方，历代医家多宗陈言《三因方》之升明汤。

（1）方证：寅申之岁，少阳相火司天，厥阴风木在泉，病者气郁热，血溢，目赤，咳逆，头痛，胁满，呕吐，胸臆不利，聋，瞑，渴，身重，心痛，阳气不藏，疮疡，烦躁。

（2）药物组成：紫檀香、车前子、青皮、制半夏、酸枣仁

（生熟各半）、蔷薇、甘草、生姜。

（3）六季方药：初之气，主气厥阴风木，客气少阴君火，天时热风伤人，时气流行，温病乃起，其病气怫于上，血溢，目赤，咳逆，头痛，血崩，胁满，肤腠中疮。陆氏按：经凡言皮腠疮疡者，即今人病中斑疹之类。此以君火用事于相火司天之年，二火合气，故其病温也。陆氏以本方加白薇、元参。

二之气，主气少阴君火，客气太阴湿土，天时时雨至，火反郁，风不胜湿。民病热郁于上，咳逆，呕吐，疮发于中，胸嗌不利，头痛身热，昏愦脓疮。此以湿土用事于君火主气之时，故为湿热之病也。宜本方加丁香。

三之气，司天、主客气同，天时热暴至，草萎河干，大暑炎亢，湿化晚布，大旱。此以三之气即司天相火用事，客主之火皆炽，故热甚也。宜本方加赤芍、漏芦、升麻。

四之气，主气太阴湿土，客气阳明燥金，天时凉气至，炎暑未去，风雨及时。民病满身重。此以客燥主湿，燥胜而肺自病，湿胜而脾自病也。宜本方加茯苓。

五之气，主气阳明燥金，客气太阳寒水，天时阳乃去，寒乃来，雨乃降，刚木早凋，民病寒邪，病则骨痿。此以水寒金冷，示民当知所避也。宜本方治之。

终之气，主气太阳寒水，客气厥阴风木，天时地风正，寒风飘扬，万物反生，寒气至，雨生鳞虫，民病关节不禁，心痛，阳气不藏而咳。此以终之气即司地风木用事，以风加寒，风为阳邪，而其气主乎动也。宜本方加五味子。

（4）方解：陆懋修《〈内经〉运气病释》取缪问之解："是岁上为相火，下属风木，正民病火淫风胜之会也。枣仁味酸平，《本经》称其治心腹寒热邪结，熟用则补肝阴，生用则清胆热，故君之以泄少阳之火。佐车前之甘寒，以泻肝家之热，司天在泉，一火一风，咸赖乎此。紫檀为东南间色，寒能胜火，咸足柔肝，又上下维持之圣药也。风木主令，害及阳明，呕吐、疟、泄、俱肝邪犯胃所致。蔷薇为阳明专药，味苦性冷，除风热而散疮疡，兼清五脏客热。合之青皮、半夏、生姜，平肝和胃，散逆止呕。甘草缓肝之急，能泻诸火。平平数药，无微不入，理法兼备之方也。初之气加白薇，苦咸以清血分之邪。元参苦寒，以除气分之热。二之气加丁香，醒脾止吐。三之气加赤芍之酸寒，以清血分之热。漏芦之咸寒，以清气分之邪，盖漏芦能通小肠，消热毒。且升麻升散火邪，以治目赤。四之气加茯苓，利湿泄满。五之气依正方。终之气加五味子之酸以收之。"此乃寅申十年，少阳司天，厥阴在泉，风热之气见于气交，而民病焉，故宜以此方治之。

4.卯酉十年

为阳明司天、少阴在泉之年，其气候、物候及所生病，《素问·五常政大论》记云："阳明司天，燥气下临，肝气上从，苍起木用而立，土乃眚，凄沧数至，木伐草萎，胁痛，目赤，掉振鼓栗，筋痿不能久立。暴热至，土乃暑，阳气郁发，小便赤，寒热如疟，甚则心痛。火行于槁，流水不冰，蛰虫乃见。"《素问·至真要大论》记云："少阴在泉，热淫所胜，则焰浮川泽，阴处反明。民病腹中常鸣，气上冲胸，喘不能久立，寒热，皮肤痛，目瞑齿痛，颀肿，恶寒发热如疟，少腹中痛，腹大。蛰虫不藏。"

卯酉岁，为阳明燥金司天，少阴君火在泉之纪，卯酉属阴支，故气化运行后天。此言卯酉十年，气后天时而至也。民病咳，嗌塞，寒热，发暴震栗，癃闭，此皆金燥火热之病，肺与小肠受之也。

关于其治疗，陆懋修《〈内经〉运气病释》记云："岁宜以咸、以苦、以辛，汗之、清之、散之。此以咸之从水化者，治司地之君火；苦之从火化者，治司天之燥金；辛之从金化者，治本气之不及。而火来乘之者，于上下求得其平也。岁半以下气过于热，故宜清；岁半以上过于敛，故宜散。"其方，历代医家多宗陈言《三因方》之审平汤。

（1）方证：卯酉之岁，阳明司天，少阴在泉，病者中热，面浮鼻衄，小便赤黄，甚则淋，或疠气行，善暴仆，振栗谵妄，寒疟痈肿，便血。

（2）药物组成：远志、紫檀香、天门冬、山茱萸、白芍药、白术、生姜、甘草。

（3）六季方药：初之气，主气厥阴风木，客气太阴湿土，天时阴始凝，气始水乃冰，寒雨化，花开迟。民病中热胀，面目浮肿，善眠，鼽衄，嚏欠，呕，小便黄赤，甚则淋。此以客气湿，主气风，风为阳邪，湿为阴邪，风湿相搏，脾肾交病，宜本方加茯苓、半夏、紫苏。

二之气，主气少阴君火，客气少阳相火，天时君居君位，大热早行，病大至，民善暴死。此以客相火，主君火，似乎二火合德，而以臣位君则大逆也，本方加白薇、元参。

三之气，主气少阳相火，客气阳明燥金，天时燥热交合，凉风间发，民病寒热。此以三之气即司天燥金用事，以阳盛之时而行大凉之气，故病在皮毛也。其治，宜本方去萸肉、远志、白术，加丹参、车前。

四之气，主气太阴湿土，客气太阳寒水，天时早秋，寒雨害物，民病暴仆，震栗，谵妄，少气，嗌干引饮，及为心痛，痈肿疮疡，疟寒之疾，骨痿，血便。此以四之气后为司地君火所主，而太阳以寒水临之，水火相逆，故心肾同病也，其治宜本方加枣仁、车前。

五之气，主气阳明燥金，客气厥阴风木，天时春令又行，草木盛，生雨，生介虫，民气和。此以风木用事，而得司地君火之温故也，其治，审平汤主之。

终之气，主气太阳寒水，客气少阴君火，天时气候反温，蛰虫现，流水不冰，此下克上之候，民病温。此以终之气即司地君火用事，以温加寒，民气当平，而温从火化，病则多热也。其治，宜本方。

（4）方解：陆懋修《〈内经〉运气病释》引缪问之解："阳明司天，少阴在泉，民见诸病，莫非金燥火烈见端。治宜咸与苦与辛，咸以抑火，辛、苦以助金。故君以天冬，苦平濡润，化燥抑阳，古人称其治血妄行，能利小便，为肺家专药，有通上彻下之功。金不务德，则肝必受戕，萸肉补肝阳也，白芍益肝阴也。但火位乎下，势必炎上助燥，滋虐为害尤烈。妙在远志辛以益肾，能导君火下行。紫檀咸以养营，且制阳光上僭。又佐白术以致津，合生姜以散火，甘草润肺泻心。运气交赖，其配合气味之妙如此。凡水火不调等证，有不立愈者哉！初之气加茯、半利水和脾，紫苏补中益气。二之气加白薇之苦咸，以治寒热。元参之苦寒，以泄浮火。三之气燥热相合，故去萸肉之酸收，远志之苦泄，白术之香燥，加丹参生血和营，佐车前益肾导火。四之气加枣仁入心以育神，车前入肾以治痿。五气、终气皆不用加减。成法可稽，而无不可见活法之妙也。"此乃卯酉十年，阳明司天，少阴在泉，清热之气见于气交，而民病焉，故宜以此方治之。

5.辰戌十年

为太阳司天，太阴在泉之年，其气候、物候及所生病，《素问·五常政大论》记云："太阳司天，寒气下临，心气上从，而火且明，丹起，金乃眚，寒清时举，胜则水冰，火气高明，心热烦，嗌干，善渴，鼽嚏，喜悲，数欠，热气妄行，寒乃复，霜不时降，善忘，甚则心痛。土乃润，水丰衍，寒客至，沉阴化，湿气变物，水饮内稽，中满不食，皮痛肉苛，筋脉不利，甚则胕肿，身后痈。"《素问·至真要大论》记云："岁太阴在泉，草乃早荣，湿淫所胜，则埃昏岩谷，黄反见黑，至阴之交。民病饮积，心痛，耳聋浑浑焞焞，嗌肿喉痹，阴病血见，少腹痛肿，不得小便，病冲头痛，目似脱，项似拔，腰似折，髀不可以回，腘如结，腨如别。"

辰戌岁为太阳寒水司天，太阴湿土在泉之纪。辰戌属阳支，故其气化运行先天。此言辰戌十年，气先天时而至也。民病寒湿，发肌肉痿，足痿不收，濡泻，血溢。此皆寒湿使然，而惟血溢为木火之郁，寒甚必化热也。

关于其治疗，陆懋修《〈内经〉运气病释》记云："岁宜苦以燥之、温之。此言凡遇湿土、寒水之年，湿宜燥之，寒宜温之。味必用苦者，苦从火化，治寒以热正用苦之阳也。"其方，历代医家多取陈言《三因方》之静顺汤。

（1）方证：辰戌岁，太阳司天，太阴在泉，病身热，头痛，呕吐，气郁，中满，瞀闷，少气，足痿，注下赤白，肌腠疮疡，发为痈疽。

（2）药物组成：茯苓、木瓜、炮附子、炮干姜、牛膝、防风、诃子、炙甘草。

（3）六季方药：初之气，主气厥阴风木，客气少阳相火，天时气早暖，草早荣，温疫至，民乃病，温病乃作，身热，头痛，呕吐，肌肤疮疡。此以上年终气君火与本年初气相火相交，重以主气风木，又为风火相薄，故见诸病。其治，宜本方去附子，加枸杞。

二之气，主气少阴君火，客气阳明燥金，天时大凉反至，早乃遇寒，火气遂抑，民病气郁中满。此以清燥之气固结于中，而阳郁也，阳郁则必伤其阴也。其治宜本方。

三之气，主气少阳相火，客气太阳寒水，天时寒热不时，寒气间至，热争，水雹，民病寒，反热中，痈肿注下，心热瞀闷，吐利，不治者死。三之气司天寒水用事，以寒化火，故病寒反热，所以太阳之寒传入阳明即成温也，不息则燎原矣。宜本方去姜、附、木瓜，加人参、地榆、枸杞、白芷。

四之气，主气太阴湿土，客气厥阴风木，天时热气反用，山泽浮云，暴雨溽湿，民病大热，少气，肌肉痿，足痿，注下赤白。此为客胜主，湿土受风木之制，而阳明反燥金也，其治，宜本方加石榴皮。

五之气，主气为阳明燥金，客气为少阴君火，天时湿热而寒，客行主令，民病气舒。此以岁半以后地气主之，以湿土而得君火之助故也。病则血热妄行，心火旺也，宜本方。

终之气，主气太阳寒水，客气太阴湿土，天时地气正湿气行，凝阴寒雪，民病乃惨凄，反者孕乃死。此以终气即司地太阴用事，再加于寒水之位故也。其治，宜本方去牛膝，加当归、白芍、阿胶。

（4）方解：陆懋修《〈内经〉运气病释》引缪问之解："太阳司天之岁，寒临太虚，阳气不令，正民病寒湿之会也。君附子，以温太阳之经。臣炮姜，以煦太阴之阳。茯苓、牛膝，导附子专达下焦。甘草、防风，引炮姜上行脾土。复以诃子酸能醒胃，木瓜酸可入脾，且赖敛摄肺金，恐辛热之僭上而无制也。防风、附子，皆通行十二经，合用之，而且表里寒湿均除矣。初之气风火交扇，故去附子之辛热，且加枸杞以养阴。二之气大凉反至，故仍加附子以御寒也。三之气病寒反热，不宜酸温益火，故去姜、附、木瓜。热伤气，加人参以助气；热伤血，加地榆以凉血。再以枸杞养营益阴，白芷消散外疡。四之气风湿交争，加石榴皮甘酸温涩，且治筋骨腰脚挛痛，并主注下赤白。五之气无有他害，故依正方。终之气一阳内伏，津液为伤，故去牛膝破血之品，而加归、芍入肝以致津，阿胶入肾以致液焉。"此乃辰戌十年，太阳司天，太阴在泉，寒湿之气见于气交，而民病焉，故宜以此方治之。

6.巳亥十年

为厥阴司天,少阳在泉之年,其气候、物候及所生病,《素问·五常政大论》记云:"厥阴司天,风气下临,脾气上从,而土且隆,黄起,水乃眚,土用革。体重,肌肉痿,食减口爽,风行太虚,云物摇动,目转耳鸣。火纵其暴,地乃暑,大热消烁,赤沃下,蛰虫数见,流水不冰,其发机速。"《素问·至真要大论》记云:"岁少阳在泉,火淫所胜,则焰明郊野,寒热更至。民病注泄赤白,少腹痛,溺赤,甚则血便。少阴同候。"

巳亥年为厥阴风木司天、阳明燥金在泉之纪。巳亥属阴支,巳亥十年气后天时而至也。风甚则躁胜而热复,故胜复更作,上下之气相形而见于中,故民热病行于下,风病行于上,风燥胜复形于中。

关于其治疗,陆懋修《〈内经〉运气病释》记云:"岁宜以辛调上,以咸调下,畏火之气,无妄犯之。此言辛从金化,以调上之风木;咸从水化,以调下之相火。然相火易虚易实,不比君火之有常,调之非易,故宜慎也。"其方,历代医家多宗陈言《三因方》之敷和汤。

(1)方证:巳亥之岁,厥阴风木司天,少阳相火在泉,病者中热,而反右胁下寒,耳鸣,泪出,掉眩,燥湿相搏,民病黄疸,浮肿,时作温疠。

(2)药物组成:半夏、茯苓、酸枣仁(生)、甘草(炙)、五味子、炮干姜、枳实、青皮、诃子、大枣。

(3)六季方药:初之气,主气厥阴风木,客气阳明燥金,天时寒始肃,客行主令,金克木,杀气方至。民病寒于右之下,气滞,脾虚胃弱。此以燥金加于风木,初之气为地左间即天右间之下也,上年太阳寒水或未退位,故寒病复见于此,用敷和汤加牛蒡子。

二之气,主气少阴君火,客气太阳寒水,天时寒不去,霜雪冰，杀气施，化革焦，寒雨数至。且水克火，民病热于中，气血不升降。此以寒水加于君火，故热为寒郁，即伤寒成温之候也，宜本方加麦冬、山药。

三之气，主气少阳相火，客气厥阴风木，天时风热大作，雨生羽虫。民病泣出，耳鸣，掉眩。此以三之气即司天风木用事，风火交扇，有风必有火也，故宜本方加紫菀。

四之气，主气太阴湿土，客气少阴君火，天时热气反用，山泽浮云，暴雨溽湿。民病黄疸，而为胕肿，溽暑湿热相薄，争于左之上。此以少阴暑热与太阴湿土相争，而为湿热之病也。本年少阴君火在天之左间，宜本方加泽泻、山栀。

五之气，主气阳明燥金，客气太阴湿土，天时燥湿更胜，沉阴乃布，雨水乃行。寒气及体，肺受风，脾受湿，发为疟。此以客湿土，主燥金，燥湿更胜，而为沉阴之病也，宜本方治之。

终之气，主气太阳寒水，客气少阳相火，天时畏火司令，阳乃化火，蛰虫出现，流水不冰，地气大发，草乃生，其病温疠。此以终气即司地相火用事。终之气，主胜客，故见"胸胁痛，舌难以言"等症，宜本方治之。

（4）方解：取陆懋修《〈内经〉运气病释》引缪问之解："风木主岁，经谓热病行于下，风病行于上，风燥胜复形于中，湿化乃行。治宜辛以调其上，咸以调其下。盖辛从金化能制厥阴，咸从水化能平相火。揆厥病机，或为寒，或为热，或为温疠，病非一端，气原庞杂，用药非具卓识，又何从而措手哉？此方配合气味尤妙，论其气则寒热兼施，论其味则辛酸咸合用，有补虚，有泻实，其大要不过泻火平木而已。半夏辛能润下，合茯苓之淡渗，祛湿除黄。枣仁生用，能泻相火。甘草炙用，能缓厥阴。《别录》载五味子除热有专功，故风在上以甘酸泄之，而火在下以咸温制之也。再加炮姜以温上年未退之寒，枳实以泄本年中之湿。青皮、诃子，协大枣醒胃悦脾，无邪不治矣。初之气，加牛蒡之辛平，导炮姜之辛温以散寒。二之气，病反中热，加麦冬以清金，山药以益土。三之气，木邪内肆，加紫菀佐金平木。四之气，湿热交甚，加泽泻以逐湿，山栀以清湿中之热。五气、终气，并从本方。药味无多，丝丝入扣，世谓司天板方，不可为训，岂其然哉。"此乃巳亥十年，厥阴司天，少阳在泉，风燥火热之气见于气交，而民病焉，故宜以此方治之。

附：运气甲子推演简表

雨湿流行	暑热大行	寒气大行	清燥大行		风气大行		雨湿流行	风气大行	寒气大行
伤肾	伤肺	伤心	伤肝		伤脾		伤肾	伤脾	伤心
太过	不及	太过	不及	平气	不及	平气	不及	太过	不及
土	金	水	木	火	土	金	水	木	火
甲	乙	丙	丁	戊	己	庚	辛	壬	癸
子	丑	寅	卯	辰	巳	午	未	申	酉
少阴	太阴	少阳	阳明	太阳	厥阴	少阴	太阴	少阳	阳明
顺化	顺化	不和	天刑	天刑	天刑	天刑	天刑	小逆	不和
			岁会			同天符	同岁会	同天符	同岁会
1984	1985	1986	1987	1988	1989	1990	1991	1992	1093
1924	1925	1926	1927	1928	1929	1930	1931	1932	1933

雨湿流行	暑热大行	寒气大行	清燥大行	暑热大行	风气大行	清燥大行	雨湿流行	风气大行	寒气大行
伤肾	伤肺	伤心	伤肝	伤肺	伤脾	伤肝	伤肾	伤脾	伤心
太过	不及	太过	不及	太过	不及	太过	不及	太过	不及
土	金	水	木	火	土	金	水	木	火
甲	乙	丙	丁	戊	己	庚	辛	壬	癸
戌	亥	子	丑	寅	卯	辰	巳	午	未
太阳	厥阴	少阴	太阴	少阳	阳明	太阳	厥阴	少阴	太阴
不和	不和	不和	不和		小逆	小逆	小逆	小逆	小逆
岁会		岁会		同天符					
同天符									
1994	1995	1996	1997	1998	1999	2000	2001	2002	2003
1934	1935	1936	1937	1938	1939	1940	1941	1942	1943

雨湿流行伤肾	平气	寒气大行伤心	平气	暑热大行伤肺	平气	平气	雨湿流行伤肾	风气大行伤脾	寒气大行伤心
太过		太过		太过			不及	太过	不及
土	金	水	木	火	土	金	水	木	火
甲	乙	丙	丁	戊	己	庚	辛	壬	癸
申	酉	戌	亥	子	丑	寅	卯	辰	巳
少阳	阳明	太阳	厥阴	少阴	太阴	少阳	阳明	太阳	厥阴
顺化	天符	天符	天符	天符	天符	天刑	顺化	顺化	顺化
	岁会				岁会				同岁会
	太乙天符				太乙天符				
2004	2005	2006	2007	2008	2009	2010	2011	2012	2013
1944	1945	1946	1947	1948	1949	1950	1951	1952	1953

雨湿流行伤肾	暑热大行伤肺	寒气大行伤心	清燥大行伤肝		风气大行伤脾	平气	雨湿流行伤肾	风气大行伤脾	寒气大行伤心
太过	不及	太过	不及	平气	不及		不及	太过	不及
土	金	水	木	火	土	金	水	木	火
甲	乙	丙	丁	戊	己	庚	辛	壬	癸
午	未	申	酉	戌	亥	子	丑	寅	卯
少阴	太阴	少阳	阳明	太阳	厥阴	少阴	太阴	少阳	阳明
顺化	顺化	不和	天刑	天刑	天刑	天刑	天刑	小逆	不和
						同天符	同岁会	同天符	同岁会
2014	2015	2016	2017	2018	2019	2020	2021	2022	2023
1954	1955	1956	1957	1958	1959	1960	1961	1962	1963

雨湿流行伤肾太过	暑热大行伤肺不及	寒气大行伤心太过	清燥大行伤肝不及	暑热大行伤肺太过	风气大行伤脾不及	清燥大行伤肝太过	雨湿流行伤肾不及	风气大行伤脾太过	寒气大行伤心不及
土	金	水	木	火	土	金	水	木	火
甲	乙	丙	丁	戊	己	庚	辛	壬	癸
辰	巳	午	未	申	酉	戌	亥	子	丑
太阳	厥阴	少阴	太阴	少阳	阳明	太阳	厥阴	少阴	太阴
不和	不和	不和	不和		小逆	小逆	小逆	小逆	小逆
岁会				天符					
同天符									
2024	2025	2026	2027	2028	2029	2030	2031	2032	2033
1964	1965	1966	1967	1968	1969	1970	1971	1972	1973

雨湿流行伤肾太过	平气	寒气大行伤心太过	平气	暑热大行伤肺太过	平气	平气	雨湿流行伤肾不及	风气大行伤脾太过	寒气大行伤心不及
土	金	水	木	火	土	金	水	木	火
甲	乙	丙	丁	戊	己	庚	辛	壬	癸
寅	卯	辰	巳	午	未	申	酉	戌	亥
少阳	阳明	太阳	厥阴	少阴	太阴	少阳	阳明	太阳	厥阴
顺化	天符	天符	天符	天符	天符	天刑	顺化	顺化	顺化
				岁会	岁会				同岁会
				太乙天符	太乙天符				
2034	2035	2036	2037	2038	2039	2040	2041	2042	2043
1974	1975	1976	1977	1978	1979	1980	1981	1982	1983